不安分的细胞

Cancer,
Evolution,
and
the New
Science
of Life's
Oldest
Betrayal

癌症、进化与
关于某个生命漏洞的新科学

Kat Arney

[英] 凯特·阿尼————————著

马萧 高跃丹————译

黄董————校译

U0395773

上海远东出版社

图书在版编目（CIP）数据

不安分的细胞：癌症、进化与关于某个生命漏洞的新科学／（英）凯特·阿尼著；马萧，高跃丹译．－－上海：上海远东出版社，2024

书名原文：Rebel Cell：Cancer, Evolution, and the New Science of Life's Oldest Betrayal

ISBN 978-7-5476-2032-8

Ⅰ．①不… Ⅱ．①凯… ②马… ③高… Ⅲ．①癌－普及读物 Ⅳ．① R73-49

中国国家版本馆 CIP 数据核字（2024）第 110279 号

上海市版权局著作权合同登记　图字：09-2024-0341 号

不安分的细胞：癌症、进化与关于某个生命漏洞的新科学

［英］凯特·阿尼　著

马萧　高跃丹　译

黄董　校译

出品人　　曹　建
图书策划　纸间悦动
策划人　　刘　科
特约编辑　薛　瑶
责任编辑　王智丽
装帧设计　人马艺术设计·储平

出　　版　上海远东出版社
　　　　　　（201101　上海市闵行区号景路 159 弄 C 座）
发　　行　上海人民出版社发行中心
印　　刷　上海颛辉印刷厂有限公司
开　　本　890×1240　　1/32
印　　张　11.5
插　　页　1
字　　数　257,000
版　　次　2024 年 10 月第 1 版
印　　次　2024 年 10 月第 1 次印刷
ISBN 978-7-5476-2032-8/R·124
定　　价　59.00 元

目录

第 1 章

让我们从头说起

一切从太一开始。

大约 38 亿年前，原生汤里四处漂浮着众多类似物质。尽管如此，我们的生物共同祖先 LUCA 细胞还是从中存活下来。[1] 它产生于古老的深海热液喷口附近，那里的环境闷热、黑暗、令人窒息。[2] 生物共同祖先是一个简单的类细菌细胞，通过某种方式积累起独立生命体所有的必备要素：一套分子机器[3] 和基因指令，这让生物共同祖先可以产生能量、供养自身，而且最重要的是——让它可以自我复制。

一个细胞变成两个，两个细胞变成四个，四个细胞变成八个，

---

1 原注：LUCA 即 The Last Universal Comman Ancestor 的首字母缩写，科学家用其命名最开始繁衍出地球生命的有机体。从这个有机体开始，地球上的所有生命得以进化。不过，将近 40 亿年的时间或许将"最开始"的概念推到了大爆炸的临界点。

2 译者注：深海热液喷口是指海底沿着地壳裂口逐渐形成的热液喷口。海水沿裂隙向下渗流，受岩浆热源的加热，再集中向上流动并喷发，便形成了深海热液喷口。

3 译者注：分子机器是指由分子尺度的物质构成、能行使某种加工功能的机器，其构件主要是蛋白质等生物分子。

以此类推，循环往复，数十亿年后，成为如今的我们。你体内的每一个细胞，窗外树木的每一个细胞，枝头啁啾的金翅雀体内或是你家冲水马桶中潜藏菌落的每一个细胞，可以通过连续不断的细胞分裂一路追溯到生物共同祖先。这种细胞复制的过程是地球上生命繁衍的根本动力。它让橡子长成橡树，让酵母面团发酵成松软的面包，让受精卵发育成婴孩，也让癌细胞恶化成致命的肿瘤。

古往今来

当有人得知自己患了癌症，他们往往会先想："为什么是我？"而我会先想："为什么是我们？"

若你关注铺天盖地的关于罹癌率攀升的报道，很容易误以为癌症是当代不良作息引起的新兴疾病。但是考虑到癌症几乎遍及多细胞物种，这种观点并不符合实际。

2010 年 10 月，我在慈善机构——英国癌症研究中心（Cancer Research UK）的科学传播团队工作时，曼彻斯特大学发稿报道了研究人员罗莎莉·戴维（Rosalie David）和迈克尔·齐默曼（Michael Zimmerman）发表在《癌症自然综述》（*Nature Reviews Cancer*）期刊上的一份综述。他们（在结论中写道）：因为癌症在埃及木乃伊及其他古人遗体中很罕见，想必它是一种我们咎由自取的纯现代产物。不出所料，这样的新闻就是媒体的香饽饽。一时间它登上各大报刊版面和网页，促使我声援慈善机构的博客，发帖表明这些观点不但误导大众，而且谬之千里。

首先，罕见不意味着不存在。我们无从得知考古记录中出现癌症现象的比例是否可以精确地反映该群体的健康情况。准确统计久故人群罹癌率的数据几乎是不可能的，因为相比庞大的全人类数目，出土的古代遗体只占少数。此外，癌症为高龄多发病，60 岁以上发病率激增。传染病、不良饮食结构、婴儿夭折以及普遍恶劣的生存环境等令祖先早逝的灾难，如今多数人得以幸免。然而随着世界各地平均寿命显著增加，人们也就更有可能活到患癌的年纪。

在古埃及，如果你很富有而且吃得不错，你也许能活到 50 岁，但是贫穷的平民活过 30 岁就不错了。在 15 世纪的英格兰，男人应该平均可以活到 50 岁，而女人因为有极大概率死于难产，却平均只能活到 30 岁左右。虽然考古学家能通过齿骨或出土的工艺品状况将出土者年龄猜个八九不离十，但是，要为这些咽气数千年的人做出各年龄段罹癌率曲线还是非常困难的。

其次，大多数考古标本不过是骨骼。尽管一些癌症会在骨头中留下踪迹，但是其他的癌症的痕迹则更有可能只存在于迅速分解掉的内脏器官当中。许多留有软组织的干尸中被发现肿瘤，这一事实并不叫我"大开眼界"。癌症这种疾病非常普遍，古埃及、古罗马以及古希腊的医生屡屡提及，譬如 2 世纪的希腊内科医生盖伦（Galen）就曾指出："我们常常在乳房里发现肿瘤……发病初期往往能够治愈，但发展到一定规模后，除了动手术，谁也无能为力。"我们将会在本书中看到：在生活于 20 世纪初之前的人当中，科学家记录了超过 275 例癌症，包括极端罕见的幼年肿瘤和常见型癌症。而这些仅仅是我们了解到的；又有多少盖伦手下的乳腺癌患者，因为我们无迹可寻、无证可考而隐没于历史长河？

事实上，那篇综述的原文远比新闻报道慎重得多：受人尊重的科学家迈克尔·齐默曼曾对木乃伊肿瘤进行过细致的研究，文中详细阐述了古代癌症的考古和文化依据。这些癌症是否符合"罕见"的定义尚无定论。但是到目前为止，这件事的最大问题在于曼彻斯特大学的新闻稿原文，因为该文引用了罗莎莉·戴维的如下语句："自然环境中没有什么物质可以导致癌症。所以癌症一定是一种人为疾病，应归咎于污染及我们饮食结构和生活方式的变化。"

可惜并非如此。古老的过去并不是某种健康无恙的乌托邦。我们将在下面几章中看到：尽管现代生活方式和习惯毋庸置疑会增加患癌的风险，但是从病毒和其他传染病到食物霉菌和植物（甚至是"有机"植物）中自然形成的化学物质，自然环境其实是充满了致癌物的。天然的过程令世界各地的地面散发出放射性氡气，尤其是富含火山岩的地区。人们认为这可以解释大约千年前美洲西南部村民遗骸反映的患癌率奇高的现象。正是与我们息息相关的太阳每天给我们洒下了致癌的紫外线。10 万多年前人类用来烹制食物和取暖的明火产生煤烟，煤烟中充满了致癌化合物，在洞穴或厨房等封闭空间中尤其有害。此外，大多数幼年癌症与环境因素鲜少存在关联，反倒是正常发育过程失去控制的结果。

癌症阴魂不散地笼罩着人类的历史。为了更好地了解癌症的作用方式，我约见了凯西·柯克帕特里克（Casey Kirkpatrick），她是古肿瘤学研究组织（PRO）的联合创始人之一。古肿瘤学研究组织是一个小型而目标明确的国际女性科学家群体，致力于调查贯穿古代历史的癌症。她们追随几位古代疾病研究（古病理学）先驱的脚步，尤其是弃医从事古埃及研究的尤金·斯特劳哈尔（Eugen Strouhal）和美国人类学家简·布克斯特拉（Jane Buikstra），但是似乎没有人对古代癌症采取非常系统的方式进行研究。古肿瘤学研究组织的第一批项目之一，是建立古代人体癌症研究数据库（缩写为 CRAB[1]，呼应了癌症的古词源）。该数据库包含了她们尽力搜集的 20 世纪前人类癌症的相关信息。

这项工作还在继续，而在我写作的时候，数据库已有了大约 275 个条目，比 2010 年齐默曼和戴维的综述发表时所描述的多得多。这个数字也许似乎还不足以支撑研究，但可能存在更多的古代癌症病例无人问津。毕竟，诊断那些死亡超过 1 000 年的人，还是相当困难的，尤其是只有零星骨骸供你继续研究时。

用来诊断古人遗体中癌症的主要工具是 X 射线和 CT 扫描。事实上，早在 1896 年，英国古埃及文化和文明研究先驱弗林德斯·皮特里（Flinders Petrie）就公布了首张木乃伊 X 光片，距离 X 射线被发现仅 4 个月（尽管他在裹尸布下寻找的是珠宝或护身符而非肿瘤）。研究人员第一次在木乃伊中发现癌症是在 20 世纪 50 年代。而 20 世纪 70 年代三维 CT 扫描技术的发展改变了游戏规则，意味着考古学家可以仿真解开裹尸布然后全方位观察里面的干

1　译者注：该缩写的小写是英语的"螃蟹"，"癌症"（cancer）也有螃蟹的意思，因古希腊医生观察到肿瘤病人静脉肿胀形如螃蟹而得名。巨蟹座就是首字母大写的 Cancer。

尸，从而识别出更多的癌症病例。

在古代人的骨架或木乃伊中发现某个奇怪的肿块或异常的结构不等同于癌症：它也许是个良性肿瘤、一个囊肿或林林总总其他疾病之一。它也许是氟中毒的迹象——环境中氟含量过高造成软组织骨化的疾病，常见于火山附近地区。抑或是所谓的假性病：正常的骨组织分解在这种情况下产生了一种疾病的假象。然而，还是有一些线索呼之欲出。

某些癌症一目了然——凯西·柯克帕特里克和她的同事将这种明显的特征描述为这些癌症的特异性。其他癌症则没这么明显。CT 扫描和 X 射线固然能揭示某种癌症的存在，但是很难界定这种癌症的类型。所以一个古病理学家顶多能给出一系列选择，而不是一个明确的答案。骨髓癌是一种感染骨髓中白细胞的癌症，在骨骼中留下的痕迹无异于别处肿瘤遍布身体；而白血病和淋巴癌两种血癌，在古人遗体中几乎难分彼此。虽然在现代一个有患癌迹象的病人会通过一系列系统的化验和扫描确诊疾病，但是评估古人遗体的癌症却没有一种类似的标准化路径——这正是古肿瘤学研究组织团队致力于解决的问题。

另一个问题是弄清远古癌症在人体中的症状。现代人口中出现的癌症，病因、数量和类型在世界各地天差地别，富裕国家鲜有居民不经任何治疗而死于癌症。因此，试图将 4 000 年前的埃及人、三世纪的因纽特人或殖民前期的秘鲁村民与现代西方人进行比较，是一个棘手的任务。一些研究者试图用缺乏优质医疗条件的欠发达文明和人口来进行更现实的对照，但是收集世上这些地区的精确数据和统计资料或许相当艰巨。

诊断的困难导致了争论不休：在古人类遗体中发现的异常隆起和肿块究竟是癌症的确证还是另有其因，众说纷纭。最著名（也是最具争议性）的病例之一是坎南人（Kanam Man）下颚骨的大块凸起：坎南人是化石猎手路易斯·李奇（Louis Leakey）和他的团队于1932年在维多利亚湖肯尼亚湾附近挖掘出的一具古人类石化遗骸。科学家对这具化石的确切年龄及其在我们族谱中的位置莫衷一是——其实这具化石被认为已经有至少70万年的历史了，这也是它表面大块凸起的根本原因。如果像一些人所说的那样，这个大块凸起是一个骨肿瘤或是伯基特淋巴瘤的残余，那么这个坎南人下颚骨上的凸起就是我们已知最古老的人类肿瘤之一。或者，像其他人认为的那样，这个凸起可能只是因断颚未充分痊愈而过度生长的骨头。

其他有争议的病例还包括一只小南方古猿（约200万年前生活在东非的原始灵长类祖先之一）化石骨架中的脊肿瘤，以及12万年前尼安德特（现克罗地亚克拉皮纳）人肋骨当中的异常增生。最后一例很可能来自非癌症状，即所谓的"骨纤维结构不良"：这种疾病下正常骨骼逐渐被乏力的纤维组织取代。

来自南非斯瓦特克兰斯岩洞（Swartkrans cave）的一块趾骨则诊断更为确切。斯瓦特克兰斯岩洞被称为"人类的摇篮"，科学家认为那里是我们人类首次出现的地方。这块可追溯至160多万年前的趾骨虽然无法精确定位到物种，却很有可能属于一个与人类有亲缘关系的个体。不幸的是，这个群体也许曾感染一种被称为"骨肉瘤"的恶性骨癌：这种病的感染者多为青少年，就目前所知与环境因素或生活方式并无关联。"骨肉瘤"是迄今为止人类祖先中已知可识别的最古老癌症；但是在将来，它的地位可能会改变，因为我们会发现更多的骨头、研发更多的诊断技术。

在世界各地还有很多其他案例可能属于古代癌症。科学家在 25 万年前的成年纳莱迪人（*Homo naledi*）下颚骨中发现了一颗良性肿瘤。纳莱迪人是最近发现的已灭绝人类祖先种群。2015 年，在南非的"明日之星"洞穴地带发现了大量纳莱迪人骨骸。另有一片颅骨属于尼安德特人的祖先——海德堡人（*Homo heidelbergensis*），这片颅骨的主人可能于将近 35 万年前在欧洲地区（现在的德国）死于脑瘤。还有伦杜布 [1] 女人（Lemdubu woman）：这位结实强健的 20 岁左右女性，1.8 万年前被埋于印度尼西亚岩洞。她的骨头布满了孔，看起来就像癌细胞扩散造成的空腔。令人沮丧的是，古代石化骷髅并无保存良好的医嘱，所以我们也许永远无法了解这些已故很久的人们的真实情况。

新分子生物学技术提供了进步的可能。既然 DNA（脱氧核糖核酸）探测技术变得更灵敏、成本大幅下降，现在研究者可以对历史遗迹中采集到的细小 DNA 碎片进行分析。这个策略最为著名的一次运用，是科学家在处理意大利文艺复兴时期的统治者——阿拉贡国王斐迪南一世的干尸时，发现国王的骨盆中含有一颗保存完好的肿瘤。在显微镜之下，癌细胞看起来有可能是在国王的肠道中产生的，也有可能是在他的前列腺中产生的；但是遗传学显示：这颗

1　译者注：伦杜布为印度尼西亚阿鲁群岛一处更新世岩洞遗址的名字。根据中华人民共和国民政部《印度尼西亚语地名汉字译写导则》音译。

肿瘤携带的柯尔斯顿大鼠（Kirsten rat）肉瘤病毒（KRAS）存在缺陷，这在肠癌中很常见，但是在前列腺癌中几乎闻所未闻。这让斐迪南在死后仅仅 500 年的时间就得到确诊。

然而，DNA 探测技术的用途很有限，因为它依赖于从肿瘤中获取 DNA 样本，而肿瘤必须从保存完好的器官或已有癌细胞扩散的骨骼中获取。而且，这项技术的益处也有限，因为我们都知道，即使是正常的细胞也带有似乎是"癌性的"突变。另一种思路是去寻找缺陷蛋白质分子——这种方法被称为蛋白质组学（proteomics），用这种方法判断癌症更可信。但是鉴定蛋白质比起较为直接的基因测序，技术上更具挑战性，也更昂贵，所以蛋白质组分析往往留给古病理学家所收集的最重要的样本使用。其成本一直在下降，所以这项技术在未来很有可能得到更广泛的应用。

尽管工具的使用越发普及，人类遗骸数量却总是一个制约研究的因素。要让出土遗骸与工具数量同步增加简直是异想天开——你挖到什么就是什么，你挖到什么就把技术用在什么之上。还有所谓的"骨学悖论"（osteological paradox）：1992 年人类学家詹姆斯·伍德（James Wood）和他的同事首次提出该概念，即任何考古学记录都不能真正代表一个种群的病理状态。一是因为一些人很快发病离世，疾病在他们的遗体中不留痕迹，二是因为你只能了解一个人临死之际的健康状况。例如，就算发现一个死于 2 000 年前的 15 岁女孩的遗骨，你也无法了解她活得更久的朋友的健康状况。但是我们确实知道，我们已经发现了很多种类型的癌症，纵贯几千年、横跨全世界多种文明，包括我们认为按照今天的标准都算是非常罕见的肿瘤类型。

　　还有其他更为模糊的因素，决定着研究者能否在相关的考古记录或资料中找到某类人群和疾病。比如某个人的癌症恶化得很快，都来不及被诊断出来或是在病人的骨头上留下印记，病人便突然暴毙。再比如，即使会进行尸检，很多文化中关于癌症的联想都十分晦气，认为癌症是罪孽或是传染病，所以家人们可能不会希望死因被记录下来。还有些关于死亡和葬礼的文化习俗会影响考古学家们很多年后可能邂逅的遗骸性状。比如说，一些社群将婴儿埋在房屋的墙里或地板里。还有的社群将男性的坟墓和女性的坟墓分开，或将得了瘟疫或麻风病等某种疾病的人埋在一个专门的地方。

　　最终，这归结为一个数字问题。在某个特定的地区找到三具有癌症迹象的骨架可能代表一个 100 人的村庄中有 3% 的人患癌、一个 1 000 人的镇子上有 0.3% 的人患癌，或是一个 30 人的群体中有 10% 的人患癌。也许癌症在历史上和史前人群中真的很罕见，或者也有可能比我们想象的普遍得多——鉴于科学家们并没有系统地审视过。想到通过 DNA 或蛋白质分析可能揭示出的真相我们就感到兴奋，更不用说有的放矢地采用 X 射线或通过 CT 扫描遗骸来寻找癌症迹象。而越来越明确的是，人们越是努力找寻古遗体中的癌症迹象，他们的研究发现也越多。

　　尽管古代癌症中一些最引人注目的案例来自木乃伊——木乃伊遗骸的肌肉组织比起典型的骷髅型遗骸来说相对较多，但我们对干尸化过程中肿瘤的保存情况知之甚少。你不能抓起一把手术刀就对一具木乃伊进行剖检，所以研究者靠 CT 扫描来观察内部状况。但是，正如凯西·柯克帕特里克所解释的那样：我们事实上不知道干尸化的肿瘤在扫描下是否充分呈现，所以也不知道错过了什么。为了搞清这一点，柯克帕特里克和她的同事詹妮弗·威洛比（Jennifer Willoughby）决定进行一项非同寻常的实验。

首先，她们在附近一家医院和一群研究人员组成团队。这个研究团队能够稳定获得患有各种癌症的白鼠。接下来，他们想方设法将这些小白鼠制成木乃伊。一些小白鼠被丢进当地的沼泽，模拟酸沼木乃伊[1]。另一些被封在冰里或埋于炽热的沙土中。随后还有一个惊人之举：柯克帕特里克和威洛比甚至为几只老鼠举行了完整的古埃及葬礼——小心地移除了它们微小的内脏器官，用泡碱和天然树脂填充尸体，然后把它们用纱布缠起来。[2]干尸化过程一结束，最后一步就是将小白鼠放置于CT扫描下，来观察它们的肿瘤在经历这一过程后保存得有多完整。令人欣慰的是，癌症的迹象在所有干尸化的小白鼠中都清晰地显示出来，说明在研究古人类木乃伊时，CT扫描也许能够较完整地反映实体瘤。"癌症不是一种现代疾病，"柯克帕特里克强调说，"癌症贯穿于我们的整个历史。因为诱发因素既有环境中的致癌物质，又有遗传因素和传染病——而这些几乎不可避免，所以我认为我们真的需要广而告之，让大家了解这一点，尤其是让身患癌症的人不必因此自责。"

1　译者注：酸沼木乃伊，又称沼泽木乃伊、沼泽人、湿地遗体，是指在酸沼中自然木乃伊化的人类尸体。由于酸沼中的强酸性水质，低温缺氧的特殊环境，酸沼木乃伊呈现出表皮黑化，内脏与皮肤保存完好的状态。但酸沼中的酸性物质会溶解磷酸钙，所以骨骼通常无法留下。

2　原注：柯克帕特里克告诉我，如果是让她们建造一座微缩金字塔，那就不行了。

所有生物，无论贵贱

我们家的第一只狗是一只备受宠爱的威尔士猎獾，名叫希巴。在我十几岁的时候，它死于白血病。从那以后，我就意识到：癌症不是人类独有的遭遇。尽管有时人们会认为来自驯养的人为压力令宠物和人体产生肿瘤（所以癌症也被归为一种"现代疾病"），但是将癌症定性为多细胞生物的必然结果就等于告诉我们：任何一个物种，或者说每一个物种都会罹患癌症。即使每个物种中很明显有例外，这也无法改变事实。

2014 年，克罗地亚遗传学家托米斯拉夫·多马泽特－洛索（Tomislav Domazet-Lošo）和德国基尔大学的同仁发表了一篇重量级的文章，描述了两种水螅属微型淡水生物体内的肿瘤——水螅是目前已知罹患癌症的最简单有机体。每只水螅看起来不过是带触须的软管，由两层细胞构成，这些细胞来源于三组截然不同的干细胞：其中两组提供了构成软管层壁的细胞；第三组叫作"间质干细胞"，很全能，可以分化出这两种水螅简单机体的各种组成部分，包括最终会成为卵子和精子的生殖细胞。而肿瘤正是在这些间质干细胞形成卵子的过程中产生，并打断了这个过程。虽然很难了解这些罹患癌症的水螅是否感觉不适，但是这种癌症的存在肯定是有影响的，它严重阻碍了水螅的生长繁殖。还需要指出的是，多马泽特－洛索和他的团队并没有干预这些水螅的发育过程，比如改变基因或在水中放入有害化学物质。这些肿瘤的出现完全是自发的。他们的研究发现提出了一个值得玩味的问题：既然水螅这样基础的生物也会患上肿瘤，那么其他的动物又会怎样呢？

试图回答这个问题的人当中，就有加州大学圣巴巴拉分校人类学系副教授艾米·博迪（Amy Boddy）。她和她的团队已经收集了数量可观的数据，来说明林林总总物种的患癌率——这一概念也被称为"比较肿瘤学"。

"最难的事情之一，首先是弄明白我们该如何定义癌症，尤其是在研究一系列天差地别的生物体时。我们可以相当确定：狗或老鼠罹患的癌症与人类肿瘤有明显的相似性。但是蚌类的异常细胞群和蘑菇类特有的凸起又怎么解释呢？当你开始谈论其他生物关于癌症的概念时，你会发现我们对这种疾病还了解得太少，"博迪说，"当我们写作第一篇囊括各类生物癌症的综述时，关于癌症的定义有很大争论，因为它的医学定义往往以人类为中心。"

人类的侵入性癌症被界定为：肿瘤细胞是否突破了基底膜。基底膜是一层薄薄的保护膜，由分子构成，像食品薄膜似的包裹着我们的组织和器官。很多生物体没有这层屏障，但是也会因为异常细胞的繁殖失控受到感染。植物长出的硕大增生也被称为虫瘿，通常由细菌、病毒或真菌感染引起，也有可能是黄蜂的杰作。还有其他一些奇怪的现象，比如仙人掌扁平化，我们将在下一章阐述。

肿瘤状的团块也可能出现在红藻中，甚至是真菌也不能幸免：在蘑菇中发现了非侵入性增生，而简单的霉菌也可能离谱疯长。尽管这些肿块是细胞激增的症状，但是称其为癌症也不是很准确，因为植物坚固的细胞壁和结实的内部结构使得恶性细胞无法遍布机体。

再说说动物，癌症出现于目之所及的每一处。一份最近发布的清单列出了已知罹患癌症的动物，这份清单长达 20 余页。其中已知罹患肿瘤的海洋生物组清单读起来像世界上最奇怪寿司餐厅的菜单：鸟蛤、蛤蜊、螃蟹、鲶鱼、洞穴鱼、鳕鱼、珊瑚和蚌蛎；雀鲷、大神仙鱼、红宝石鱼和金鱼；胡瓜鱼、三文鱼、海鲷鱼和草海龙……不胜枚举。

肿瘤既出现在青蛙、蟾蜍等两栖动物中，也出现在蛇、海龟、陆龟、蜥蜴等一系列爬行动物中。从长尾小鹦鹉到企鹅、从凤头鹦鹉到鹤鸵，从红嘴树鸭到普通的虎皮鹦鹉，在许多鸟类中都发现过癌症。更别提有个奇特的案例：1919 年某天，一只腹部有癌性肿块的三足知更鸟来到了芝加哥 H. K. 科尔先生的地盘。从土狼到斑马，我们的哺乳动物同伴们同样受到各种癌症的威胁，包括鲸鱼、小袋鼠、狒狒、獾、紫羚，不一而足。

正如肿瘤出现于死亡很久的人类遗骸中，有证据显示癌症可以一直追溯至化石记录。2003 年，一个来自美国东北俄亥俄大学医药学院的团队在布鲁斯·罗斯柴尔德的带领下，用一台便携式 X 光机器翻遍北美各博物馆的档案，拍下了超过 1 万具恐龙骨头的光片。尽管他们只在恐龙的一个科属，即大约 7 000 万年前的食草类鸭嘴龙科中发现了肿瘤，却在 97 具骨架中探测到 29 个肿瘤，令人震惊。肿瘤甚至曾出现在一具原始龟化石的腿骨中：大约 2.4 亿年前，这只原始龟最后一次漫游在三叠纪海洋里（现德国所在地）。其他种类的恐龙中也发现过癌症的迹象，包括一只庞大的泰坦巨龙，但是这些观察结果尚存在部分争议。[1]

　　这些关于各种生命体癌症的调查也挑战了人们认知中一直普遍存在的误区，那就是鲨鱼不得癌症。这个奇怪的观点产生于 20 世纪 70 年代。当时位于马里兰州巴尔的摩的约翰·霍普金斯大学医学院的学者朱达·福克曼（Judah Folkman）和亨利·布雷姆（Henry Brem）注意到：软骨——骨头末端的保护层——可以阻止新生血管形成肿瘤。鲨鱼骨架完全由软骨而非骨头构成，所以人们开始猜想鲨鱼是否比其他动物更能抵御癌症。

　　实验研究显示，鲨鱼软骨在阻止肿瘤血管增生方面非常有效，同时尝试用化学方法在这些鲨鱼体内诱发肿瘤的工作也失败了。考虑到没有人曾见过野生鲨鱼患癌，这个理论似乎站得住脚。从这个理论出发，不难联想到鲨鱼的软骨或许能预防甚至是治疗癌症。1992 年，威廉·莱恩的《鲨鱼不得癌症》出版并成为畅销书，触发了一个数百万美元的产业。数以百万计的鲨鱼被人们捕捉、养殖起来并遭到屠杀，只为给病急乱投医的癌症病人制作软骨药片，尽管至少三次临床试验证明这些药片无效。

　　更重要的是，这个理论的基本前提是假的：很多鲨鱼种群中发现过肿瘤，包括 2013 年在澳大利亚沿海地带发现的一只大白鲨，其宽大的下巴中就长有肿瘤。正如海洋生物学家戴维·希夫曼（David Shiffman）在关于发现大白鲨肿瘤的文章中指出的那样："鲨鱼会得癌症。而且即使它们未得癌症，吃鲨鱼制品也不能治疗

1　原注：软组织中的肿瘤无法保存，这给正确诊断古人类带来难题。同时，化石不可能具备配套的兽医报告，所以争议的空间很大。

癌症，就像我吃迈克尔·乔丹不能让我更擅长打篮球一样。"

尽管鲨鱼软骨也许不能预防或治疗任何疾病，对比各物种的患癌情况却可以提供有用的洞见，让我们了解自己的身体是怎样运转的。既然癌症是任何多细胞生物的必经之路，我们就不必去问某种动物身上是否出现过一例肿瘤，而是要去问罹患肿瘤的概率，这才是重点。

也许很令人惊讶：我们不但可以明确地说癌症不是人类特有的疾病，而且甚至可以说人类不是最容易患癌症的物种。人们普遍认为人类比其他物种更易得癌症，可惜这种观点依据的信息并不完整。正如我们没有收集到系统的数据，所以不知道古人类罹患癌症的概率，也没有人能真正系统地研究各类物种的患癌率。

只要物种患了任何一种癌症，就把它们列在清单里，这样把罹患癌症的所有物种列上去，就会得出一张巨型清单。不过，罗列名目是一回事，而得知其中一例普遍抑或特殊又是另一回事。艾米·博迪和她圣巴巴拉分校的同事已经成为动物流行病专家，他们从动物园收集并筛选数据，同时也尽可能多地收集来自野生种群的信息，就是为了了解不同物种罹患癌症的情况究竟有多么普遍。

"动物园的动物相比野生动物确实明显活得更久，因而只占我们的一小部分样本。"她提醒道："而我们初步的数据显示：与人类相比，小型哺乳动物的患癌率非常高。我们在很多雪貂身上发现了肿瘤，而且看起来小型鼠狐猴好像也有很多是患癌的。"

博迪解释说如果动物经历过瓶颈效应，它们患癌的现象似乎更为普遍——所谓瓶颈效应就是过去某个导致种群数量骤减的事件，这意味着曾经历过瓶颈效应冲击的个体如今有着更为相似的基因。叙利亚仓鼠就曾熬过一场尤其激烈的瓶颈效应，经此之后，世界上现存的大部分家养叙利亚仓鼠便都是 1930 年在叙利亚沙漠发现的一窝叙利亚仓鼠的后代了。因此，它们自发肿瘤概率异常之高。

其他纯种的家养物种也同样容易罹患癌症。狗患癌的风险与人类大致相当，其中某些品种产生不同肿瘤的概率或高或低。此外，将近三分之一的养殖母鸡会得卵巢癌，就是因为它们一直被迫下蛋，压力巨大。

有趣的是，在人类的历史上，我们已经经历了几次这样危险的情境。比如说，有充分的证据显示，大约 100 万年前，我们祖先的人口数量急剧下降到可生育者不足两万，让我们人类这个物种濒临灭绝——这个事件也许与我们如今易患癌症有一定关联。

研究人员还发现：相比进化体系中的毛绒动物，禽类和爬行动物（祖先都是恐龙）患癌率低得多。这个事实的原因目前还是未解之谜，但是博迪有一些看法。

"我觉得跟妊娠和有没有胎盘相关。"她说。她解释道：禽类和爬行动物产卵，而哺乳动物则必须保持孕育某种侵入性组织（胎盘）的能力，这种组织内充满了血管，它钻进子宫壁，从母亲那里吸取氧气和营养物质供胎儿发育。而来自胎盘和胎儿的细胞最终会进入母亲的血液循环，甚至可能成为母亲正常身体组织的一部分——这个过程被称为微嵌合体。癌细胞生长扩散的生物过程与此异曲同工，很多肿瘤甚至操纵了同样的基因和分子来在体内获得立足之地。

曾有这样一个观点流传过：人类等胎盘更具侵入性的哺乳动物，比起马、牛等生殖系统外显的动物，也许更易患癌；而猫、狗的胎盘侵入性和患癌风险介于前述两者之间。令人泄气的是，随着博迪和她的团队采集到来自不同物种的更多数据，这个看似完善的理论似乎并不成立。不过她仍然缺少有袋类动物的患癌率信息。有袋类动物没有发育完全的真正胎盘，生下小宝宝后在前置育儿袋中抚养它们。此外，博迪还缺少鸭嘴兽等卵生哺乳类单孔目动物的患癌率信息。即使如此，她坚信：物种孕育胎盘的能力与罹患癌症的可能性之间有正相关的联系。

"我觉得这两者间有联系。"她说。她指出：构成胎儿的细胞在基因上与母亲的相似，但不是完全一样——这种情况有可能导致免疫系统致命的排异反应。"我们的进化固然让我们的子宫包容力很强，却也进化出了胎盘，它侵入并融合进母体的每一寸组织。所以我认为哺乳动物可能不是太擅长敏锐察觉到肿瘤，肿瘤就相当于发生了轻微突变的我们自己。"

体形很重要

关于人类和其他物种的患癌率还有更多有趣的探索，比如：如果癌症是多细胞生物一种不可避免的结果，而且在任何一种细胞中都有可能产生，那么就可以得出这样的结论：一个动物的细胞越多，它就越有可能得癌症。细胞越多意味着细胞增殖越多，也就意味着出错的可能性更大，即"体形越大，风险越高"，而这个问题在寿命很长的动物中会更严重。

"我们知道在一个物种当中，个体的个头越大，患癌率越高——比如，体形较高大的人比起体形较矮小的人患癌风险更高，对于狗来说也是这样，"博迪解释说，"你可以认为这只是概率问题，因为高大的人细胞更多，但是还可能存在性别选择。如果你很快就长得很高大，你就会很快进入求偶游戏当中。"

通过举例，博迪告诉我剑尾鱼的交配习性。剑尾鱼是一种彩色的小鱼，原产于中美洲，全世界的水族馆中都可以找到它们的身影。一些雄性剑尾鱼携带着一种基因缺陷，会让它们长得特别大，这对于雌性剑尾鱼尤其具有吸引力。然而，这种基因缺陷实质上是一种基因突变，还会让雄性剑尾鱼易患黑素瘤。到他们生长出的黑素瘤危及他们健康的时候，已经太迟了：它们已经成熟并交配，把它们的劣种基因传给了下一代。

白尾鹿异曲同工：雄性白尾鹿长出壮丽的鹿角，需要花费很多时间、分泌大量睾丸激素（在雌鹿眼中，鹿角越大越好）。伴随的代价就是它们罹患鹿角瘤的风险会增加——鹿角瘤是纤维瘤，会压迫头骨、损害大脑甚至导致死亡。

然而，接下来要说的才是奇怪的地方。尽管在你比较相同物种的个体时，"体形越大、患癌风险越高"这种相关性仍然站得住脚，但是一旦你从更广阔的视角观察整个生命系谱图，这种相关性就消失了。体形大、寿命长的动物，如鲸和大象，与体形小、寿命短的生物，如老鼠，患癌率非常相似。考虑到一头 200 吨重的蓝鲸体形比一只 20 克重的老鼠大 1 000 万倍，这个发现非同寻常，因为这意味着如老鼠大小的一块蓝鲸肌肉组织，其抗癌力至少是一只老鼠的 1 000 万倍。

人类显然是个例外，因为就我们的体形而言，我们的患癌率超过预期；但是，排除我们的坏习惯（尤其是吸烟），那么，比起小型生物，我们对于癌症的抵抗力非常强，而比起哺乳动物界的巨兽来说，我们又脆弱得多。"患癌风险不随体形大小变化"这一发现被称为"佩托悖论"（Peto's Paradox），以英国统计学家理查德·佩托命名——他早在 1976 年最先注意到这一点。虽然似乎非常矛盾，但是这一以人名命名的悖论就像一个迷人的镜头，我们透过它去思考：为什么人类，或者说任何其他有机体，在他们一生中某个时间点可能会或可能不会患癌症。而解决这一疑惑所需要的一切，只是一点点策略性的思考。

动物大小不同，寿命长短也不同。在野外，因为一直存在天敌捕食的风险，老鼠能活一岁也许就很幸运了。即使是在实验室舒适的封闭环境中，最长寿的老鼠也顶多能侥幸活到两岁。相反，格陵兰鲨——已知寿命最长的脊椎动物，在 150 岁高龄达到性成熟。有一种测年技术被用来在眼睛的晶体中探测 20 世纪 50 年代放射性爆炸试验的影响。目前为止最高龄被试对象格陵兰鲨，估计已经活过了将近 500 年，在女王伊丽莎白一世在位期间初次穿越了寒冷的北极海洋。非洲象的平均年龄介于 60 岁到 70 岁之间，但是天竺鼠却不太可能活到 8 岁。全球人类平均寿命目前在 70 岁左右，而和我们有血缘关系的黑猩猩预期寿命是 50 岁。在灵长类系谱的另一端，小鼠狐猴的平均生殖寿命是大约 5 岁，不过它们在动物园里可以活到 15 岁。

解决佩托悖论需要在发育、寿命和性之间做出关乎进化的权衡。简单说，要么你进化得生如夏花，在这些危急短促的岁月里尽可能多地繁殖；要么你就做个慢热者，长得很大，身为捕食者而非猎物，在之后的生命中产下后代并照顾它们很长时间。

很显然，假使人类在可以繁殖之前全部患癌，我们就不会作为一个物种绵延——这就是自然选择的工作原理。但是，将我们很大的躯体维持在一种健康的、不得癌症的状态下几十年，需要非常多的能量和资源，所以物种的进化让它们在生殖期内保持健康，无论这个阶段有多长；当维持身体健康的努力不再值得付出，他们就会罹患癌症。因此也就难怪人类所有癌症中的 90% 出现在超过 50 岁的人群当中：我们的进化让我们身体健康地度过盛年；而一旦孩子出生了、长大了，那么接下来要发生什么就不得而知了。[1]

名为"阔脚袋鼩鼠"的有袋类老鼠（学名：*Antechinus*）从根本上践行了"生如夏花"策略。在澳大利亚深冬 8 月两周左右的时间里，雄鼠会在长达 14 小时的疯狂发情中和尽可能多的雌鼠交配。但是当交配期行将结束时，这些小家伙就会开始倒霉：它们的毛皮脱落，它们的内脏器官开始衰竭，很快受到感染。在短短几周

1　原注：性别似乎独立于其他任何因素，在两性之间癌症的发生率有所不同，这种有趣的不同体现在，男人在更小的年纪罹患癌症的可能性略大。这个观点是有争议的，但是所谓的"祖母 / 外祖母假说"告诉我们，祖母 / 外祖母们在帮助抚养孙辈方面很能干，而祖父 / 外祖父们则较少参与孙辈抚养，就进化而言，祖父 / 外祖父相对来说可有可无。

内，所有的雄鼠都会死去。而它们之前把所有的精力都投入在了繁殖上，可以说是精尽鼠亡。

它们的配偶情况也好不到哪去。鼠妈妈们通常在断奶后死去，留下它们的孤儿自食其力，直到第二年开始新的轮回。这种生物的繁殖策略相比于我们人类的生活方式也许看起来很奇怪，但是对它们来说，这种策略具有理想的进化意义。袋鼩靠捕食周期性泛滥的昆虫为生。疯狂交配行为适逢食物盛产期，所以袋鼩妈妈在哺育小袋鼩期间能够饱餐，而雄性袋鼩不过是一次性的射精工具罢了。

在图谱的另一端，探索大自然中慢热者性质的研究人员有了一些有趣的发现，了解到这些慢热的物种如何在较长的时间内成功地避开癌症。同时，DNA 测序技术的进步意味着我们现在可以在这些动物的基因组中翻翻找找，发现它们能够避开癌症的原因。

长寿又抗癌的哺乳动物中，最著名的案例之一是裸鼹鼠。这些沙狗[1]（裸鼹鼠的别名）成群地居住在非洲沙漠底下，总是在挖地道，因为它们要找到可口的植物根块，还要打磨不断生长的牙齿。它们的洞穴避开了撒哈拉以南的阳光，保持着 30 摄氏度的恒温，所以它们不用像其他各种哺乳动物那样维持着高体温。除此之外，它们似乎感觉不到疼痛，可以在氧气水平很低的危险环境中存活，不受掠食者的困扰，也很少冒险出洞处于阳光的炙烤之下。作为啮齿类动物，更奇怪的是它们具有真社会性：群体中只有很少的动物有性生活，包括唯一一只占据统治地位的裸鼹鼠后，它掌管着

1　译者注：裸鼹鼠有许多名字，"沙狗"是其中之一。这个名字可能会使人产生误解，但足以说明它们是一种可爱友好的动物。

洞穴，以及几只幸运的雄性裸鼹鼠；而剩下的就是不繁育后代的工兵裸鼹鼠，它们负责挖掘、供养并看守曲折迂回的地道网络。

尽管研究者最初看上的是裸鼹鼠不同寻常的社会结构，但是把裸鼹鼠关进实验室后，很快意识到裸鼹鼠的另一奇特之处：它们有着"不死之躯"。2002 年，纽约的研究者发布了一份报告：他们养在实验室里的裸鼹鼠群中，有一只成功活了至少 28 年，打败了之前啮齿类动物寿命的纪录保持者（一只活到 27 岁的豪猪）。这个纪录又在 2010 年被一只昵称为"老头儿"的裸鼹鼠打破，直到 32 岁它才终于升天。大多数裸鼹鼠都能活到近 30 岁，而几乎没听说过它们受到癌症侵扰，在超过 1 000 只养殖裸鼹鼠中，只有零星几个癌症病例被记录下来。

我们尚未完全弄清楚裸鼹鼠怎样成功地活到那么久并且免受癌症侵袭。也许是因为它们低卡路里、低体温的生活方式——据说这种生活方式可以减少有害化学物质自由基（细胞制造能量时产生）的产生。也许原因在于它们的荷尔蒙水平和其他促使细胞生长发育的分子水平与别的动物不一样，或是在于它们富含多酚的素食结构。2013 年，科学家发现，鼹鼠会大量形成一种异常黏稠的细胞胶水，叫做透明质酸。他们猜测这有助于加强鼹鼠细胞间的联系和交流，可以防止细胞生长失控和癌变。

参与能量制造的某些基因在鼹鼠中比在老鼠中活跃得多，存在的数量也多得多。也许这些额外的 DNA，其作用就是缓冲基因受损带来的致癌作用，让鼹鼠安然地步入高龄。这些对 DNA 受损和其他衰老类变化做出回应的基因还有其他关键的不同之处，让裸鼹鼠的细胞相比其他小型啮齿类动物的细胞对压力和损伤的抵抗能力更强。2019 年发布的一份研究报告中显示，相较于老鼠，裸鼹鼠还有一组非常不同寻常的免疫细胞，可能帮助它们在很长时间内保持健康。

就好像这些还不够似的，它们还有另一个保护层防止细胞过度生长，让增生无机可乘。生物学中有种现象，叫作接触抑制（contact inhibition），好比是细胞的"私人空间"，能让细胞在空间开始变得太拥挤时停止增殖。裸鼹鼠细胞对于接触抑制作用尤其敏感，只要它们察觉到另外的细胞靠得太近，就会立即停住，以防任何可能预示着肿瘤萌生的细胞堆积。

无独有偶，长寿的盲鼹鼠（并不是裸鼹鼠的亲戚）以另一种方式解决了佩托悖论。盲鼹鼠的体形和普通老鼠差不多，尽管如此，它们的寿命却是大老鼠的 5 倍，而且患癌率非常低，往往能活到整整 20 岁。这种长寿似乎是由于盲鼹鼠细胞修复潜在致癌 DNA 受损的能力比普通老鼠强 5 倍——这种进化来的特性也许可以保护盲鼹鼠，让他们免于经历地下洞穴中空气氧水平从高到低的落差。

水豚是南美洲的一种大型豚鼠，皮肤冰冰凉很可爱，被誉为动物园里最友善的生物。它们为解决佩托悖论给出了另一种答案。它们不同寻常的超大体形似乎是胰岛素（控制细胞生长和新陈代谢的激素）作用过于旺盛的结果。在成为"啮齿类之王"的同时，水豚想必也进化出了一种抑制癌症的方式（要记得，体形越大，细胞越多，患癌风险也就越高）。孜孜不倦钻研水豚基因组的研究人员最近发现：尽管跟其他啮齿类动物相比，水豚的有害基因突变看起来高于正常水平，但是它们还有着高度警觉的免疫细胞，可以在恶性细胞形成肿瘤之前识别并摧毁它们。

大象又有完全不同的一套机制。它们不试图对自己 DNA 的任何潜在癌变损伤进行修复，也不去提升自己免疫系统的水平，而是进化出了一种大量存在的基因，其中编进了一种被称为 p53 的分子的代码，该分子即所谓的"基因组卫士"。一出现故障迹象，基因组卫士就会激活细胞凋亡[1]这一细胞自杀的路径。考虑到大象体形巨大，这一点是有意义的：作为一只大象，既然有可以销毁的细胞，所以最好赶紧把那些出问题的细胞摆脱掉。

科学家还深入研究了重达 100 吨的弓头鲸的基因。它们能活200 年，相对来说较少受到癌症困扰，这让它们成为地球上最长寿哺乳动物的绝佳候选者。我们尚不清楚它们怎样做到如此长寿，不过也许这跟某些修复 DNA 受损的基因数量多少或细胞增殖受到控制有关。

而在体形范围的另一端，一种极小的布氏鼠耳蝠（Brandt's bat）只有不到 10 克重，是庞大弓头鲸重量的一千万分之一，只有一只典型实验室小白鼠体形的一半大。然而，布氏鼠耳蝠保持着小型生物寿命的最长纪录：记录在案最长寿的一只布氏鼠耳蝠活到了41 岁，令人张目结舌。一面是布氏鼠耳蝠成了寿命竞赛的获胜者，一面是其他各种蝙蝠比起体形相近的陆上啮齿类动物来说长寿得

1　译者注：细胞凋亡不同于细胞坏死。坏死是细胞损伤导致的细胞死亡形式，而凋亡是细胞在受到适当触发因素刺激时自行毁灭的机制。凋亡的细胞是身体不再需要，或对身体健康有害的细胞。

多，这很不同寻常。能够飞行想必是蝙蝠自身的长寿优势，这样它们一看到天敌就可以迅速躲开。同时蝙蝠的分子适应能力想必也起了作用。

1961 年，美国微生物学家李奥纳多·海佛烈克（Leonard Hayflick）意识到：大多数细胞只能分裂 50 次左右，然后它们就精疲力竭地死去了。我们现在知道这个"海佛烈克极限"是由端粒施予的。端粒如同 DNA 的帽子，是染色体末端的蛋白质，保护着染色体脆弱的末梢，就跟鞋带末端箍着的塑料带扣一样，防止鞋带磨损。在大多数正常的动物细胞中，由于 DNA 复制机制的奇妙特性，细胞每分裂一次，端粒就短一小截。一旦端粒缩短到某个特定的值，细胞就会死亡。然而，胚胎期的干细胞却直接打破了海佛烈克极限，在发育过程中大量分化，形成各种机体组织。为了避免染色体危机[1]，胚胎期的干细胞激活了一种编有端粒酶的基因——在每次细胞分裂时，端粒酶都会令端粒恢复到适宜的长度。

端粒酶这个分子层面的"倒计时钟"作用就像是一个天然的癌症防御机制，避免细胞增殖失控。事实上，重新激活端粒酶、重新设置端粒钟，让细胞不断无限增殖，是导致癌症的重要一步。有趣的是，在最长寿的物种蝙蝠中，端粒并不随年龄的增长而变短，所以它们可以在几十年中不断修复蝙蝠幼小的躯体。然而，听不到端粒钟永不停歇的嘀嗒声似乎并没有增加蝙蝠患癌的风险，这就说明一定有其他尚且不为人知的抗肿瘤机制在运作。

1　译者注：染色体危机指染色质碎裂、细胞核消失最终引起的灾难性基因重新排列的现象。

　　体形大的动物患癌风险高，关于这一点还有更奇怪的理论，其中之一提出了超级肿瘤的概念，指的是产生于某个肿瘤所带来的已然无序的环境中并开始摧毁已然存在的恶性细胞的"超级癌症"。"肿瘤里的肿瘤"这个概念也许听起来奇怪，但是，我们在后面会看到，考虑到每例癌症都由基因独特的细胞群组合而成，所以当然有可能发生这样的情况：细胞自相残杀也许有助于在某种程度上抑制肿瘤增殖。

　　患癌风险和身体的愈合能力似乎也有某种联系。动物癌症专家艾米·博迪告诉我那次她去圣迭戈动物园找同事塔拉·哈里森（Tara Harrison）索要皮肤细胞的事情。大部分动物园都很乐意从他们收藏的大多数品类中提供一小部分皮肤样本，这些皮肤样本通过小型穿孔式设备在局部麻醉的条件下采集。但是当谈及一种特定的动物——大型加拉帕戈斯象龟的时候，就会遭到断然拒绝。故意在这些温和的大型生物的皮肤上打洞，会制造出一个伤口，这个伤口需要一年以上的时间才能愈合，而动物园里大多数其他动物只需要一星期或更短的时间就能愈合。从动物保护的角度出发，象龟饲养员不能容忍在象龟的皮肤上打洞。

　　一只对癌症有抵抗力的象龟伤口愈合得很慢，而它却有着皱皱的厚皮和保护性的龟壳，再想想我们人类，皮肤愈合得很快，却柔软到区区一张纸就能割伤，这种对比真的是发人深省。老鼠皮肤的愈合速度甚至更快。但是，进化出快速愈合能力同样意味着细胞很快就会跃入增殖模式，这就增加了其中某个细胞失控的可能性。就进化策略而言，人类和老鼠选择了柔软的皮肤和迅速愈合的能力，却失去了免受癌症侵扰的保护层。

不同物种以不同的方式应对佩托悖论，每一种都利用自己特别的策略安然无恙地度过了育龄。通过研究几百万年前就走上与我们不同的进化路径的生物，我们发现还有很多要学习的内容。

幸免于癌

尽管癌症似乎遍及生命系谱图的每一个分支，但就我们所知，还是有一些动物从来不得癌症。栉水母门动物就是这样的幸运儿之一。它们是一种透明的鱼雷状生物，闪烁着婀娜长叶形栉板衍射出的斑斓彩光。它们就是靠这栉板的波动提供动力，在海洋中穿行。尽管栉水母门动物的大小可能从区区几毫米到 1.5 米不等，但是到目前为止，在人类已知的百余种栉水母门中，尚未发现癌症病例。

另一个典范是丝盘虫。这种神出鬼没的水中生物被认为是现存最简单的多细胞生物，只不过是由几千个细胞构成的斑点状集合体而已，仅有 4 种不同的类型。很难说清扁盘动物门（*placozoa*）的肿瘤可能会长什么样，其实它们好像就不会得癌症。它们还有一种不同寻常的方式抵抗致癌的 X 射线伤害，那就是直接挤爆表面的受损细胞团，就跟你我挤痘痘差不多。

最后，还有海绵（*sponges*）[1]。亚利桑那州立大学滕比分校癌症

1　译者注：海绵是结构最简单的多细胞滤食性动物，属于多孔动物们。

与进化中心（Cancer and Evolution Center at Arizona State University in Tempe）主任卡罗·梅利（Carlo Maley）带我进入了他的实验室一窥究竟。实验室有一缸海水，里面是白色的刺球，每一个的大小都和一颗薄荷糖（或曼妥思糖）差不多。这些就是威廉玛海绵（*Tethya wilhelma*），包括它在内的多种海绵似乎不受任何一种癌症困扰。

"我们想找到一个适合研究的新生物范本，它需要已经测得基因组序列，从而能够在实验室中培养。"梅利告诉我说。他还提到他的一个同事——安吉洛·福尔图纳托（Angelo Fortunato）——花费了自己数月的时间建立起一个完美的咸水系统来让这些海绵在其中安居。在所有这些工作之后，他就给海绵们安排上了 X 射线扫描。

这可不是什么温水煮青蛙，而是十足的核攻击。试比较：暴露在仅 5 格雷[1]的短促高能辐射下不到两周就足以将人杀死；而福尔图纳托给他的海绵们施予的是足足 700 格雷。然而这些海绵照常生活，跟不受影响一样，既没有明显的伤害迹象，也没有癌症产生。

梅利和他的团队正忙于查明这些超级海绵怎样成功化解了如此强烈的冲击，以期揭示新知，了解应该怎样保护我们自己的细胞不受辐射侵害。怎样加强放射疗法对癌细胞的杀伤力，怎样保护癌细胞周围的健康组织，这些问题的解答可能都有赖于梅利的发现。在写作本书时，他们仍然在寻找线索，同时其他的研究者已经在海绵

1　译者注：格雷（gray）为吸收电离辐射量的国际单位。

中找到了多种抑制肿瘤增生的化学物质。在不起眼的外表下，这种小小的海洋生物体内一定发生着某种有趣的事情，值得我们挖掘。

现代生活一无是处

癌症既不是新出现的疾病，也不是人类特有的疾病，所以我们不能完全把癌症归咎于现代生活方式的不良影响。但是我们应该问问自己：为什么在富足的现代社会中，患癌率如此之高？要知道在英国，生于 1960 年后的人当中，每两个中就有一个预计将在他们人生的某个时刻罹患癌症。这在一定程度上可以解释为寿命的显著增加——我们中越来越多的人可以活很长的时间，以至于在老年的时候被癌症杀死，而不是死于暴力、天敌、意外事故、传染病、饥荒或分娩时的夭折。

19 世纪的医生确信，癌症是一种"文明之殇"。但是，正如我们所看到的，确切统计远古种族的患癌数据是非常困难的。在后来的采集狩猎型社会和当代生活方式不那么"现代"的人群中收集数据，同样是一个巨大的挑战。一些国家，如英国，有着非常细致的癌症统计数据，多亏了英国国家医疗服务体系保存的详细诊疗记录。所以在英国，如果有人死于癌症，他的病例总会在某个时候被记录下来。但是，世界上还是有很多地区，癌症未被诊断出或记录在案。

人类对周围变化着的世界有着极强的适应能力，而且我们的基因也在变化着。我们可以观察到相对较快席卷了整个人类种群的基因变化的迹象，比如婴儿期过后消化牛奶的能力，这种能力来自一个特定的基因变化，在大约 1 万年前乳品业兴起的时候，这个基因变化普及开来。蓝眼基因变异离现在也不远，出现在距今 6 000 到 1 万年前。但是我们今天所生活的世界变化的速度比这些遗传变异出现的速度要快得多。

现代世界，食物供应充满不确定性，体力活动增加，可能还存在各种各样的传染病，充斥着各种致癌物质。我们的身体就是在这样的世界中进化着。古代人可能会因为制革或冶炼在室内烤火和接触化学物质，但是他们不会有意吸烟或在正午的太阳下暴晒。我们的生活方式也是非常不同的。比如，在一些比较发达的国家，女人生的孩子往往比较少，哺乳期也相对较短，此外，她们的月经期开始得较早，在绝经期还能接受激素补充治疗。这些都会改变我们整个一生中体内荷尔蒙的平衡，从而增加罹患乳腺癌的风险。

谈论了一通进化策略，我不禁猜想：随着我们寿命的增加，平均生育年龄也在上升，那么人类是否能逐渐形成自己的抗癌方式？令人失望的是，我问的每一个科学家都表示这只是一个美好愿景。进化要历经千年而不是几个世纪，而我们人类还没有足够的时间去适应过去几个世纪发生的所有变化。时间在我们的组织上缓缓留下印记，历经几十万年自然选择的打磨，我们却无可奈何。

当我步入自己的不惑之年，我越来越意识到，在我的这个岁数，已经不再有进化一说了。我可以尽己所能不去吸烟、关注体重、注意饮食、小心防晒以及戒掉酒精，但是最终，我还得与我的生物命运做斗争。[1] 即使如此，当我与艾米·博迪谈论她所研究的纷繁动物时，我还是很兴奋，因为我觉得，从广阔层面上看待癌症也许能揭示关于癌症的重要真相，虽然整个比较肿瘤学领域也只是刚刚起步而已。

"我认为我们需要更好地了解其他生物体的癌症，以及这对揭示基础生物学有关人类弱点的意义。同时我痛心地看到，与对西方人类种群的研究相比，对于世界范围内不同人类种群及小型社会的遗传变异还研究得太少，"她说，"遗传变异其实是大自然的工具箱，赋予我们数百万年进化史中形成的各种方法和材料，从而让我们产生不同的抗癌机制并调整风险——进化赋予了我们行之有效的最佳编码。"

我们不仅要关注人类自身的癌症，还要关注动物患癌情况，还有最后一个原因，那就是为了动物本身。这个论点在以人类为中心的癌症研究中总是不见踪影。博迪呼吁，我们应该像关注人类为什么患癌一样去关注动物患癌的原因。首先，兽医和环保主义者热切希望深入了解关于家养、圈养及野生动物种群的癌症情况，从而了解癌症的成因，并研究出最佳的治疗方法。某个特定地区栖息的动物意外患癌也许可以揭示出致癌物质的存在，而与这些动物比邻而居的人类最好也能够设法避免。我们甚至能够在研究过程中向我们的动物朋友们学习，也许能将它们出色的抗癌创意运用在我们自己

1　原注：你也不能在这场命运中投机取巧。尽管进化使得人类达到这样的程度：在人类处于生殖期的黄金时段，我们不太可能得癌症，但是你也不能因为要避免癌症而不生小孩。

日渐虚弱的躯体上。

　　然而，知道癌症与我们如影随形并影响着生命系谱图的几乎每一个分支，仍然不能让我们明白癌症的原理。是什么让一个正常的良性细胞变成一个增殖失控的恶性细胞？为了理解这一点，我们需要找出所有生物体内调节细胞群落的规律，然后看看规律打破时发生了什么。

第 2 章

生命的代价

　　早在地球上出现生命的初期，每个细胞各行其是——仿佛一个孤岛，处于一片其他自由生长着的细胞组成的海洋中。但是在单个生命发展了 10 亿年左右以后，就到了安顿下来的时候了。细胞开始聚集起来，彼此交流，形成了小型多细胞有机体。起初，这些有机体只不过是松散的集合体，但是几千年过去，它们进化成了高度有序的生物。它们学会将各部分分门别类，形成不同的组织和器官。每个细胞都有一席之地，每个细胞都能各得其所。

　　细胞们选择了团结起来、形成多细胞有机体，而不是在生命历程中的一些时刻单打独斗，于是产生了真菌、藻类以及植物的祖先。科学家认为多细胞动物只进化过一次，发生在大约 6 亿年前。尽管变成多细胞有机体意味着单个细胞个体失去了自主权，只能在需要的时候、需要的地方进行复制，比如在发育、生长或修复期间，但是作为更大整体中的一部分，还是有一些突出的优势。

　　首先，多细胞有机体可以长大，这就为生存下去提供了意义重大的有利条件（因为当你长得比周围其他物体都要大的时候，就很难被吃掉）。多细胞有机体的食物选择范围也更广，并且可以进化出适应各种不同环境的能力，移动速度和距离都优于反应迟钝的单细胞有机体。拥有很多细胞还意味着特定的任务可以交给身体的专门部位去解决，比如神经、肌肉和血液——这个过程被称为细胞分化，令身体机能精细得多。否则如果是单细胞有机体，一个细胞需要具备所有这些功能，就会博而不精。一个较大有机体内的细胞还可以为了"公益"而合作，产生生长需要的营养物质或其他化学物质。如果你是一个自力更生的单细胞，你产生的任何物质都会溢出到你周围的环境中，被竞争对手吞噬。但是多细胞有机体内形成的产物就待在身体里，使整个有机体受益，帮助有机体成长。

最令人兴奋的是，如果你是多细胞的，就意味着你可以有性生活，而不是在需要繁殖的时候只是像细菌一样随便地分裂成两个。多细胞动物的性进化令生殖细胞和体细胞泾渭分明：生殖细胞形成卵子或精子，而体细胞构成身体其他部分。体细胞的核心目的是干维持生命的"脏活累活"——供给养分、打斗、给有机体找配偶，等等；而生殖细胞则受到精心保护，以便将基因的火炬传递给下一代。

多细胞有机体的生活方式只有在细胞分裂和细胞功能受到严格控制的时候才能实现。细菌等单细胞有机体只有一个进化目标：增殖并传递它们的基因。如果单细胞有机体死去，实际上就意味着它的进化走到了尽头，所以它求生和持续繁殖的欲望非常强烈。但是在多细胞有机体内，增殖只作为从婴儿到成人正常生长发育的一部分进行，以愈合创伤，或是作为维持身体需要而进行的常规修复的一部分。细胞还需要确保它们坚守着自己的本分：大脑中的神经元不能突然决定要像胰腺中的胰岛细胞一样分泌胰岛素；你的皮肤细胞需要待在固定的位置，形成一道不可渗透的屏障隔绝外界，而不是游走到身体的另一个部分；任何异常或是受损细胞都应该凋亡或是被免疫系统消灭，而不是到处闲荡制造麻烦。

多细胞性因此好比是一种生物学意义上的社会契约，因为每个细胞都在为有机体的整体利益而尽职尽责。癌细胞则无视这些规则，如果得不到成功的控制，它们的增殖会失控，还会侵入周围的组织，最后扩散至整个身体，最终导致有机体的死亡。为了了解癌症的起源，我们首先需要了解多细胞生物的规则，以及无视这些规则的后果。

遇见狡猾的变形虫

生活在土壤中的黏液霉菌——盘基网柄菌（学名：*Dictyostelium discoideum*，简称盘基菌：*Dicty*），作为一种单细胞变形虫，只要生活美好、有足够的美味细菌可吃，就终日在土壤中游荡。但是当食物供应不足，这些独来独往的细胞就开始发出求救信号，让彼此抱团。将近10万个细胞合起伙来，形成一粒只有几毫米长的小小黏球——被人们无趣地称为鼻涕虫，扭动着身体寻找着明亮美好、温湿适宜的栖息之所。一旦找到了，鼻涕虫就又变形了。这次它变成了一根垂直的茎，顶端是花苞形状的子实体 [1]。最后，这个花苞绽放了，向尽可能远的世界播撒微小的孢子，希望找到更适宜的条件，每一个孢子都可以萌生新的盘基菌变形虫，然后再次开始这个循环。

盘基菌的生命循环可以被看作多细胞优越性的光辉典范：当生存情况变得严峻时，个体细胞团结在一起进行生殖。同时，它们的生命循环也凸显了作为细胞群落组成部分的不利方面：尽管构成鼻涕虫的细胞有 80% 最后将变成孢子，有机会开始新的生活，但是剩下留在茎中的 20% 将会死亡，为群体的更高利益做出牺牲。然而，即使在这样简单的群落中，也会有违规作弊行为。

1982 年，耶鲁大学生物学家利奥·巴斯（Leo Buss）注意到在黏液霉菌的世界中存在一些反社会的行为。他看到近缘物种毛霉状网柄菌（学名：*Dictyostelium mucoroides*）中的特定细胞最后更有可能存在于子实体中，而不是茎中，令它们存活和传宗接代的概率大大提升。他将这些滑头细胞称为"体细胞寄生虫"。25 年后，盖德·绍斯基（Gad Shaulsky）和他在得克萨斯州贝勒医学院（Baylor College of Medicine）的同事们发表了一篇文章，介绍了盘基菌中出现的类似自私行为，究其原因是超过 100 个不同基因中的某一个出现了变异。

然后他们发现了更令人好奇的事情："滑头细胞"只在与它们没有直接亲缘关系的变形虫周围耍诈，在与它们具有不同基因的邻居存在时，这些细胞群只向茎贡献区区 5% 的细胞。但当他们周围

---

1 译者注：子实体尤指真菌的特殊产芽孢结构。

都是基因上一模一样的后代时，足足 20% 的"滑头细胞"屈服并接受死亡——它们只为自己的家族放弃生命，而不会为任意的异族这样做。如果同胞反正会传递家族基因，强行挤到茎的顶部大概并不能带来额外的好处。

我们要小心，不能推己及人地认为这些"滑头""借刀杀人"或拥有智慧。它们仅仅是在回应自然选择所打造的基因程序。一旦一只变形虫出现基因变异，让它的某个细胞更可能挤入茎的顶部，那个细胞就更有可能生存下来、继续繁衍，创造出携带同样变异的新一代"滑头细胞"。但是，如单细胞黏液霉菌一样简单的有机体也包含维持多细胞社群行为的众多基因，这令人惊叹。更令人难以置信的是，一旦这些基因产生变异，社群"规则"就被弃之不顾，然而，只有在利于进化时，基因变异才会造成规则失效：如果没有一个细胞准备形成作为牺牲品的茎秆，那么整个自私的变形虫种群就会很快解体。

不仅仅是盘基菌，这世界满是打破自己社会规则的狡诈滑头，不胜枚举。20 世纪 70 年代，一群拥有数学头脑的进化生物学家造了一个新的术语"无耻嫖客"来描述雄幼马鹿所表现出的习性。当它们吸引不到与自己交配的雌鹿眷群，就会在更成熟、体形更大的雄鹿忙于争夺它们对雌鹿群所有权的时候，混入雌鹿群进行交配。此后的基因检测也证实了大量这类偷情行为促成了小鹿的诞生，意味着这是十分成功的交配策略。从马鹿开始，科学家发现很多其他动物种群也运用着同样的生殖策略。

海角蜜蜂就是一例。与大多数社会性昆虫一样，这些繁忙的蜜蜂形成了一个具有严格等级划分的蜂群，分为雌性工蜂和雄性蜜蜂[1]，共同受到蜂后的统治。蜂后是蜂巢里唯一可以交配的雌性蜜蜂，它分泌强有力的荷尔蒙抑制工蜂的性冲动。如果蜂后开了小差，工蜂就可以重新激活它们的卵巢，然后开始产出未受精的卵，这些未受精的卵就孵化成雄性蜜蜂。然而，在偶然的情况下，海角蜜蜂的工蜂也会举旗反抗，重新安排它们的生殖过程，生出雌性后代，产生帝王才能有的外激素，就算已经有蜂后（这种现象被称为产雌孤雌生殖"thelytoky"，该词来自希腊词语 thelys 和 tokos，意思是"产下雌性个体"）。

能够开启蜂后模式使得普通的工蜂变得狡猾，玩忽职守，四处闲晃，生育幼蜂。成群的假蜂后会侵入邻近与海角蜜蜂具有近缘关系的亚种蜂巢，从里面不幸的蜂后和工蜂手中篡权，然后生下更多的伪蜂后。当蜂巢逐渐充满了这些伪蜂后的后代时，剩下从事采集花蜜、给植株授粉等重要工作的工蜂就越来越少，最终导致蜂群崩毁。

值得一提的是，一个南非和德国的研究团队最近发现：成为伪蜂后的能力最终归结为蜜蜂基因组中单个"字母"的改变，这个"字母"位于目前作用未知的基因中。这些骗子在南非的东北部尤其盛行，分布很广，却造成了它们蜂巢的败落和当地养蜂人的悲剧。

但是，从进化的角度来说，让蜂巢内重新拥有雌工蜂和新晋蜂后的能力却是极为有用的。在南非这片海角蜜蜂常驻地，风很大，

1　译者注：雄性蜜蜂，其特点是无螯针，不做工，不采蜜。其唯一职能是与蜂后交配。

蜂后贸然飞出蜂巢，就有被吹走的风险。在这样大风的情况下，容忍冒牌蜂后带来的风险似乎只是为了确保整个种群的生存而付出的一个微薄代价。

棘手的问题

5 月初，亚利桑那州立大学滕比分校已经是 40 摄氏度的高温了，干燥炙热，让人眼干皮燥。这对于一个容易晒伤、面色无华的英国作家来说，是糟糕的地方；而对于仙人掌来说，却是理想的家园。这个大学校园最近新添了一丛鸡冠仙人掌，依偎在两栋教学楼之间的碎石花坛中。这些可不是普通的植物：它们并非朝天空伸出浑圆的"手指"，而是爆发出一系列繁茂膨胀的隆起。看着这些带刺的隆起肆无忌惮地生长，很难不注意到它们与人类体内长出的癌性肿瘤之间的相似之处。

对于在这里种下仙人掌的阿塞纳·阿克提斯（Athena Aktipis）来说，这种相似性一目了然。她是亚利桑那州立大学"合作与冲突"实验室（Cooperation and Conflict lab）的负责人，也是人类慷慨项目（Human Generosity Project）的联合负责人——这个名称响当当的计划是一个大型跨学科科研项目，研究世界各地的社会和文化，以寻找塑造人类慷慨行为的力量。在读完人类社会合作进化的博士学位后，阿克提斯开始对一个观点产生兴趣，即一个正常（或异常）运转的社会，其原则可能在细胞层面同样发挥作用。然而，一开始让她对细胞群落概念感兴趣的并不是癌症，而是一株鸡冠仙人掌。

"我发现这个网站上面有各种鸡冠仙人掌的照片，很令人吃惊。"当我们坐在亚利桑那州立大学心理系深处的她办公室里时，她向我说道。"这种像癌症一样的现象不仅发生在动物之中，还发生在表面上看起来与我们那么不同的生命体中，这里面暗藏玄机。植物在生物学上与我们自己和其他动物区别很大，却让我突发奇想：癌或许是生命的常态。"

阿克提斯并没有像大多数其他癌症研究者那样拘泥于细胞、分子和基因之中，而是猜想她关于社群中个体怎样合作的理论是否可以带来一个不一样的视角。她将社会看作个体组成的网络，其中资源共享、共同应对挑战。回顾自己的研究工作，她认为体内系统化的组织就像良性细胞组成的合作式的社群，共同致力于五项黄金法则：不过度繁殖，各司其职，不摄取超过自己需要的资源，具有自洁功能，适时凋亡。

正是因为这些法则可以使得任何社群都良好运转——包括我们自己的社会——所以当个体成员决定自行其是的时候，就会产生问题。癌细胞通过打破所有这些法则来作弊：刚开始也许一次一个，但是接下来当它们掌控并扩散到整个身体时，就会将这些规则尽数摧毁。它们的复制失去控制，全然不顾自己在器官内部的正常功能，吞噬氧气和营养物质，制造有毒酸性环境，而且冥顽不灭。

多细胞有机体已经进化了超过十亿年，才进化出了细胞群落的功能，其中每个单位都为了集体利益以及种群的繁衍各司其职，而不是个体细胞的需要。这种严格的等级制度让我们无法像我们单细胞的祖先那样随心所欲。细胞分裂被严格地控制着，被很多复杂而纠缠的分子和基因过程所支配，确保细胞只在需要的时间和部位进行分裂。紊乱是不能容忍的。受损或不服从命令的细胞没有生存的空间。制造麻烦的细胞会为了其余细胞的利益而自杀。衰老细胞需要"寿终正寝"。虽然看起来严格，但是正是这套机制让我们保持健康和活力。

然而，在任何组织化的社群当中，无论是人类社会、动物社群还是细胞群落，总会有一些个体要变通这些规则（并且我很肯定我们自己都曾这样做过，尤其是当我们知道这样做可以不受惩罚或批评的时候）。正如当人们合作并制定限制竞争或欺骗的社会和法律准则能够让人类社会蒸蒸日上并得到最好的发展一样，稳定的多细胞有机体在进化时，同样需要压制细胞作弊的行为。细胞越多，它们逗留的时间越长，压制它们的作弊行为就越具挑战性。在多细胞动物进化的过程中，镇压舞弊耗费了大量精力。你体形越大，你细胞群落中的成员就越多，那么骗子出现的概率就越大，所以你就会需要更多的控制机制来压制它们。

对于个体细胞来说，致力于成为较大多细胞工程的一部分意味着放弃自主权、不再掌控你自己的发展轨迹。相反，你寄希望于自己所从属的身体在死亡前能成功传递共同基因，但是总有诱因刺激你打破规则，抛开你细胞群落的沉重桎梏，不管不顾地开始繁殖。

不幸的是，很快就出现了一个明显的问题。欺骗改变了有机体长期目标和骗子细胞短期内在动机的平衡：长期来看，它需要活得足够久以生殖后代；短期来说，骗子细胞要通过形成恶性肿瘤，为一己之私剥削周围细胞，即使这样做最终会以牺牲自己的宿主为代价。任何社群可以容纳的骗子数量也有天然的限制：如果大家一齐耍诈，多细胞动物高度组织化的身体就会陷入混乱，人类社会就会很快沦为疯狂麦克斯式[1]的混沌。

团结起来

伊纳基·鲁伊斯－特里洛（Iñaki Ruiz-Trillo）是西班牙巴塞罗那进化生物学研究所多细胞基因组实验室的负责人，对变形虫情有独钟。确切来说，他迷上了奥克萨扎克快孢子虫[2]（学名：*Capsaspora owczarzaki*）——由于独特的生存习性，这种单细胞有机体被认为是最接近多细胞动物的近缘生物。

大多数其他单细胞生命体独来独往，而快孢子虫不一样：它们的一生要经历三个阶段。它可能是淡水蜗牛血液内部四处游走的单个细胞；它还可能形成紧凑的孢子状包囊；但第三个阶段才是最奇特的：因为某种未知信号，变形虫会彼此靠近，凑在一起形成一小

1　译者注：《疯狂的麦克斯》是一部电影，描绘了传统道德观念崩塌的核爆后世界。

2　译者注：快孢子虫（Capsaspora）属于蜷丝球虫纲（Filasterea）下的快孢子虫目（Capsasporida），是一种蜷丝生物（Filozoa），文中提到的奥克萨扎克快孢子虫由波兰生物学家安妮塔·奥克萨扎克（Anita Owczarzak）首次发现，因此后来的科学家以她的姓命名这种快孢子虫。

团，甚至分泌一种奇怪的黏液把它们固定在一起。就是在这里，介于单细胞性和多细胞性之间的灰色地带，我们着手了解控制多细胞生命的规则，并了解癌症怎样打破这些规则。

鲁伊斯－特里洛和他的团队关于快孢子虫的基因有很多惊人的发现，也许可以帮助解释多细胞群落的起源以及癌症的根源。不出所料，快孢子虫有一整套细胞循环基因支持自我繁殖，它还有其他构成细胞和使细胞运转所需的所有机制，比如用基因开关控制基因表达的机制和产生能量的机制。但是，它也有其他一些画蛇添足的基因表达，至少表面上看似乎是完全没必要的。

神奇的是，多细胞动物用来构成身体不同组织的几乎所有基因和分子，都可以在快孢子虫体内找到相同的版本。事实上，鲁伊斯－特里洛已经在这个特殊的单细胞祖先体内发现了多细胞生命的几乎每一种专利。比如，快孢子虫的细胞制造的一种被称为整合素的分子，也存在于动物细胞表面，帮助动物细胞结合并形成有序结构。快孢子虫还有着一套自己的基因，而这些基因之前被认为是动物发育独有的，能够让早期胚胎中的细胞做出重要的选择：向上还是向下，向前还是向后，向左还是向右。

还有四五个基因看起来像是一个基因集合的一部分，这个基因集合被称为"河马通路"[1]（Hippo pathway），控制着动物体形大小。鲁伊斯－特里洛甚至可以从快孢子虫体内提取出河马通路中的这些基因，然后移植入果蝇体内，这些基因就会去控制果蝇眼睛的

1　译者注：一种激酶的抑制生长的级联反应。

大小。但是变形虫甚至连眼睛都没有（也没有其他器官），所以一只单细胞有机体需要一个复杂多细胞动物才有的这些诱捕机制分子来做什么呢？"这些机制旨在帮助快孢子虫从一个阶段向另一个阶段转变——从变形虫到包囊再到聚合体。"鲁伊斯–特里洛解释说，"这个过程就像较复杂动物体内的细胞分化，不同的是快孢子虫的转变是暂时性的。你变来变去，但是每个细胞一次只能是一种东西。这就是单细胞有机体的难题所在。"

子宫里生长着的胎儿发育出数百种不同的细胞类型，每一种都独一无二，专用于特定的任务。如果我们像快孢子虫一样，我们就会经历一个这样的阶段：在这个阶段中我们整个的身体都变成肝脏，然后变成大脑，再变成肌肉。正如鲁伊斯–特里洛的工作所显示的那样，把人类和其他较复杂有机体同一个松散的变形虫集合区分开来的主要标志，是我们进化到了细胞可以同时各司其职的地步。但是尽管快孢子虫拥有实现不同功能所需的各种基因，它却非常不擅长一心多用。

较复杂的有机体进化出了多层复杂的机制来控制何时何地启动基因表达。虽然快孢子虫也具备很多这种控制机制，却缺少了大量散布在较复杂多细胞生物基因组当中的远程"控制开关"。正是这些开关在较复杂有机体发育过程中适时适地地启动基因表达，才形成了各种不同的身体组织。有趣的是，"控制开关"和基因之间这种远程互动在癌细胞中却经常会变得一团糟。

快孢子虫不但缺少多细胞有机体基因调控的这种先进性，而且似乎还缺少多细胞有机体的一个至关重要的特性：死亡。尽管这些微小的变形虫可以死亡并且也确实会死亡，它们似乎没有启动细胞"自杀"程序的关键因素——所谓细胞自杀程序就是细胞凋亡，在细胞受损或不再被需要的时候就会启动。

在包括人类在内的多细胞有机体中，细胞凋亡提供着强有力的保护作用来抵御癌症。你甚至能观察到自己体内细胞凋亡的作用：如果你不小心被晒伤，几天后脱落的死皮碎屑就是受损的细胞，这些细胞乱七八糟，已经不能再正常复制，所以它们奉命死亡，而不会待在原处，在之后的某个阶段造成潜在的问题。毋庸置疑，打断这个自杀式应答重要步骤的基因变异是形成癌症的关键一步，因为肿瘤发育不仅需要细胞增殖来制造新细胞，还需要这些新细胞"好好活着"。

这个发现凸显了多细胞生物体内每个个体细胞的需要和它所在群体集体利益之间的争夺拉锯。单细胞有机体的"目标"，就是制造更多个自己从而避免死亡；但是从一个多细胞生物体的角度看，为了集体利益，让受损、有缺陷或不再需要的细胞凋亡才是头等大事。

"在细胞不断分裂的这数十亿年间，如果你是单细胞的，分裂就是你的工作。但是一旦你属于另一个有机体，就不能只考虑自己。"鲁伊斯－特里洛告诉我说，"多细胞性为有机体创造了很多好处，你也从中获益，但是现在你的境况与过去已经非常不同，所以过去独立的时候可以做的一些事情现在不能再做了，因为你得好乖乖听话、遵守规则。"

如果你曾和一群朋友一起度假，你就能立即明白这个问题。单枪匹马时似乎非常简单的活动或决定一下子制造了硝烟弥漫的战场，各种欲望和注重点彼此拉锯。正如鲁伊斯－特里洛解释的那样，他实验室中的很多研究者喜欢一起去野营，但是这未必意味着一个和谐的假期。

"当你自己去野营的时候，你通常不大会有什么麻烦，"他说，"你想什么时候吃就什么时候吃，想吃什么就吃什么。你喜欢在哪里搭帐篷就在哪里搭，你想什么时候睡觉就什么时候睡——一切都随心所欲。但要是你跟 10 个人去野营，你就会遇到问题。每个人都开始争论：为什么我们不把帐篷搭在这儿？为什么我们不能现在开吃？"

为了避免这类问题，细胞们不停地在与彼此进行交流，传递和接收着信号，这些信号告诉它们发生着什么，是否需要采取什么行动。这些信息中，一些是自由流动的化学物质，通过细胞传播或是在血流中扩散，而其他一些则更像是旧式土电话装置（用一条线连接两只锡罐头），需要细胞间直接的实质性接触才能传递信号。事实上，多细胞性所需的很多基因都涉及细胞间的交流，而在癌症形成过程中这种细胞交流会被破坏。

虽然作为多细胞生物来说在生活方式上比起单细胞生物具有明显优势，但是伴随着更多细胞而来的是更多问题。正如生活中的很多事物一样，越复杂，出错的可能性越高。如果你具有多细胞有机体体内多层复杂的调控机制，使你的细胞能够各司其职，并且在需要的时间和位置才会繁殖，那么你就有很多部位可能出错并让整个系统失衡。十亿年前，当我们不过是变形虫的时候，一切都比现在简单得多。

前景重现的星期四

2011 年，宇宙学家保罗·戴维斯（Paul Davies）和查尔斯·莱恩威弗（Charles Lineweaver）发表了一篇推测性的论文，题目是《论癌症肿瘤与第一代后生动物的相似性：探索远古祖先的基因》（*Cancer tumors as Metazoa 1.0: tapping genes of ancient ancestors*），概述了这样的观点：癌症是一种进化中出现的返祖现象（atavism），回到了远古时代生命的衍生方式。戴维斯和莱恩威弗不认为癌症是一堆自私的单个细胞，而是把癌症描述为"退化"成松散集合的细胞，类似于最早的多细胞有机体（后生动物），其动向受到之前还未破解的祖传基因程序控制。这种返祖表现作为一种"安全模式"而出现，来应对低氧等艰苦条件，尤其是多细胞动物进化时的早期地球环境，以及肿瘤周围的局部环境。

物理学家像得到新玩具的狗狗那样，兴致勃勃地蹿到生物学家的一亩三分地中，推断出过度简单的结论，却忽略了这个领域几十年精心构建起来的知识体系，没有什么比这更让生物学家恼怒的了。虽然他们提出的观点"癌症是一种进化中出现的返祖现象"吸引了不少媒体报道，但是科学界的排斥连身处外太空都感受得到。别人对他们的假说要么就是嘲笑，认为他们两位不懂癌症生物学和遗传学；要么忿忿不平，仿佛老生常谈地说着"基因早就参与生命基本过程"就足以在科学界和大众出版界赢得"离经叛道"和"特立独行"的美名。[1]

从某种程度上来说，莱恩威弗和戴维斯的返祖现象理论经不起生物学现实的检验。癌症并不是回到多细胞生命历史上某个特定时刻的返祖现象，而是来自体内复杂环境中已经踏上自己独特进化轨迹的细胞。它们遭受着自然选择的压力，利用它们在突变了的基因组中所能找到的每一样东西帮助自己存活下来（我们之后会展开讨论）。然而，鲁伊斯－特里洛针对快孢子虫的工作告诉我们：有组织的多细胞系统和一连串独立自主的单细胞有机体之间的区别，就在于前者有受到严格控制的基因调节和细胞死亡。他们还观察到一些有趣的新鲜现象，来解释细胞间的多细胞协定开始失效时基因层面上可能发生的事情。

随着众多不同物种的 DNA 测序数据越来越容易得到，研究者借此画出了一幅生命系谱图，详细描画出不同物种间的关系以及它们多久之前最后一次拥有共同祖先。这就提供了一种便利的方式来计算任一给定基因的年龄。比如说，如果某个基因只存在于生命系谱图哺乳动物分支上的物种之中，我们就能很肯定地猜测：这个基因是从 6 500 万年前进化而来，当时哺乳动物刚开始出现。但是如果这个基因遍及小到细菌的各个物种，那么他就古老得多得多，也

1　原注：事实上，戴维斯和莱恩威弗不是第一拨提出这样观点的物理学家，很多物理学家都认为多细胞生命进化的根源也许能够阐释癌症问题。拉菲尔·索尔金（Rafael Sorkin）目前是加拿大安大略省圆周理论物理研究所（Perimeter Institute for Theoretical Physics in Ontario, Canada）的退休教授。二十年来，他花了大部分时间试图说服一本科学杂志发表他的理论。他的理论内容是：癌症是控制机制失灵的结果，控制机制失灵最初出现在单个细胞开始在多细胞体内聚在一起的时候。他最终放弃了努力，于 2000 年将他的想法上传到在线物理知识库"arXiv"网站上。

许在我们最早的单细胞祖先当中都有它的踪影。

　　几年前，澳大利亚墨尔本彼得·麦卡勒姆癌症中心（Peter MacCallum Cancer Centre）的一位团队带头人戴维·古德（David Goode）灵机一动，将还在不断丰富的"癌症基因"清单绘制进这个生命系谱图，至于癌症基因的清单，则从大规模的肿瘤测序项目中获得。他想看看基因的年龄和基因在癌症中的作用之间是否存在某种联系。但是直到聪慧的委内瑞拉青年安娜·特里戈斯（Anna Trigos）来到他的实验室参与博士项目研究的时候，他才发现愿意去尝试实现这个想法的人。

　　奇妙的是，特里戈斯发现癌细胞当中最活跃的基因也最古老的基因驱动着细胞的基础功能，比如细胞增殖或 DNA 修复，这些功能可以追溯到初代单细胞生命的起源。而最不活跃的基因反而是最新进化出来的，尤其出现在哺乳动物或多细胞动物体内，负责更为复杂的工作，包括形成专门器官和进行细胞间的交流。

　　这种模式贯穿她到目前为止所观察的所有肿瘤类型当中：单细胞的基因被激活，而更为现代的多细胞基因则被关闭。这说明，癌细胞在脱离细胞群落中的常规职能，显得更为自私和专一。并不是说它们完全转回到一种返祖的、变形虫似的形式，而是说有利于癌细胞增生的各种突变往往会打破维持多细胞秩序的体系，并且让行骗的细胞大行其道。

你不可能打败骗子

癌症是生命要付出的代价。我们的细胞内在是有单个独立的倾向的，我们的多细胞躯体事实上是我们单个细胞放弃单打独斗暂时休战的结果。同时我们要让细胞保持这样单打独斗的能力。快速的细胞增殖对于血液、骨骼、肠道以及皮肤中的干细胞来说是非常重要的，能让它们制造成百上千万的新细胞以满足我们每天新陈代谢和伤口愈合的需要。把你的肝脏切掉一块，剩下的细胞就会暂时激活惊人的再生之力，利用这股力量，可以在短短几周内重建起一公斤重的组织。这些过程受到异常严格的管控，然而还是可能出错，也确实出过错。

只要有细胞群体，就会有骗子出现。这意味着我们可以预见：癌症不仅贯穿着人类存在的整个历史，还遍布在所有其他多细胞动物之中，而事实上我们也确实见证了这一点。而且，如果在宇宙中存在复杂的多细胞地外生命，那么很有可能它们中大多数也容易受到癌症的侵袭。

构建起我们组织并控制细胞生长的基因制定的规则遭到了癌细胞反叛。这些基因一旦变异，就更可能扭曲和破坏规则，让狡猾的肿瘤细胞有可乘之机。正如我们将在下面几章看到的那样，理解这些基因变异如何诱发癌症，是一个多世纪以来一个关键的研究焦点。

但是还有一些基本的事实需要交代。作为一个作家，我毕生致力于运用类比和比喻让人饶有兴致地洞悉生命科学，却未必能提供专业知识来把握分子生物学的细枝末节。但是在思考细胞群落和其中的致癌骗子细胞时，我意识到这不是一个比喻，这就是生活的样子。每一个多细胞躯体，每一个动物种群或人类群体都是一个社群，有着一套社会契约和社会法则，由规则的遵守者和规则的破坏者组成。欺骗会不可避免地发生，尤其是控制和规则开始变得不太稳定的时候。我们每一个人的内心里都住着自己的犹大[1]。

就像美妙的分形[2]中每一个组成部分都不过是整体的一个较小版本一样，各种生命体也以这种方式运转。从人类到变形虫，从蜂后到癌细胞，这种可恶的方式一以贯之。

1　译者注：犹大是《圣经》中的人物，因为金钱诱惑背叛并出卖了耶稣基督。
2　译者注：也称不规则碎片形。根据大英百科，一个自相似物体的各组成部分当被放大后与整体相似，各相似图形的形状就被称作做分形。分形可描述无法用欧几里得几何描述的不规则物体或者空间上不均匀的现象。

第 3 章

你那行骗的细胞

　　癌症的成因已经困扰了我们数千年。癌症在很长一段时期被看作一种超自然力的惩罚，由深感触怒的神灵施加给人类，或一些人因为巫术的诅咒而不得不承受。埃及人归咎于神祇的愤怒，而古汉语中则将癌症归为"邪气"失调。与此相应的道理是：若祈祷得法、礼拜得当，由此皈依你所笃信的神，就可以获得痊愈。[1]这种观点延续至今，然而正统的宗教说越来越边缘化，取而代之的是更加含糊的"福祉"说。癌症被看作是一种不健康的生活方式（或是被迫接受污秽败坏的世界）的报应，所以坚守规矩礼数选择相应疗法是拯救病人的唯一希望。

　　医学界的有识之士很长时间以来一直在寻求更为合理的答案。古希腊"医学之父"希波克拉底在公元前 4 世纪的写作中提出：身

1　原注：在 19 世纪的法国，宗教界认为，女性自慰造成子宫肿瘤，过去传统的性爱方式造成宫颈癌。虽然通过性传播的人乳头瘤病毒（HPV）感染也是造成宫颈癌和其他生殖器官癌的关键因素，但是感染了人乳头瘤病毒的人比罹患这些癌症的人多得多，所以我们明白宗教界的这种说法应该归因于男权社会。

体由四种按色彩区分的流质或液体组成，即红色血液、淡色黏液、黄色胆汁和黑色胆汁。当这些重要的液体保持平衡状态时，人就会健康；如果这些体液紊乱失衡，那么人就会生病，例如当身体系统中的黑色胆汁过多时就会造成癌症。

罗马内科医师盖伦采纳并践行了希波克拉底的观点，将体液理论纳入自己的文本中。这些成了一千多年来欧洲乃至伊斯兰世界的临床实践基础。盖伦还注意到，没有生过孩子的女性患乳腺癌的概率更高，这让他思索道：癌症可能源于某种毒素的积累，而只有通过哺乳这种毒素才能排出体外。[1]

到了 16 世纪初，人们开始意识到盖伦对于气质类型的理解并不合理，尤其是因为没有人可以证实那种臭名昭著且难以捉摸的黑胆汁是存在的。基于对一个家庭内部成员中多个癌症病例的观察，16 世纪中期，一个新的理论兴起，得出的结论是：癌症一定具有传染性。就像盖伦关于乳房毒素的假说一样，这种说法是正确的，却弄错了病因。我们现在了解了遗传性基因变异可以显著增加某些癌症的患病率，这就可以解释在某些家族内部患病率高的原因。尽管一些接触性感染的传染病毒，比如人乳头瘤病毒，会促使细胞癌变，但是正常情况下，因为感染而患上癌症还是不可能的（当然也有例外）。然而，这种观点却造成了人们对癌症的恐慌和避讳，比如因为害怕感染民众，早期的肿瘤医院都被迫建到了城市或城镇的郊区。

1　原注：20 世纪的研究者们已经证明，虽然他的观察对象是真实的，哺乳确实对抵御癌症有保护性效应，但更有可能通过女性哺乳引起的激素差异起作用。

　　接下来又发生了一件大事：17世纪中期开始流传淋巴理论。这个理论把希波克拉底的四种基本体液归结为两大重点：血液和淋巴。这两样东西在身体循环系统中良好流动对于健康至关重要。这个理念的大力拥趸之一是传奇的苏格兰外科医生兼解剖专家约翰·亨特（John Hunter），亨特认为肿瘤源自血液中渗漏的些许异常淋巴。因为亨特和其他知名人物的支持，淋巴理论得以延续，直到19世纪中期被难缠的病理学家推翻：病理学家用他们新奇的显微镜证明，肿瘤事实上由人体细胞构成，而非体液凝结。

　　但尽管肿瘤确实包含着某种细胞，它们的起源仍然是个谜。科学家们想方设法弄懂他们显微镜底下出现的这个奇怪又奇妙的细胞世界，由此涌现出各种各样的新观点。一些科学家认为：从一层被称为芽基的组织上萌生出来的奇奇怪怪的小细胞造成了癌症。其他科学家则由此衍生出自己的理论，设想从血管中渗出的体液凝固后自发形成癌细胞，又或者我们从娘胎里带出了癌细胞。"与生俱来"一说对儿童期癌症成立，却也仅此而已。这些理论角逐了大半个世纪，每一种在欧洲和美国各地都拥有自己的科学界拥趸。

　　通过细致的观察，最终发现癌细胞遵循的是生物学的基本原则：一切细胞来自细胞。癌症不是诅咒、传染病、淤血或是凝血。它来自我们自身细胞的狡猾要诈，不加遏制地增殖，最终扩散到身体其他部位。然而，这只告诉了我们癌症是什么，并没有告诉我们癌症源于什么。是什么让一枚规规矩矩的细胞挣脱好好表现的桎梏，开始自行其是？

窥探细胞

19 世纪是拥有显微镜的男人（是的，男人居多）的黄金时代。显微工具和技术进展迅猛，合成染料（一种用煤焦油的化学物质调制出来的染料，色泽鲜艳）日新月异，这就让目光犀利的科学家能够一窥细胞内部运作的究竟。

德国生物学家华尔瑟·弗莱明（Walther Flemming）便是其一。他迷上了每个细胞中心都有的"暗物质"，根据其吸收彩色染料的方式称之为"染色质"。通过仔细观察间期蝾螈细胞，他描述了当细胞准备分裂的时候染色质将自己重组成长丝的过程，每一个新细胞都能得到均等的丝状染色质。弗莱明把这个过程称为"细胞核的有丝分裂"（Karyomitosis），把细丝称作丝裂原（Mitosen）。虽然使用术语"有丝分裂"（mitosis）来描述细胞分裂很快就行不通了，另一位德国科学家海因里希·威廉·冯·瓦尔代尔－哈茨（Heinrich Wilhelm von Waldeyer-Hartz）却提出了很容易记住的名字"染色体"，来描述每个细胞中包含生命指令的这些纤弱 DNA（脱氧核糖核酸）链。

尽管当时对 DNA 或遗传机制几乎一无所知，染色质复制与分配的这个奇妙过程给人一种非常重要的感觉。1890 年，又一位德国人——病理学家大卫·冯·汉泽曼（David von Hansemann）将他的关注点和显微镜聚焦于肿瘤中奇怪的细胞上。他注意到一些癌细胞似乎以一种非常奇怪的方式进行有丝分裂。当一个正常细胞分裂时，它会在相对的两端建立起两"极"，有点像地球上的北极和南极。之后通过朝两极拉扯分裂成两套染色体副本，意味着当细胞从"赤道"线上分裂成两个时，每个新"子细胞"都有一套完整的DNA。汉泽曼发现癌细胞不止两极，而是常常有三极或更多极。

正如人们可能预料到的那样，当一个细胞试图二分为三时，就会乱成一团。而且，汉泽曼注意到，即使癌细胞团结一气只产生两极，两极间的染色体却不总是平均分配。汉泽曼认为，这种染色体失衡是癌症的一个关键特征，而且很有可能是肿瘤发育过程的第一步。他甚至还想到没有明显有丝分裂困境的癌细胞也许问题出在染色体太小了看不见。鉴于后来发现基因和基因中的致癌突变，这一洞见被证实极具先见之明。

不幸的是，汉泽曼的观点没能流行起来，也许是因为当时大家都醉心于芽基出芽生殖的观点。因此，汉泽曼的名字在癌症遗传学史上不见经传，取而代之的是生物学家西奥多·勃法瑞（Theodor Boveri）（还是德国人）。1914年，欧洲濒临命丧硝烟之际，勃法瑞出版了一部题为《论恶性肿瘤的起源》（*Concerning the Origin of Malignant Tumours*）的短篇专著。在书里，他阐述了自己对癌细胞内染色体奇怪"舞蹈"的观察和思考。书的大部分篇幅巨细无遗地描述了海胆（勃法瑞精心挑选的有机体）卵受精过程中可能出现的所有问题，包括精子过剩、染色体缺失、出现多个细胞极以及有丝分裂失效，其中任何一种问题对海胆的生存率而言都是噩耗。

尽管勃法瑞几乎没有对癌细胞进行任何观察，但他却对海胆卵中染色体紊乱和癌症反常活动之间的联系产生了兴趣。他表示，肿瘤细胞受到一种"特定的异常染色体构造"驱使而大开杀戒（他同意汉泽曼先前提出的观点）。勃法瑞还提出：也许存在一种"抑制性染色体"，一旦缺失，将会使得细胞增殖开始失控，这完美地预示了肿瘤抑制基因的发现。他还有这样的洞见（或是一不留神猜中了）：负责某种特性的染色体单元（我们现在知道了是基因）可能以某种顺序沿着每条染色体排列。勃法瑞于 1915 年去世。就在去世前一年，他出版了这本小书，留下了他的美国遗孀马赛拉（Marcella）将其译成英文，让他的观点为更多读者所知。

20 世纪上半叶，有种观点日益风靡：正常细胞患上内部染色体病变而形成癌症。美国病理学家欧内斯特·泰泽（Ernest Tyzzer）在 1916 年首次使用"体细胞突变"（somatic mutation）一词来描述这个想法：体内常规（体细胞）组织中遗传物质出现某种诱发变异或自然变异，因而产生肿瘤。到了 1922 年，声名显赫的果蝇遗传学家托马斯·亨特·摩尔根（Thomas Hunt Morgan）把肿瘤归咎于缺陷基因，提出"癌症产生于特定基因的复发性体细胞突变……这种突变导致癌症"。于是，"癌症的体细胞突变理论"应运而生，即癌症产生于正常细胞中的基因突变，这些基因突变造成正常的细胞误入歧途、增殖失控。

在整个 20 世纪，科学家逐渐拼凑起基因突变的各种工作机制。我们现在知道了染色体是由四种化学成分（碱基）构成的 DNA 长链，这些碱基以无数种变换组合串在一起。基因是分布在每个染色体中的 DNA 片段。这些生物指令告诉我们的细胞什么时候生长和繁殖，在体内如何分工，甚至什么时候死亡。碱基包括腺嘌呤（A）、胸腺嘧啶（T）、鸟嘌呤（G）和胞嘧啶（C），正是这些碱基序列在基因内传递着信息，有效地起着分子字母表的作用，谱写着生命的配方。

人类基因组是构成每个人所需要的整套 DNA，包含的基因有 2 万个上下，误差范围为小几千 [1]。这些基因分布在 23 对染色体当中。然而，真正起作用的基因还不到基因组的 2%。剩下的部分在科普媒体中常常被称为"垃圾 DNA"（更专业准确的术语应该是"非编码 DNA"，因为这些 DNA 不包含制造蛋白质分子的编码基因指令）。其中有一些包含着大约 100 万个激活或关闭基因的控制开关，还包含着细胞分裂时维持正确染色体数量和长度所必需的构件。有些片段，像是分子构成的线轴，被称为非编码 RNA，它们或者独立发挥着重要功能，或者帮助控制其他基因的活动。还有很多基因垃圾，看上去似乎真的没用，但是这样的基因垃圾究竟有多少，还是遗传学中一个热烈争论的话题。

在我们从单个受精卵细胞成长为婴儿然后又成人的过程中，数千个基因需要在正确的部位适时激活，同时还需要适量的细胞增殖才能构建并保持我们的身体。所以可以想见，这个基因蓝图中的"字母"稍有风吹草动就会导致问题产生。重要基因中出现拼写错误可能会造成细胞繁殖开始失控。另外，在基因受损或枯竭时，还可能破坏指导细胞凋亡的指令。如果其他至关重要的基因进一步变异，就会导致攻击性的、不可遏制的肿瘤产生，最终令一些恶性细

1　原注：在这个 DNA 测序技术高度发达的时代，这个误差看起来似乎很惊人。但是人类基因组中基因的确切数量是一个有争议的问题，因为这个问题首先取决于你对基因构成的确切定义。我的第一本书《海明威的猫》对此展开了探讨。

胞得以逃脱控制，在身体里到处游荡。

　　这种思路下形成了这样的观点：癌症归根到底是一种 DNA 的疾病。这就得出了两个合理结论。首先，如果我们能确切知道哪种缺陷基因和分子在驱使着肿瘤细胞增殖失控，那么我们就能找到阻止它们的靶向"魔弹"（我们之后会提到这一概念）。其次，这个观点表明我们有望得知癌症的确切成因：如果你能够探测出造成人类个体患癌的 DNA 变异（突变），并得知突变的成因，那么你就有望找到解决它们生理谜团的对策。

　　抛开黑胆汁和愤怒的神灵不谈，将癌症类型与某种病因相联系的最早科学记载是英国内科医师兼植物学家约翰·希尔（John Hill）于 1761 年发表的论文《请勿滥用鼻烟》（*Cautions Against the Immoderate Use of Snuff*）。在 50 多页的骇人记载中，希尔描述了吸鼻烟的人群鼻孔内恶性肿瘤的生长过程，希望他的文字能够"以儆效尤，因为过量吸食鼻烟会引发类似疾病"。

　　14 年后，18 世纪的英国外科医生派西瓦·波特（Percivall Pott）发表了篇幅更长的《白内障、鼻息肉及阴囊癌的外科观察》，以一种热切的职业兴趣审视伦敦未成年烟囱清洁工的下体。这些年轻男孩儿大多数遭到遗弃和虐待，浑身肮脏不堪，或赤裸，或套着肥大的裤子和衬衫进烟囱干活。很多人一直干到患上令人痛不欲生的生殖肿瘤，也叫煤灰癌。

　　波特不仅发现在开始扩散前就尽快进行手术可以治愈这类癌症，还意识到病因一定在于他们不加清洗的睾丸中积累下来的煤烟。他的研究发现促使他呼吁改进工作条件，提倡经常冲洗并提供德国等地清洁工穿的那种紧身防护服。整个欧洲，这些公共卫生建议使得煤灰癌病例在几十年之内几乎绝迹。但是在祖国境内，波特为改进工作条件所作的努力却因为富裕房东、保险公司和工头的缘故受到阻碍——他们的收入取决于这帮青年的苦力。他们声称：宁可牺牲少数穷孩子，也不能冒着污染和富人家烟囱着火的危险。因为他们的这番论点，这种可怕的工作条件以及如影随形的可怕癌症一直持续到 19 世纪。

直到 20 世纪 30 年代，科学家们才证实了波特的假设，方法是证实将煤烟溶液涂在白鼠刮过毛的皮肤上，会诱导肿瘤的形成。这个方法揭示出大量有害化学物质潜在的致癌性，包括苯并芘（benzpyrene）和多环芳（PAHs）香烃。其中一些致癌物还存在于烟草烟雾中，初步暗示了（尽管影星追捧、医生支持）吸烟这种风靡大众的习惯或许对你没什么好处。从另一方面来看，到 1950 年，英国研究者理查德·多尔（Richard Doll）和奥斯丁·布拉德福德·希尔（Austin Bradford Hill）发表了一项研究，研究对象是在 20 家伦敦医院收治的超过 2 000 名病人。这项研究显示：烟民比起不吸烟者，或是患有其他类型癌症的人，患肺癌率高得多。

尽管多尔和布拉德福德·希尔被普遍誉为证明肺癌和吸烟之间联系的研究者，但是这种联系事实上在十多年前就已经被发现了。然而，这一表明烟草危害的早期成果被忽视有一个重要原因：这项研究是纳粹做的。

20 世纪 30 年代，工作于纳粹手下德国耶拿大学的科学家们率先发现人类吸烟和罹患癌症之间的关联，甚至创造了"吸二手烟"

一词。然而，因为这些研究发现在第二次世界大战期间的德国发表，所以鲜有人问津。也许更值得注意的是，耶拿大学为违背伦理、大错特错的种族科学提供学术温床，这种种族科学帮助形成了纳粹种族改良政策的基础，导致数百万"害群之马"死亡，包括犹太人、吉卜赛人、男同性恋、少数种族以及残疾儿童和成人。所以那时质疑出自这所大学的任何研究是可以理解的，不管这些研究在科学上准确与否。而且希特勒本人是一个反对吸烟的坚定狂热分子，可能也对控烟大业没什么助益。

更多非纳粹证据来自 1948 年：荷兰阿姆斯特丹安东尼·范·列文虎克医院（Antoni van Leeuwenhoek Hospital）的癌症外科医生威廉·瓦辛克（Willem Wassink）在一篇论文里提出，重度烟民罹患肺癌的可能性比不吸烟的人大 12 倍。虽然这些证据不是纳粹提出的，但是因为用荷兰语发表，这种认识并没有成功进入英语医学教科书。甚至早在 1931 年，阿根廷医生安祖·罗佛（Ángel Roffo）就发现，烟草焦油提取物若涂在兔耳上可以致癌，而纯尼古丁却不会。但是因为他的成果发表在包罗当时热门吸烟研究的德语期刊上，所以在英语世界无人问津。

不仅当时医学界的主流趋势是忽视任何纳粹做出的且（或）不是用英语发表的研究，甚至是英国搭档多尔和布拉德福德·希尔都很难让人们注意到他们的研究成果，尽管这些研究成果据他们认为是铁证，证实了吸烟在肺癌中充当的角色。不考虑医学界的主流趋势，多尔的共产党员身份足以被看作其成果被无视的原因；虽然布拉德福德·希尔深深扎根于更为"右倾"的群体，他们唯一能让英国医生正襟危坐、重视他们研究的办法，是表明吸烟不仅会杀死他们的病人，还会杀死他们。

1951 年，他们招募了 4 万名医生参与到当时最声势浩荡的研究中，通过多年的追踪随访来揭示吸烟和健康之间的联系。他们甚至没有等那么多年就得到了初步答案：到 1954 年，数据清晰地显示，肺癌在烟民中的患病率比不吸烟的人高 20 倍。到 1956 年，吸烟被发现和很多其他疾病间都有实实在在的联系，包括心脏病、慢性肺病及食道癌。即使如此，直到 20 世纪 60 年代，为国民健康而限制烟草销售和营销的观点才得到认可，而烟草的销售额直到 20 世纪 70 年代早期才开始下降。

在现代，我们要想解答癌症成因这个问题的答案在某种程度上来说消息更加灵通。在网络上快速搜索一下就会出现令人应接不暇的观点，有直白的也有隐晦的。吸烟、不合理的饮食结构、环境中的有害化学物质、来自太阳的紫外线、某些种类的病毒，遗传性基因缺陷、污染、免疫系统衰弱……数不胜数。不时地，还会有更加古怪的病因出现在媒体上，例如我最感兴趣的浴帘、开夜灯以备上厕所，以及最离谱的水。《每日邮报》肿瘤学本体论项目是一个短暂存在的博客，热衷于像《每日邮报》那样分门别类，把所有无生命的物体划分成致癌和治癌两类，由此编录。然而这位不知名的博客作者在意识到这项任务的庞大体量后，很快放弃了。

但是，正如任何可靠的统计学者所知，相关关系并不能证明因果关系：光是发现很多罹患同样类型癌症的人曾接触相同的事物，未必说明应该归咎于该事物。当谈到癌症的时候，"病因"是一个靠不住的词，因为这个词暗示着只有一种事物诱发了癌症。有非常多烟民一生都没有得过癌症，也有非常多不吸烟的人却得了癌症，然而有多得让人无法反驳的证据表明吸烟的人罹患癌症的可能性比起不吸烟的人要大。[1] 所以应该把这类事物看作原因之一，而不是唯一的原因，或者把它们称为"风险因素"，如果你想专业点儿。

如果在其他条件相同的情况下，同样的人在同一年龄接触某些事物会增加患癌的概率，那么我们可以说这些事物是癌症的一个病因。我们可以类比一下，如果你的研究对象是 200 万个汽车司机，随机地将他们中的一半分配去喝四杯双倍威士忌，然后让他们全部开上从牛津到伦敦的 M40 高速公路，你不仅会被警告别上高速公路，还能想到这些喝了苏格兰威士忌的人更有可能造成事故。同时你还能够预想到，很多喝醉的司机也会成功且毫发无损地到达英国首都，而且如果少数清醒的司机因为某个不相关的原因在路上发生事故，你也不会感到惊讶。

然而，这种关于风险和概率的讨论并不能说服迫切想知道这些事物如何致癌的分子生物学家。正如体细胞突变理论所显示的那样，如果癌症是由细胞里特定基因中的缺陷造成的，那么我们就能通过致癌媒介寻找到留在基因组内的受损迹象。为此，我们要读懂生命的秘方之书。

1　原注：当我在癌症研究中心工作的时候，我不知道听了多少有这种台词的故事："得了吧，我的祖父一辈子吸烟，从没得过癌症……"可笑的是，我简述统计数据和风险因素作为回答通常不会被领情，只好告诉他们"可是，我的祖母吸烟，她得了"来让他们闭嘴。

读取秘方

首个读取 DNA 链中"字母"（碱基）顺序的可靠方法是一种被称为 DNA 测序的技术，由英国生化学家弗雷德·桑格（Fred Sanger）于 20 世纪 70 年代晚期发明出来。如今顶着他头衔的维康桑格研究所（Wellcome Sanger Institute）是世界上最大的 DNA 测序机构之一。桑格最初的测序技术耗时很长而且很麻烦，充其量只能让科学家们读取几百个碱基。所以，与其在人类基因组的共计 60 亿个字母中大海捞针般寻找致癌突变，研究人员不如从编码了强效保护蛋白 P53 的基因 TP53 入手。如果细胞的 DNA 受损无法修复，这种强大的蛋白分子通常会通过细胞凋亡来抑制肿瘤发育，而大多数人体肿瘤中存在着这种基因的缺陷或控制机制。

到 20 世纪 90 年代，美国的研究者成功证明了多种癌症有自己独特的一套 TP53 变异。这些变异中的每一个都有可能是由不同因素造成的，其中有些因素，比如烟草烟雾中的化学物质或是太阳的紫外光，会在 TP53 基因中留下形态鲜明的 DNA 损伤。

某些致癌物质会在癌细胞基因组中留下典型的印记，这种观点引起了迈克·斯特拉顿（Mike Stratton）的兴趣。斯特拉顿在当时是一位年轻的遗传学家，研究影响肌肉和其他软组织的癌变，现在已成为维康桑格研究所的主任。如果这些致癌的罪魁祸首在 TP53 中留下了它们的蛛丝马迹，那么斯特拉顿想知道，基因组中其他 19 999 个左右的基因中有这些致癌物的踪影吗？我们 DNA 中的其他所有成分又如何呢？令人沮丧的是，当时的技术不足以胜任在人类基因组中读取数十亿碱基的任务，所以他必须拭目以待。

15 年后，解决方案以新一代测序技术的形式出现在人们面前：这种 DNA 读取机器能让科学家从一次读取数百个碱基进化为数千个乃至数百万个。顿时，斯特拉顿看到了这种技术的潜力：它可以革新我们对个体肿瘤内部基因改变的理解。于是他启动了桑格研究所的巨型 DNA 测序机器库，来读取单个肿瘤中 DNA 的每一个碱基。

到 2010 年，斯特拉顿和他的团队编制出了第一套癌症全基因组。这些全基因组图详尽地展示了两个个体所患癌症中出现的所有基因改变和突变。这两个个体所患癌症，一个是黑素瘤皮肤癌，另一个是来自烟民的肺部肿瘤。选择这两个肿瘤绝非偶然：数十年的人口研究和实验室研究显示，紫外线有可能是黑素瘤的头号风险因素；而烟草和肺癌间的联系众所周知，因为香烟烟雾包含着超过 60 种致癌化学物质。

有了如此明显的"头号嫌疑犯"，斯特拉顿和他的团队很有可能在基因组中找到这两种因素的确凿证据。然而，虽然想到了会看见当初 TP53 研究中的那种突变，但基因组被破坏程度之深，却令他们始料未及。

肺癌中遍布着将近 2.3 万个突变，其中 132 个损伤了基因。数百段基因碎片丢失或被复制，还有超过 50 处大规模的基因重组；一条染色体上所有片段被悉数删去并衔接到别处。并且，正如可能预想到的那样，基因组遍布着烟草型损伤的独特痕迹。而黑素瘤的状况就更糟了：发现了超过 3.3 万处"排印错误"，其中很多带有紫外线损伤的典型标志，还有大量的染色体被剪切、粘贴和重组。突变规模之大足以让任何之前在人类癌症中观察到的结果失色。这些研究发现强有力地证明了在癌症中可以看到特定致癌物留下的证据。

斯特拉顿和他的团队开始扩大他们搜寻的范围，将目光投向其他类型肿瘤的变异形式。但是存在一个问题：一个肿瘤中往往存在成千上万个突变，如果没有像起初在肺癌和皮肤癌中发现的那种明显的罪魁祸首，那么探测工作就会变得非常棘手。即使是通常认为各有一大主要风险因素的肺癌和皮肤癌，也包含不符合烟草和紫外线破坏作用的诸多变异迹象。

弄懂一套肿瘤基因组乱七八糟的突变，有点像一位法医学家在犯罪现场撒粉取指纹。你也许可以碰上好运气，在窗玻璃或门把手上发现一组匹配数据库中某个已知杀手的完美印记。但更有可能的是，你发现形形色色人员的混杂指纹——从受害者和谋杀犯到无辜当事人和警方侦查员，大家的指纹在各种表面相互交叠。那么你怎样分辨这些指纹的归属呢？又如何推理出真凶呢？

好在斯特拉顿的博士研究生鲁德米尔·亚历山卓夫（Ludmil Alexandrov）（现在是加州大学圣迭戈分校的助理教授）提出了解决这个问题的办法。他意识到可以使用一种被称为盲源分离（blind source separation）的数学方法来分辨肿瘤中的个体变异迹象。盲源分离之前被用于从复合源中分离数据，比如，从单个音频文件中分离出人声和乐器音轨。

亚历山卓夫的算法在超过 7 000 个肿瘤中的将近 500 万个突变

里发掘出 20 种各不相同的突变特征，涉及常见癌症类型中的 30 种。有些迹象出现在每一个肿瘤中，也有些只针对少数几种癌症。所有癌症都有至少两种不同特征，而有些癌症则有至少 6 种特征。短短几年后，这个数量进一步攀升，达到了至少 30 种独特的突变迹象，各由不同因素造成。当前一项规模更大的研究分析了大约 2.5 万例癌症中将近 8 500 万个突变，这个数字又被提升到大约 65，尽管也许这些突变特征中只有大约 50 种是真正独一无二的。

我们现在开始理解了这些独具特色的突变形式是如何产生的。致癌性化学物质通过直接依附于特定碱基并影响碱基的形状来造成突变。这些变异相当于在基因活动中扔了一把分子扳手，阻止诸如复制 DNA 或读取基因等基础过程，因此必须修复才能保持细胞健康以及正常运转。比如说，苯并芘（香烟烟雾中一种主要的致癌物质）往往会结合鸟嘌呤；某些霉菌产生的致癌性化学物质黄曲霉毒素也是一样。但是这些损伤中的每一种都能通过某种特定的方式被修复，这样就在 DNA 序列中留下了独具特色的改变。

对比之下，紫外线通过使相邻的胞嘧啶结合在一起来形成突变。这种不同寻常的形状会被 DNA 复制机制翻译成胸腺嘧啶碱基对，使此处 DNA 序列永久改变。马兜铃酸是一种从马兜铃属 [1]（*Aristolochia*）植物中发现的化学物质，它留下的印记与众不同，

1　原注：马兜铃酸偶尔出现在传统中草药中，或是被当作田野中种植小麦的污染物（在这里马兜铃属植物是一种杂草）。马兜铃显示出非常明显的致癌作用是有一次在比利时，超过 100 个人因为严重的肾损伤住进医院。其中很多人的病症进一步恶化为肾癌或是其他的泌尿系统癌症。最终证实，他们所有人都曾服用过含有高水平马兜铃植株成分的草药或是减肥药，

在它的作用下，腺嘌呤－胸腺嘧啶碱基对摇身一变，成为胸腺嘧啶－腺嘌呤碱基对。令人好奇的是，苯并芘只在与吸烟相关的肺癌和喉癌中留下损伤的证据（肺部和喉部是直接接触烟雾的组织）。但是我们从大规模的人口研究中得知，吸烟还会增加其他几种肿瘤的风险，包括膀胱癌、胰腺癌和肾癌。所以，一定有另一套机制在起作用。桑格的团队还在所有吸烟相关癌症中发现一种神秘的新变异特征，与苯并芘留下的印记不同。这也许会是造成吸烟相关癌症的帮凶，尽管它的身份到目前为止还不得而知。

虽然我们可能想聚焦于癌症的外部成因，尤其是有害化学物质、吸烟或是辐射，很多在基因组中留下印记的突变过程其实相当于生物的"内务"。生命的机制在大多数时候并不是完美的，每一次细胞修复或是复制自己的 DNA 时，都有可能以意外出错告终。如果修复或复制过程出了任何问题，比如分子结构中出现遗传性或随机变异，那么发生这种情况的可能性还会大幅增加。

每一次活动都会留下一个可识别的证据。比如，胞嘧啶变成胸腺嘧啶是由 5- 甲基胞嘧啶的错误修复作用引起的——5- 甲基胞嘧啶是一种分子"标签"，作为正常基因调控的一部分附在 DNA 上。这种突变好比时钟，可以用于从分子层面读取年龄，因为这些特定的突变随着时间一年一年地流逝逐渐积累。另一种明显的迹象可以归因于 BRCA1 或 BRCA2 两个"乳腺癌"基因中遗传缺陷导致的 DNA 修复问题，这种迹象常见于乳腺癌、胰腺癌和卵巢癌中。

一种被称为"错配修复"（mismatch repair）的 DNA 修补若出现问题，会形成一种典型特征。这种特征出现于 17 种癌症当中，最常见的是肠癌和子宫癌。为了产生免疫系统需要的保护性抗体以抵御多种血液癌症，基因会发生剪切和粘贴，这个过程如果出错，会在多种血癌中留下痕迹。一种特殊的 DNA 复制酶被称作 POLE[1]，它的异常会在基因组中留下数量巨大的独特突变，科学家已经在至少 6 种癌症中发现 POLE 异常。还有被称为 APOBEC 的神秘"增变基因"，平时通过切断入侵病毒的 DNA 来保护我们的细胞免受感染。迈克·斯特拉顿和他的团队已经在超过 20 种癌症中发现了 APOBEC 的迹象，尤其是宫颈肿瘤和膀胱肿瘤中，然而他们不知道是什么让 APOBEC 朝人类而非病毒 DNA 开火。

然而，在癌症基因组中找到的突变证据中，大约一半元凶还逍遥法外。而且，更让人不解的是，我们从大规模人口研究或动物实验中所了解到的一些致癌因素，似乎并没有在肿瘤 DNA 中留下蛛丝马迹。癌症踪迹数据库发展得很快，2019 年，剑桥大学英国医学研究委员会癌症研究中心（MRC Cancer Unit）的尼克 – 扎纳尔（Serena Nik-Zainal）教授和她的团队发表了 5 年艰苦研究的成果。这项研究旨在寻找将近 80 种潜在致癌物在实验室培育的健康人体干细胞的完好基因组中留下的突变特征。

尼克 – 扎纳尔的团队不但挑选出苯并芘、阳光和马兜铃酸等一系列已知的基因杀手，还观察了常见癌症药物和伽马射线的影响，以及一系列有害化学物质的影响。这些因素中，一些已知会令人类患癌，而其他则基于动物或实验室研究的证据显示出高度疑似致

---

1 译者注：POLE 是 DNA 复制中参与的酶的一部分，具有 DNA 链延长和延长中校正复制错误这两种催化活性。

癌性。迈克·斯特拉顿和桑格同仁们在肿瘤样本中发现了一些致癌物，而尼克-扎纳尔和她的团队又发现了这些已知致癌物的同样特征，证实了斯特拉顿的技术有效，还发现了一些新的特征。他们总共从这些潜在的致癌物质中发现了 55 种独特的 DNA 痕迹，现在可以匹配得上出现在癌症中的突变特征。有趣的是，他们还发现一种特殊记号，这种记号似乎与培养于塑料盘并浸泡在化学物质中的严苛条件有关，而不是"野生"致癌 DNA 损伤的真正特征。

即使科学家梳理清楚各种各样诱变剂留下的痕迹，能够罗列个体癌症损伤的所有凶手，留给我们的还是风险的可能性而非实实在在的原因。在一种称得上阿加莎·克里斯蒂（Agatha Christie）《东方快车谋杀案》（*Murder on the Orient Express*）的剧情反转中，我们越来越清晰地意识到，自己不是在应对一个"反派"，而是一伙恶棍，他们都可能对基因组施加潜在的致命一击。每种都以自己的方式造成伤害，而当它们团结起来，就会带来灾难性后果。更糟的是，这种损伤在很大程度上是我们细胞内的日常喧嚣造成的，所以我们无法避免。但是诸如吸烟和过度暴晒之类的活动，就像一个土匪拿着一大袋枪支，闯进已然剑拔弩张的局面，大幅增加了发生坏事的可能性。

这意味着几乎不可能指出既定肿瘤的单一病因，或明确地说出是什么造成了肿瘤。一个细胞可能充斥着一生中各种过程积累的变异，但是如果这些突变中没有一个攻击到关键基因或调控细胞生死的控制开关，那么细胞仍然保持健康。因为每个肿瘤都遍布数千个突变，所以很难说哪个元凶发起了最后一击，让某个不开心的细胞发育成肿瘤。正如我们将在后文中看到的，对于造成癌症来说，仅仅有突变是不够的。即使如此，我们正开始更全面完善地了解不同风险因素——无论是生物遗传因素还是环境遗传因素——对每例癌症的作用。

我们花了超过一个世纪才有此进展，而癌症体细胞突变理论的发展，以及肿瘤基因组受损程度的发现，让我们深刻洞察了癌症病因。然而，虽然所有这些工作都将癌症的产生归因于化学物质，还有一条截然相反的研究思路，正在悄无声息地进行着。

从鹿角兔到癌症基因

1932 年的一天，道格拉斯·赫里克（Douglas Herrick）和他的哥哥拉尔夫（Ralph）出门去家（位于怀俄明州的小镇）附近的森林里抓鹿角兔。这些神秘的兔子长着角，几百年来存在于世界各地的民间传说里，也是美国中西部牛仔传奇的素材。[1] 所以当赫里克兄弟带着一只褙好的鹿角兔剥制标本出现在一家当地的旅馆时，旅馆老板立刻抓住机会买了下来。从那次买卖以后，赫里克兄弟在当地开启了一项热门业务，出售关于这种"半兔半鹿、纯属坑游客"的动物的一切。正如《纽约时报》上道格拉斯的讣告所指出的那样，他们使鹿角兔的一生注定成为怀俄明的一个符号。显而易

1　原注：传说鹿角兔喜欢篝火晚会，似乎会通过优美的歌声参与其中。

见，他们最初的那只"鹿角兔"就是动物标本剥制术的杰作，把兔子的皮肤和鹿的角缝制在一起，后来所有的"鹿角兔"都如法炮制。但是在这个传说的背后，有一个更为奇怪的生物学真相。

就在赫里克兄弟开始他们的鹿角兔炮制生意一年后，一位叫作理查·休普（Richard Shope）的美国病毒学家成功逮住一只白尾灰兔，兔子面部有着大型角状突起，正是迷惑的牛仔可能错认为鹿角的那种东西。休普将这对角磨成粉，并用只有特别细小的微粒可以通过的细筛进行过滤，调成溶液后涂在天然兔子皮肤上。果然，这只兔子也变成了"鹿角兔"，证明了这种情况一定是由一种感染性的病毒导致的——只有它小到能穿过休普的筛子。

（真正的）鹿角兔犄角由现在被称为"休普乳头瘤病毒"的物质产生，它们有力证明了病毒在体内造成肿瘤等怪异畸形增生的力量。第一种与癌相关的病毒于 1911 年由美国病毒学家弗朗西斯·裴顿·劳斯（Francis Peyton Rous）发现。他发现"感染性颗粒"（现在被称为劳氏肉瘤病毒）与名为"雏鸡肉瘤"的软组织癌传播有关。从那以后，越来越多的致癌病毒在动物中被发现，包括家禽、猫、老鼠、绵羊、狗、奶牛、爬行类甚至鱼类，造成白血病、乳腺肿瘤、肺癌，不一而足。

病毒可以造成肿瘤的观点在 20 世纪上半叶激发了一波研究热潮。大家兴致高涨地认为病毒可以解释所有癌症的成因，并心怀憧憬：癌症也许可以通过简单的接种疫苗进行预防。1962 年 6 月《生命》杂志的封面上赫然印着"新证据显示癌症可能具有传染性"，就在玛丽莲·梦露的照片旁，标题字体比这位偶像女演员的名字还要大。但是，像通常那样，事情并不像我们希望的那样简单。

几年来，科学家们已经找出了好几种与人类癌症有关的病毒，最著名的要数人乳头瘤病毒（HPV），它与宫颈癌以及其他影响生殖器和肛门的癌症有关，另外还包括口腔癌和咽喉癌（也许经由口交传播）。令人沮丧的是，虽然大多数动物病毒似乎能直接引发癌症（一旦动物受到感染，它就很有可能会患癌），但是人类癌症病毒更为微妙、更令人不解。只要你有性行为，你就有可能在你生命中的某个时间点感染人乳头瘤病毒。但是只有一小部分感染了人乳头瘤病毒的人会发展成癌症，而我们大多数人毫不费力地摆脱了这种传染病。

另一个病毒元凶是人类疱疹病毒第四型（EBV），它关系着伯基特淋巴瘤以及鼻子和喉咙中的肿瘤（鼻咽癌）。非常有趣的是，尽管人类疱疹病毒第四型的感染突然出现在世界各地，相关的淋巴瘤却大多出现在非洲某些地区，而与人类疱疹病毒第四型有关的鼻咽癌却常见于中国南方。这有某种环境和遗传因素在起作用，例如非洲的疟疾感染被认为是一种帮凶。有一种病毒会造成淋巴细胞白血病，而乙型肝炎和丙型肝炎是肝癌的风险因素，此外，人类疱疹病毒第八型可能在免疫系统已经被艾滋病病毒破坏的人群中诱发卡波氏肉瘤。这个阵容中的最新成员是 2008 年发现的梅克尔多瘤病毒，它可以影响皮肤中负责感知轻触的椭圆形细胞。

总而言之，我们现在知道了，世界各地的所有癌症中，病毒导致的至少占 1/10，也就是每年足足有 200 万癌症病例由病毒导致。不幸的是，这些病例大多数发生在较贫穷的国家，这对紧盯着盈亏的医药公司来说没什么吸引力。尽管已知肿瘤病毒的花名册日益壮大，但是当大家明白病毒不能带来期望中的一概而论和万能药时，研究界就变得兴味索然。然而这一切工作并不完全是浪费时间。重要的是，认识癌症病毒为发现癌症基因奠定了基础。这是众望所归。

第 4 章

发现所有的基因

　　我的工作有个额外好处，就是能够见到身处自己小天地中的传奇科学家。我拜访过数百个实验室和办公室，形成了一种识人知心的直觉。一些研究者是囤积狂，在他工作场所中每一个可利用的表面都堆积着成沓的论文，论文堆得那么高，不善冒险的博士生很可能在那里迷路。其他研究者倾向于一种更简约的方式——我见过的一位诺贝尔奖获得者在办公室里几乎什么东西都不摆，只有一只装饰着玩具塑料眼睛和高顶礼帽的椰子。当拜访癌症研究先驱罗伯特·温伯格（Robert Weinberg）位于波士顿怀特海德生物医学研究所（Whitehead Institute for Biomedical Research）的办公室时，我被带入了一个完全不同的世界。

　　至少两面墙从头到尾贴满了家庭成员、实验室同仁、工作人员和朋友几十年来的照片，一些仍然光亮崭新，而其他的则褪成了浅褐色薄涂层。形成鲜明对比的是，大窗户几乎完全被一小丛室内植物遮住了。当他去给我们准备茶水的时候，我好奇地打量着这些照片，希望找到过去半个世纪分子生物学界大咖们的面孔，当他回来时，我马上缩回自己的座位。

他措辞精准，带点儿技术含量，语法上组织得完美无缺，而且听起来像是经过深思熟虑的文字。他出生于犹太家庭，父母逃出了纳粹德国。年轻时的鲍勃·温伯格[1]在麻省理工学院学习医学，那是他学术生涯的开端。当他发现医生需要整晚整晚地熬夜照顾病患时，很快又转到分子生物学专业。在他 60 岁中旬，新工具和新技术的日新月异揭示了基因编码的奥秘和生命内在的分子机制，这些喷薄涌现的发现激起了他对科学的兴趣。[2]

所谓的生物学"中心教义"在过去的十年多时间里已经很清晰：DNA 包含基因，这些基因被复制进一个被称为 RNA 的相关分子中，然后细胞内部的机制"读取"RNA 制造蛋白质。然而，癌症的生理基础在当时仍然是一个很大的谜题。尽管到当时为止，人们已经知道癌症是由于细胞内部的基因改变（参见前文提到的体细胞突变理论），但是人们还不知道这些变异如何让细胞失去控制。从肿瘤病毒到致癌化学物质再到癌细胞内怪异的染色体异常，科学家们正在苦思冥想：怎样把这些似乎毫不相干的研究碎片放在一起，组成一个连贯的答案？

了解全貌的第一个线索来自致癌病毒。致癌病毒看起来不过是少量包裹在蛋白质外壳中的基因。尽管距离裴顿·劳斯首次发现倒霉鸡仔身上的肉瘤病毒并冠名已将近 60 年，但是直到 1970 年，研

1　译者注：鲍勃是罗伯特的昵称。
2　原注：关于这一时期打破分子编码以及其他重要进展的科学竞赛在马修·科布（Matthew Cobb）的精彩著作《生命最伟大的奥秘》一书中有更多记载。

究者们才发现肉瘤病毒的作用原理。

这种病毒有两个版本，一个让小鸡细胞增殖失控，另一个则不会。通过对比这两个版本，两位美国分子生物学家——加州大学伯克利分校的彼得·迪斯贝格（Peter Duesberg）和西雅图华盛顿大学的彼得·沃格特（Peter Vogt）发现，只要一个细胞内的某个关键变异就足以造成天差地别。他们把这个基因称作基因 v-Src（发音为"萨克"），v 表示它的本质是病毒，而"Src"指的是肉瘤。这些病毒"癌症基因"很快就成为众所周知的肿瘤基因——oncogenes 一词来自希腊语中的肿瘤 onkos，从这个词我们还派生出肿瘤学（oncology），即研究癌症的科学。

v-Src 的发现完美地解释了癌症的病毒理论。当肉瘤病毒感染了细胞，它的 v-Src 基因就在某种程度上劫持了正常的控制机制，造成细胞增殖失控，最终导致肿瘤。所以几年后，当研究者们发现正常健康的小鸡细胞 DNA 中也潜伏着一种 Src 致癌基因时，这个结果引起了研究界的震动。然而，这个基因非常确定属于鸟类，而不是病毒基因。

进一步的研究在鱼、老鼠、奶牛和人类的基因组中揭示出更多这些所谓的原癌基因，说明它们都是被病毒盯上的动物自身基因，在历史上的某个时刻被迫参与到病毒的活动中来。其中更深层的含义让人难以置信：可能大多数癌症根本不是由病毒造成的，而是实则由正常生命指令的崩坏导致的。

这些发现让温伯格产生一个想法：如果致癌物质通过损伤正常基因并把它们变成癌症推手来起作用，那么这些原癌基因一定负责着细胞生长和分裂的基础过程。他只要找到这些原肿瘤基因就行了。

他的宏伟计划是从致癌化学物质处理过的细胞中提取出 DNA，把它分割成小碎片，然后把每个片段贴进一个健康的细胞，观察这些细胞是否会失控生长为小肿块——这个过程被称为"转化"。接下来，他只要从新的宿主中搜寻到该 DNA 片段，揭露这段 DNA 中某个（或某些）恶性变异基因的身份。听起来似乎很简单，但是在当时的工具条件下，这却是落在温伯格的研究生施嘉豪（Chiaho Shih，现已成为台湾中央研究院的领衔科学家）身上漫长艰苦的重任。

第一个惊喜是这个思路非常对路：谁都意想不到，施嘉豪成功从这些经过化学手段变异的癌细胞中提取出 DNA，把 DNA 植入正常鼠细胞内，使得那些正常的细胞转为癌细胞。这毋庸置疑证明了癌症是一种基因疾病，可能由细胞自身基因受到的化学损伤造成，而不是纯由外部感染导致。

下一项挑战是得知这个受损基因元凶的身份。不幸的是，几乎不可能从 DNA 其余部分中分辨出化学变异的基因，因为宿主细胞和植入基因都来自同样的物种。为了解决这个问题，温伯格和施嘉豪把注意力转向实验室中皮氏培养皿里苗壮成长的人类膀胱癌细胞。

采用跟之前同样的方法，施嘉豪把人类癌细胞 DNA 分成细小的碎片，然后把每一段都植入鼠细胞。令人欣慰的是，他看到了同样的效果：有一段肿瘤 DNA 碎片让鼠细胞开始疯了般生长，这段 DNA 里一定包含着肿瘤基因。利用老鼠和人类 DNA 的不同之处，温伯格和施嘉豪得以提取出这个难以捕捉的致癌基因，并证明了这个基因能够匹配上正常人类基因组的一个序列。在他们完成所有这些工作后不久，温伯格意识到他们提取的神秘基因几乎和 v-Ras（一种已经在啮齿类肿瘤病毒中发现的基因）完全一样。这个认识或许省下了长达两年的辛苦工作以及其中的抓耳挠腮。

正如之前的 Src 一样，Ras 是一个正常的细胞基因，如果产生变异，能够使细胞失控。像很多自那时起发现的其他肿瘤基因一样，Ras 是一种呈打开状的分子"开关"，被称为激酶。Ras 变异会形成永久开启的"开关"，一直发送信号告诉细胞"该分裂了"。我们现在知道各种不同器官癌中大约 1/5 带有 Ras 变异，彰显了健康细胞变成肿瘤的过程中 Ras 所起的重要作用。在温伯格和其他众人的努力下，20 世纪 80 年代和 90 年代变成了以"发现所有的基因"为标志的时代，研究者揭示出越来越多的肿瘤基因，这些肿瘤基因中很多都在致癌病毒中有对应的版本。

关于癌症基因的另一份资料来自对肿瘤细胞中全染色体的研究，回应了世纪之交勃法瑞和汉泽曼的工作。自那时起，目光犀利的显微镜学家们就在研发更巧妙的方法来研究染色体；但是直到 20 世纪 50 年代，才有了足够可靠的技术证明人类的每个细胞中有 46 条染色体。[1]

1959 年，现宾州费城福克斯·蔡斯癌症中心（Fox Chase

---

[1] 原注：很长一段时间以来，人们接受的是数字 48（24 对），正确答案直到 1955 年才被印度尼西亚裔遗传学家蒋有兴（Joe Hin Tjio）确定下来。我觉得惊讶的是，人们对多少条染色体组成人类基因组的问题到了晚如 20 世纪 50 年代中期竟然还不确定。

Cancer Center）的戴维·亨格福德（David Hungerford）和彼得·诺威尔（Peter Nowell）两位研究者在慢性粒细胞性白血病（一种血液癌症）患者的细胞中有了一项奇怪的发现：尽管所有染色体都存在并正常，但是两条第 22 号染色体之一显得尤其小。第 22 号染色体在人类染色体阵容中本来就是个小家伙，这个异常的 22 号染色体还不到它本来大小的一半大。

诺威尔和亨格福德观察了其他慢性粒细胞性白血病患者的癌细胞，然后又发现了同样的事情：本该是完整大小的染色体位置上只有短短的一段染色体。1960 年，他们在一篇简短的 300 字论文中发表了自己的成果，由此引发的科学长征为未来几十年的癌症药物探索指明了航向。

又过了十几年，科学家们才搞清这种染色体改变跟罹患白血病的关系。这条迷你费城染色体（后来以此命名）来自染色体融合：在这种基因的剪切 – 粘贴活动中，其间较大的第 9 号染色体的一个微小部分换到了本来就很小的第 22 号染色体的主体部分。关键是，这个过程连接了两个正常情况下毫无交集的基因：功能仍然未知的 BCR 基因，以及最初发现于鼠类白血病病毒中的强力致癌基因 ABL。

这创造出一个怪物。这个 BCR-ABL 混合基因会编写一种永久高度活跃的激酶，不断促使细胞增殖，无休止地向血液中输送新细胞。为了研制药物让这个过度兴奋的突变分子消停下来，格列卫〔Glivec，伊马替尼（imatinib）〕诞生了，这大概是有史以来最成功的抗癌药物之一。自该药于 2001 年上市以来，它使慢性粒细胞白血病病人的存活率发生了天翻地覆的变化，其间为它的母公司诺华制药赚了数十亿美元。[1] 就在格列卫问世之前，每 10 个患有慢性粒细胞性白血病的人中，大约有 4 个在确诊后预期可以至少生存 5 年。将近 20 年后，大约 7/10 的患者可以再活 5 年。在用该药仅仅治疗两年后，一些慢性粒细胞白血病病人的癌症消失了，现在可以活得跟从没得过该病的人一样久。

很多其他研究团队热切地跟上了费城发现的步伐，希望能找出更多与诱发癌症相关的融合基因，尤其是那些可用来帮助研发 BCR-ABL 等高利润药物的融合基因。随着技术改进，研究者开始基于染色体中的明暗带交替模式描绘染色体的细微结构，通过紫色染料吉姆萨染液（Giemsa stain）使染色体显示出来。这种染料对特定 DNA 序列的着色性优于其他序列，形成独特的编码式条带，可以区分每条染色体，揭示任何大规模的变异。

接下来就是鲜艳的染色体涂染，具体过程是巧妙地组合多种荧光染料，给每条染色体涂抹上一种不同的颜色，以显示癌细胞中如何重组基因板块。随着 DNA 测序技术变得越来越便宜和快捷，它也被证明是一种找到融合基因的有用工具。但是尽管在很多癌症中发现了融合基因，它们中没有一个能够再现格列卫的辉煌成功。

发现基因突变通过诱发多余细胞增殖而促使肿瘤生长，只是硬

1　原注：研发格列卫背后的科学和历史故事全貌在杰西卡·瓦普纳的《费城染色体：一个变异的基因以及基因层面治疗癌症之路》（*The Philadelphia Chromosome: A Mutant Gene and the Quest to Cure Cancer at the Genetic Level*）（The Experiment，2013）一书中有精彩的记述。

币的一面。癌症不只有生命力过剩这一种特征，它还有一个问题是死亡力不足。我们的身体在一天当中的每一分钟都不断制造着数百万个新细胞——血液、肠道、肌肤、骨骼，以及此间种种，制造出的新细胞注定一死。这种自我更新的无限循环是防御癌症的强有力机制：如果一个细胞死亡，它就不会增殖失控。

除此之外还有重要的自动防故障装置，如分子工具箱，可以给细胞循环按下暂停键，让 DNA 损伤得以修复；如果情况无可修复，细胞自杀路径就会被激活。这些防故障装置由被称为"肿瘤抑制者"的基因所控制。如果肿瘤基因起着油门式的加速作用，全速冲向细胞循环，那么肿瘤抑制者就是刹车，向相反方向施加阻力，直到能够再次安全前进。要形成癌症，不仅需要把油门一脚踩到底，还要去掉刹车装置。

从布洛卡区到乳腺癌易感基因

当你读到这段文字的时候，你正在使用你大脑中被称为布洛卡区（Broca's area）的部分。这个部分正好位于你的左太阳穴下方，与加工语言相联系，以 19 世纪法国解剖学家保罗·布洛卡（Paul Broca）的名字命名。布洛卡在研究两个该部位灰质受到损伤而患有严重失语症的病人时发现了该区域。

布洛卡不仅因对神经科学的贡献而为人所称道，还因对癌症研究的重要贡献赢得人们的赞誉：他绘制了三代患多例乳腺癌患者的首幅详细系谱图。对于他这种学术热点主要聚焦在脖子以上各个部位的科学家来说，这似乎是一个奇怪的副项目，但是如果你知道这里提到的家庭是他妻子的娘家时，就能理解这是为什么了。

他从这个家族祖母辈的女家长 Z 夫人入手：Z 夫人生于 1728 年，1788 年死于乳腺癌。然后就 16 例癌症死亡病例一直追溯到 1856 年。其中 10 例是女性，死于乳腺癌，大多数在三十几岁或四十几岁去世；另外还有几例死于肝癌——布洛卡猜想这些肝癌的肿瘤可能是从附近的卵巢扩散过去的。布洛卡的妻子阿黛尔（Adele）很幸运，躲过了这催命的"遗产"，活到 79 岁高龄。不够幸运的是，布洛卡自己在 1880 年死于心脏病发作，留下 45 岁左右的阿黛尔守寡。

1895 年，在布洛卡发布他妻子不幸家族史后将近 30 年的时候，一位名叫奥尔德雷德·沃辛（Aldred Warthin）的年轻医生与一位女裁缝师波林·格罗斯（Pauline Gross）邂逅，改变了彼此的一生。当时，沃辛刚刚在密歇根大学安娜堡校区（University of Michigan in Ann Arbor）上任病理学讲师，在回家的长途中经过安娜堡熙熙攘攘的德国人聚居区。路上，他遇到了波林并跟她搭讪。波林的祖母和祖父是 19 世纪 30 年代的德国移民，虽然组建了家庭，但是纵贯几代人都患有胃癌、肠癌或子宫癌，历史悲惨。

"我现在很健康，但是我完全做好了早逝的打算。"波林郁郁寡欢地告诉他。沃辛顿时产生了兴趣。他们两个合作了将近 25 年，来拼凑波林家族不幸的血统。到波林自己忧郁的预言应验时（她于 1919 年死于子宫癌，年仅 46 岁），她已经把将近 150 位亲属的详尽医疗信息提供给沃辛，揭示出一种清晰的癌症遗传模式。[1]

尽管证据确凿，沃辛的工作却难以得到关注，也许是因为这项工作与当时流行的观点相左：当时流行把癌症预防和检测的责任归于个体。"癌症代代相传、不可避免"这一理念在当时新成立的美国癌症控制协会（American Society for the Control of Cancer，现在的美国癌症协会 American Cancer Society）看来消沉而不祥。这（沃辛的研究成果被忽视）可能还跟沃辛热衷于优生学有关，因为当时上流社会大部分人越来越唾弃这一理念。

20 世纪 70 年代，沃辛的工作最终被美国医生亨利·林奇（Henry Lynch）和社会工作者安娜·克拉什（Anne Krush）重新拾起，他们当时在内布拉斯加州奥马哈市的克瑞顿大学医学院（Creighton University School of Medicine）工作。他们一起追踪了超过 650 位血亲，其中有 95 例癌症，大多数是肠道癌、子宫癌和胃癌，就像之前沃辛的研究对象一样。这些子孙所属的家族被称为"G 家族"，从那以后就成了遗传学史上被研究时间最长的家族。

大约在沃辛一路追踪 G 家族系谱分支的同时，芝加哥大学一位踌躇满志、充满好奇的研究者正在进行详尽的培育实验，他用了成千上万只小鼠，说明这些小鼠中的一些癌症病例的确像是具有遗传性。研究结果遭遇了激烈的抵制，部分因为当时的主流思想认为癌症是一种单纯由环境或病毒导致的疾病，还因为有人质疑近亲交配的鼠类简单血统是否能对复杂的人类遗传起到良好参照。然而

1　原注：艾米·麦凯（Ami McKay）是波林·格罗斯的曾曾侄（外甥）女，她在自己的回忆录《G 家族的女儿》中叙述了这个家族的故事。

　　还有一些阻力归根结底是因为芝加哥大学的这位研究者毛德·斯莱（Maud Slye）是一位女性。

　　斯莱终其一生致力于研究她的小老鼠，甚至就连不得不去照顾她生病的母亲时，还用货车载着它们翻山越岭来到加利福尼亚。她发表了多篇论文，赢得了数个奖项，包括美国医学协会授予的一块金质奖章。但是，她也会面临窘境，比如，有篇纯属虚构的报道声称一位男性研究者要求查看她的实验记录时，她突然痛哭流涕。她态度激烈地驳斥这篇报道，从此她"义愤填膺"的名声就流传开来。[1]

　　跟沃辛一样，斯莱关于遗传性的研究逐渐走向优生理念，这更让她的想法不被接受。她经常呼吁，如果癌症真的是可以遗传的，那么就应该采取措施把癌症从人类种群中排除出去，她在 20 世纪 30 年代一次讲话中指出："目前我们在生育小孩时丝毫没有考虑到遗传法则。别担心自己的风花雪月，风花雪月会自然发生。但是要把知识应用在其中。"

老鼠和人

　　马萨诸塞州的老鼠养殖员艾比·拉斯洛浦（Abbie Lathrop）

1　原注：斯莱是一位诗人，同时也是一位科学家，她经常在她的作品中反应自然世界或是科学主题，比如这行诗"我徜徉于这世界，因为我对这精彩的世间万物有着深深的情结"。

比毛德·斯莱更不受人待见。今天，世界各地使用的数百万实验室老鼠都来自最初在她养殖场里培育的小老鼠，而且她详细记录了自己的小老鼠以及各种培育实验。从 1915 年开始，她与宾夕法尼亚大学著名病理学家里奥·勒布（Leo Loeb）就鼠类癌症遗传性联合发表了多篇科学论文。然而，她从没有得到过学术界的认可：学术界更倾向于认为她是一位狂热的老鼠小姐，而不是一位正经的科学家。

真正注意到这些老鼠研究的，是英国伦敦圣马克医院的肠道外科医生珀西·洛克哈特－穆默里（Percy Lockhart-Mummery）。他当时正忙于收集家族性腺瘤息肉症（FAP）患者的病历。家族性腺瘤性息肉症是一种罕见的病症，会造成大肠长满数千个名为"息肉"的小肿块，几乎不可避免地导致病人在盛年死于肠癌。

1925 年，他在《柳叶刀》（*The Lancet*）杂志的一篇文章中描述了三个家族性腺瘤息肉症患者的系谱图，并得出结论：癌症和这种点状肠道病必定具有遗传性。他还写道：

> 每个费心研究过毛德·斯莱女士笔下关于小鼠天生癌症的人，必然惊异于她提出的奇妙发现。这势必说明有些诱发病因代代相传，这种遗传往往造成后代老鼠死于癌症。

尽管有一抽屉一抽屉塞不下的详尽家族记录和成千上万只老鼠来证明，数十年来，人们对于癌症遗传形式以及导致癌症的基因缺陷有哪些可能的性质一直很困惑。这些系谱图如何契合对非遗传性、随机发作（偶发）的癌症中致癌物质和病毒的研究，也不是非常清楚。人们越来越接受这样一种癌症观：癌症是由致癌基因变异不断积累造成的，这个观点似乎完全与所有关于遗传性肿瘤的说法背道而驰。

两种说法在 20 世纪 60 年代开始结合，这要归功于牛津大学的研究者亨利·哈里斯（Henry Harris）做了一些奇奇怪怪的实验。哈里斯对将不同物种的动物细胞融合在一起很感兴趣，他想看看这些细胞会发生什么反应。它们会用到哪些基因？这些杂交的细胞会呈现出什么特征？这些细胞能做到正常分裂吗？哈里斯忙于结合兔子细胞和大老鼠细胞、人类细胞和青蛙细胞，甚至偶尔还会丢进一两个小鸡细胞以让研究更加完整。

接着他灵机一动：如果他把健康的细胞和癌细胞融合在一起，会发生什么呢？为了找出答案，他取得了三种不同类型的实验室培育小鼠癌细胞，所有这些癌细胞在植入小鼠体内时都诱发了肿瘤。再将每个癌细胞与正常的成纤维细胞相融合。令他惊讶的是，正常的成纤维细胞完全压制住了癌细胞捣鬼的趋势，平息了它们的生长，并在它们被重新放回动物身上时阻止它们形成肿瘤。

但这种保护能力在某种最初来自健康细胞的染色体丢失后就消失了（这种染色体丢失在杂交细胞蠢蠢欲动的暂时平静中是一种普遍的现象）。哈里斯尖锐地总结道：正常细胞基因中的某种物质起着肿瘤抑制者的作用，正常情况下防止细胞生长失控。但是，更重要的是，肿瘤抑制者出错可能会引发癌症。

1971 年，得克萨斯医疗中心（Texas Medical Center）的美

国遗传学家阿尔弗雷德·克努森（Alfred Knudson）发表了一篇论文，将这项研究又推进了一步。他致力于研究一种名为"视网膜神经胶质瘤"的罕见儿童期眼癌。他意识到有两种类型的儿童会得这种病：一种是有该眼癌顽固家族遗传史的儿童，可能在小时候双眼长很多肿瘤；另一种是不幸的少数，患病概率在儿童中只有两万分之一，似乎完全是随机患癌，只感染一只眼睛，且在大一些的年龄出现。

在克努森看来，这些儿童期肿瘤完全不符合主流观点：癌症是贯穿一生的多次变异逐渐积累的结果。相反，他做出了一项数学计算，显示出遗传性和随机性视网膜神经胶质瘤如何通过单单一种保护性基因中的缺陷进行解释，两者患病方式不同。

下面说说这种眼癌的运作机制。我们所有的细胞都包含每种基因的两套副本，一套最初来自母亲，另一套来自父亲。这些基因中，一些是肿瘤抑制者，阻止细胞繁殖失控。有一个基因起抑制肿瘤的作用就足以让细胞正常运转，但是两套中都没有就会引发骚乱。尽管克努森不知道这种眼癌背后特定基因的识别特征，但是他提出：有视网膜神经胶质瘤家族遗传史的儿童，一套副本中每个细胞中都已经带有一个存在缺陷的未知肿瘤抑制者基因。所以只要一"打击"他们的另一套副本中的健康肿瘤抑制者基因，整个细胞就会完全失去保护能力，这就显著增加了出错风险。这意味着，考虑到哪怕健康组织中突变恶作剧所起的作用都不容小觑，在这些遗传条件下罹患视网膜神经胶质瘤的可能性是极高的。相反，一个孩子，如果他继承的两套基因中都有正常的、起作用的抑制性基因，则需要同一细胞中的两套肿瘤抑制者基因都受到打击，才可能罹患这种疾病。这发生的可能性低得多，这就解释了随机性（偶发）视网膜神经胶质瘤在在没有家族史的儿童中极为罕见的原因。

与哈里斯在基因组中发现肿瘤抑制者一道，克努森的双重打击学说（Two Hit Hypothesis）显示，癌症是有着强烈遗传倾向家族的两套基因中保护性基因都丢失的结果。但是所有基于病毒致癌基因的研究工作都显示：这两套基因中只要有一个基因发生突变，就足以让细胞恶化。那么没有家族遗传史和病毒感染的人又是怎么得上癌症的呢？似乎没有人能够想办法将这一切发现整合成一个"奇思妙想"。

讽刺的是，成功将所有点连结在一起的，是旨在研究致癌基因的温伯格实验室里的两位研究人员，他们找到了难以捉摸的视网膜神经胶质瘤基因（也是第一个为人们所知的肿瘤抑制者），并将其命名为 RB。我们现在知道了 RB 形成的蛋白质在细胞循环中起着关键的"刹车"作用，在细胞真正准备好行动前防止细胞分裂。在接下来的几年中，更多肿瘤抑制者露面了。其中有 APC，细胞生长的另一个控制者，在有多例肠息肉的家族中会遗传；BRCA1 和 BRCA2，被看作遗传性乳腺癌、卵巢癌和前列腺癌的幕后元凶，已经证实对修复受损的 DNA 起着至关重要的作用；G 家族的成员们（从女裁缝转行为科研助手的波林·格罗斯及其不幸的亲属们）DNA 修复工具的其他部位基因出了差错；当然还有 TP53，这个臭名昭著的"基因组卫士"，那些继承了残缺版 TP53 基因的人在较年轻时罹患各种癌症的风险大大增加，这种基因缺陷被称为"李 –

佛美尼症候群"（Li-Fraumeni syndrome）。

1987 年，这幅拼图找到了最后一块碎片。当时研究者们发现：没有家族遗传史的肠癌患者样本似乎出现了突变，就在基因组中人们认为 APC 潜藏着的位置。正如克努森早在 1971 年为患有偶发性视网膜神经胶质瘤的儿童预测的那样，没有遗传该疾病的人随机患癌背后，或许是两套肿瘤抑制基因不幸遭受双重打击。人们越是研究非遗传性癌症，就越会发现肿瘤抑制基因双双失灵，以及致癌基因的单方面失灵。

最终，一幅关于两种涉癌基因的画面水落石出：肿瘤抑制基因，正常情况下保护并修复我们的细胞；以及致癌基因，正常情况下促使细胞增殖。油门过大加上刹车失灵，才能让细胞离开既定的轨道、形成肿瘤。

到 20 世纪 90 年代早期，已经能够绘制呈现正常细胞癌变具体变化的详解图。界定最清晰的范例是沃格尔图（Vogelgram），由遗传学家贝特·沃格尔斯坦（Bert Vogelstein）最先提出。这幅图标注出 5 种典型突变，这些突变可以将健康的大肠细胞转变为小小的息肉、更大一点的增生、新生肿瘤，最终变成扩散转移性的癌症。

来自温伯格实验室的研究支持了这种观点。研究显示：将这五种致癌基因结合肿瘤抑制基因，可以将正常细胞转变为癌细胞。奇怪的是，要转变小鼠细胞，只需两个致癌基因，突出了生命短暂的啮齿类动物和我们人类之间患癌概率的差异。正如佩托悖论所预测的那样，相较于小老鼠，对于像我们这样长寿的大型物种来说，要触发肿瘤，需要的"打击"多得多。人类对癌症的抵抗力非同寻常，尽管我们感觉上可能不是这样。

在第一次发现癌症是一种由异常染色体造成的疾病一百多年后，我们最终构建起一幅工整的画面，来描绘有缺陷的致癌基因和肿瘤抑制基因如何逐渐联手，使恶性细胞生长失控并免于一死。这些错误中，一些能够遗传，给这个过程带了个不好的头；而大多数错误是在一生中积累下来的，是我们细胞内基因配方簿上"错别字"的合集，随着年龄增长不断增加。受损的细胞开始生长失控、加速，一路上不断勾选着变异选项，最终恶化为一种不可收拾的转移性癌症。

再说说波士顿这边，鲍勃·温伯格喝光了他最后的热巧克力，沉思着自己揭开癌症基因奥秘的事业。"我从没说过我们要找到所有的基因，我也从没说过，我们即将治愈癌症——我不奢望光凭发现 Ras 致癌基因就能解决癌症问题。我一直知道，这件事要复杂得多。"他以自己固有的严谨反思道。"但是，到了 1999 年，人们开始想象：如果我们有一个突变集合，植入人体后足以让一个正常人类细胞转变为癌细胞——光是想想就让人心满意足，甚至让人产生一种错觉，以为我们真的解决了癌症问题。"

这个错觉正在迅速消失。

东拼西凑的突变

非黑素瘤性皮肤癌（NMSC）在肿瘤学领域有点格格不入。因为这些肿瘤很少是致命的，而且很容易治疗，所以很多国家甚至不把它算在常规癌症数据里。然而，它们是目前为止世界上最常见的癌症，每一年感染者超过 100 万人，那些住在阳光充沛地区的肤色白皙者尤其易感。这些肿瘤普遍存在，患病部位就在浅表肌肤，所以非黑素瘤性皮肤癌成了理解癌变基因路径的有用模型，遵循老生常谈的观点：正常细胞会逐步积累重大的基因差错。

随着 DNA 测序技术在过去短短几年间变得更便宜、更快捷，我们现在知道了癌症基因组遍布着数万个突变和重组。很明显，不是每种突变都很重要：不管是致癌基因激活改变，还是肿瘤抑制基因失活，基因需要获得适当的缺陷才会致癌。在人类基因组中有很多基因和控制区域与癌症涉及的各种路径和过程无关，包括一大堆不相干的垃圾 DNA，可能根本不受突变的影响。

世界各地的实验室一直在忙于从基因垃圾中筛出黄金，长篇累牍地详细描述了成千上万肿瘤样本中发生的突变。这项工作揭示出数百种"始作俑者"（重要基因中不时出现的相关缺陷），其他所有数千种突变就被归类为区区"过客"。最近的研究表明，每一种癌症都由十个以内特定缺陷诱发基因引发，同时某些类型的癌症需要比其他癌症更多的驱动突变才能发作。根据我们当前的肿瘤发育模型，这些驱动突变一定是无辜的健康细胞转变为致命肿瘤的过程中积累起来的错误。

虽然这场声势浩大的分子集邮工程令大家心潮澎湃，尤其是因为找出驱动癌症的缺陷基因和分子意味着医药公司可以开始研发靶向药物，但是，看看这一连串的人体肿瘤中积累的所有突变，我们只知道了这场旅程的终点，但是对到达的方式却一无所知。体细胞突变理论告诉我们：正常细胞在癌变过程中，一定在逐渐积累变异，在某个时刻击中某个至关重要的临界点，一发不可收拾地导致恶性肿瘤。然而，描绘出这场旅程的每一个步骤，却成了一项棘手的任务。

一些过去的研究表明了紧挨着肿瘤提取的正常细胞样本可能包含突变，但是这可以简单地归结为逃逸癌细胞的"污染"。此外，这些观察来自较大样本的破碎组织，掩盖了任何一撮正从正常变得古怪、最后彻底癌化的细胞。

然而，寻找正常细胞中的突变对于很多研究者来说，似乎像是有点不得要领。体细胞突变理论流传一个世纪以来，"肿瘤是常态的畸形变异"这个观点已经深入人心，那么干吗还要在健康组织中寻找突变呢？而且，直到最近 DNA 测序技术才变得足够灵敏和低廉，能够捕捉正常组织微小样本中罕见的基因变异。

为了寻找启发，菲尔·琼斯（Phil Jones）教授和剑桥大学维康桑格研究所的同事开始搜寻一些天然皮肤。确切来说，他们想找到没有厚涂防晒霜也没有藏在衣服里的正常中年人皮肤作为样本，这意味着这些细胞更有可能因为在某个时刻暴露在有害紫外线下而形成可监测到的突变。

这似乎是一个条件难以满足的棘手案子。直到他们灵机一动，联系到了当地医院的整形医生，因为他们的日常工作就是去除人们眼睑上松弛多余的皱褶。无论是出于美容还是医疗目的，这种办法让他们得到了小块整洁的翅形皮肤，这些皮肤本来是要扔进生物危害垃圾箱的。重要的是，身体的这一部分能充分地暴露在紫外线当中，却可能是不涂抹防晒霜的最后一块"净土"。

4 个人自愿为科学捐出他们不需要的眼睑。多亏了他们慷慨的帮助，桑格团队能够小心翼翼地从这些手术边角料中切割出 234 块微小的样本。通过使用高度灵敏的 DNA 测序技术，他们开始着手在惯犯黑名单中寻找变异——74 种最常见的"癌症基因"，之前已经被发现跟非黑素瘤皮肤癌和其他类型的肿瘤有关。眼睑捐赠者的年龄从 55 岁到 73 岁不等，他们都很健康，没有明显的皮肤癌迹象，这让琼斯和他同事的研究发现更加出人意料。

他们本来预期至少发现一些紫外线和其他源头造成损伤的迹象。毕竟，这些皮肤已经大半辈子暴露在紫外线等条件以及人类生存的其他各种折磨下。相反，他们却发现，这些细胞充满了数千种突变，在某些样本中，发现的突变跟在一些完全成熟的肿瘤中发现的一样多。第二个惊讶之处是，他们发现这些看起来完全正常的皮肤小块，实际上是由一簇簇突变细胞拼凑而成。这些细胞簇被称为克隆体，每个都是从一个受到损伤的前身中涌现。仅区区 1 平方厘米的皮肤就包含大约 40 个不同的克隆体，最大的有大约 3 000 个细胞。

更令人难以置信的是，他们发现这些克隆体中有大约 1/4 携带诱癌基因缺陷，其中一些已经积累了两三个这些预计恶性的突变。其中不少带有 TP53（编码 P53 的基因）缺陷，这些缺陷经常出现在人类癌症当中。可是，虽然关于癌症的体细胞突变"清单"理论可能显示出这些细胞大有发展成肿瘤的趋势，但它们却没有任何外在的迹象显露内部的基因骚乱。举一个典型例子，他们发现仅 5 平方厘米皮肤的克隆体中，就有大量被称为 NOTCH 的已知诱癌突变，超过之前癌症基因组图谱（The Cancer Genome Atlas）[1] 的 5 000 多例癌症中发现的突变。要知道，癌症基因组图谱可是全球最大的肿瘤突变数据库。这些突变克隆体最后会变成癌症吗？我们不得而知。但是研究发现确实说明了正常组织里的"危险"突变比我们想象的多得多。这种混乱的基因景象最终滋生了癌症。

到底什么是正常的?

看似正常的健康细胞是一团乱糟糟的突变，这个发现本不应该如此令人震惊。早在 1981 年，研究者们就注意到：经过致癌化学物质处理的小鼠，肝脏内有成片变异的潜在致癌细胞。而这些细胞在显微情况下看起来完全正常。两个不同的研究小组已经发现，外表看起来健康的 65 岁以上人群中，大约 1/10 的人血液中携带常见于白血病的突变。另一个团队已经发现，完全健康的肺中有大量细胞携带常见肺癌诱发基因的缺陷。令人好奇的是，一项研究还在子宫内膜异位症（endometriosis）中发现格外多所谓的诱癌突变。虽然子宫内膜异位症令人非常难受和痛苦，但是，它不是癌症。在子宫内膜异位症中，一片片坏死的子宫组织开始在女性体内奇怪的位置生长。这些偏离正轨的子宫细胞包含癌性突变，之后会增殖并侵

1　原注：缩写是 TCGA，为了纪念组成 DNA 的四个"字母"（碱基）。

入周围组织，然而却不会形成恶性肿瘤。

2018 年，由菲尔·琼斯所在桑格研究所的同事伊尼戈·马丁科纳（Iñigo Martincorena）做出的一项研究绝妙地展示了健康组织内的突变拼图。他从外部皮肤转向内部组织，关注起食道癌的起源——食道即连接嘴巴和胃的管道。常规外科手术提供的边角料不会是正常食道组织的样本，所以这一次要取材于死于事故或其他意外情形的人，他们捐出了器官用于移植以帮助他人。

在进一步取得器官捐献者家属同意之后，这个团队收集到了来自 9 个健康人食道的小部分样本。这些人的年龄介于 20 到 75 岁之间。然后这些样本被分成将近 850 块微小的碎片，团队像分析眼睑那样对其中的诱癌突变进行了仔细分析。

皮肤细胞是经过致癌紫外辐射暴晒的，与之不一样的是，食道的内壁很少暴露在潜在致癌物当中。而且，全世界每年有超过 100 万人得上非黑素瘤皮肤癌，但是与此相应的食道癌——鳞状细胞癌患病率还不到其 1/50。所以我们似乎就能指望，正常食道所携带的突变，应该比正常皮肤少得多，对吧？

错了。与眼睑相似的是，正常食道同样由突变细胞克隆体拼凑而成，但是，食道的突变细胞克隆体要多得多，并且大得多。每一簇克隆体都是一团细胞，积累了重要癌症基因的不同突变并开始生长，战胜了它正常的邻居。意外的是，尽管与同龄人皮肤样本相比，食道中的突变总数较少，但是马丁科纳和他的团队发现，在正常食道组织中，有更大一部分克隆体携带"致癌"突变缺陷。令人震惊的是，到你人到中年的时候，你食道中近半数细胞可能携带有

NOTCH 中的一种"癌性"突变，而且很多其他细胞的其他关键基因也带有缺陷。

为了阐述这项观察结果，他们的论文包含了我最喜欢的一块内容：基因数据可视化。突变细胞克隆体由不同的颜色和形状的圆圈表示，看起来就像是一种绝妙的复古面料设计。来自二三十岁年轻人的样本用小巧的彩色泡泡表示，零星散落；代表中年人的圆圈更加紧凑；而表示一个七十多岁老人样本的椭圆则相互重叠、密密麻麻。尽管每个细胞几乎都携带有一个或多个诱癌突变，从外表来看一个人的食道却没有什么问题。

疣和其他缺陷

寻找正常细胞内恶性突变的科学家人数越多，他们就能找到越多恶性突变。到你成长到某个年龄段的时候，你的每一个细胞可能都会携带着多种突变，如果是在肿瘤而不是正常组织中找到的，不少会被归类为"致癌突变"。我们必然会得出这样的结论：我们所有的细胞都会变得有点混乱。而这无伤大雅。

"你的皮肤由突变拼凑成。"菲尔·琼斯喃喃自语道，在我们谈话的时候深深端详着我的脸。"你已经有日晒损伤的迹象了，所以可能你二十分之一的细胞已经有了在皮肤癌中发现的那种突变。就是让你知道一下而已。"

"如果你活得时间确实很久，你可能会得两三次非黑素瘤性皮肤癌，你可能会找个人很好又友善的皮肤科医师来治愈这些癌症。"
他又安慰道。"但是和整个皮肤突变的比例相比较，有皮肤癌突变
的细胞还是少数。所以就形成了一个有趣的问题：有患癌风险基因
的细胞最终只形成肿块，那么这当中发生了什么呢？"

　　琼斯试图通过观察 P53 有缺陷（常见于癌症）的小鼠来回答这
个问题，他可以按照需要控制皮肤一小部分细胞中的 P53。这种方
法用到了一种标记法，让细胞在一种特制的显微镜下发出荧光绿，
这样当细胞开始增殖，他们就可以追踪这些细胞的产物 / 后代。然
后，他们打开基因开关，将变异 P53 激活，并耐心地观察进展。刚
开始，有缺陷的细胞生长得相当快，挤开它们的邻居，让皮肤的一
小块都变成了荧光绿。然后，步调变得慢下来。六个月后，长成一
片明显更厚的区域；但是，一年后恢复了正常。

　　更为有趣的是，琼斯把带有绿色小斑块的小鼠放在一台紫外太
阳灯下的时候——这相当于让小鼠们来了次阳光海岸之旅——难以
置信的是，突变的绿色细胞在六个星期内就长到了六个月的程度，
很快覆盖了好几平方毫米的区域。那听起来不是很多，但是放在小
鼠的背部，还是相当大的一块细胞克隆体。虽然紫外光似乎对正常
细胞的生长没有影响，但是它显著加速了变异细胞的增殖，同时造
出更大面积的突变细胞，这就增加了其中一个细胞受到诱癌基因再
一次"打击"的可能性，让它们离癌症又进了一步。所以，你可能
会以为，小鼠留在这种模拟炙烤的环境中时间越长，这些不断扩大
的斑块就越可能会形成小小绿色肿瘤。但是，你判断错了。

　　在紫外光灯下待了 3 个月后，它们的皮肤布满了绿色细胞；

但是到 9 个月的时候，这些斑块开始缩小然后消失。通过沿用之前他和同事研究人类眼睑所利用的 DNA 测序技术，琼斯看到绿色的 P53 变异斑块逐渐被其他细胞的克隆体排挤出去。后者的突变更加恶性，是紫外光暴晒积累的结果，这才真正通向了变成癌症的路。当绿色恶势力是镇上唯一的暴徒时，可能还好，但是当某些更狠的新邻居入驻时，它马上被比了下去。但是这未必是一种狗咬狗的处境，正如琼斯当初观察眼睑样本中存在的突变样式时所发现的那样。

　　"我们发现一个细胞占据了一平方厘米的眼睑，但是它有一种突变可以激活一种叫做 FGFR3 的基因。这为什么很特别呢？因为 FGFR3 并不是皮肤癌的诱发基因，所以那一平方厘米的皮肤永远不会形成肿瘤。"

　　因此，这是不是意味着也许有一些突变可能"对我们有好处"、能创造出良性细胞克隆体，而这些克隆体永远不会制造任何麻烦？正如琼斯所解释的那样，FGFR3 激活缺陷是在脂溢性角化病中发现的，这种疾病表现为局部皮肤鳞状发暗，看起来有点像蜡质疣。这种疾病非常常见，尤其多见于 50 岁以上人群，但是它们无害。而且，一旦细胞踏上成为角质疣之路，它就可以被看作是选择了一种"安全的"进化路径，不会掉到场外、变成一种更为恶性的癌症。所以，我问他，为什么我们不能利用这项知识研发某种抵御皮肤癌的药膏，指挥细胞走向这条不那么危险的道路？

　　"问题在于，你的梦幻面霜可能会让你变成行走的巨大的疣。"他指出："所以如果我们能够发明出一种神奇的面霜，不会让你变成那样，那么问题就简单多了。"

琼斯的工作主要聚焦于非黑素瘤皮肤癌，这种肿瘤很少伤及性命。但是鉴于同样由突变组成的身体其他部位确实会出现致命的癌症，所以这种方法可能对身体其他部位也有效。想办法让健康细胞压制突变克隆体，或者直接支持良性细胞生长，彻底颠覆了仅针对源头恶性细胞的癌症药物研发程式。

但是我们不能依赖于"敌人的敌人是朋友"的原则，而且在尝试这种生物工程的时候，我们要当心意外结果。我们需要深入了解我们人类微观世界中各种帮派部落的天性和习性，然后我们才能开始干预它们的互动，否则，我们会意外地创造出致命的怪物。

桑格研究所团队观察到，某些突变事实上在正常组织中比在肿瘤中更常见，这个结论同样很有趣，告诉我们所谓癌症基因中的一些变异事实上可能是保护性的。比如说，一个被激活了的致癌基因可能导致一组细胞开始疯狂增殖，但是通过在它们还没有完全准备好的时候让它们分裂，就可以让它们消耗殆尽，不会在通向癌症的路上越走越远。

另一种突变可能会让细胞在竞争上处于劣势，使得克隆体生长得没有邻居们那么快，从而消灭克隆体。但是时机是非常重要的：这些类型的基因改变，如果出现在肿瘤生长后期，就会是一个优势，让癌症细胞能够不断地排除万难，继续增殖，哪怕它们的染色体变得更加混乱如麻，生长着的肿瘤附近的环境也变得更加具有毒性。

还需要指出的是，如果我们的很多正常组织布满了同样的基因缺陷，那么我们当前对研究肿瘤中驱动突变产物的着迷可能会适得其反。鉴于菲尔·琼斯和他的团队已经发现，看似健康的皮肤和食道组织中很多细胞都包含 NOTCH 基因（以及大部分肿瘤）中据说致癌的突变，所以尝试杀光癌症中的这些突变异种细胞可能会对其他部位产生预想不到的严重副作用。

癌症什么时候来？

大量数据表明：健康的非癌性组织由或许危险的突变混合而成。这个结论提出了一个有趣的问题：癌症究竟是什么？癌症什么时候来？身体不是被看作正常细胞静止有序的排布。一种观点越来越突显：健康组织是变异紊乱各阶段中克隆体动态变化的集合，随着这些克隆体抢夺空间、互相竞争而扩张或收缩。一些突变可能让克隆体生长得更慢，或者甚至干脆死掉；而另一些突变则加速扩张，但是最终会维持现状。

只有当细胞携带了驱动突变并开始比邻居增殖得更快，麻烦才会开始。这个过程会创造出成百上千个具有同样基因缺陷的细胞组成的一片子代细胞。这片扩张领域中的每一个细胞，受到二次驱动打击的概率都高得多，就因为它们的数量多于它们安然无恙的邻居。循环周而复始。打击、扩张、打击、扩张，重复下去，直到一个细胞积累了形成癌症所需要的足量突变。这与经典的沃格尔理论相吻合。沃格尔理论认为，细胞必须积累起一套特定的突变，才能产生质的变化，形成癌症。鉴于人体内有数万亿细胞，人的一生中会经历数百万次细胞分裂，癌症的出现就变成了一个数字游戏。

　　我们当前经过大半个世纪才建立起来的观点认为，癌症始于一个正常的细胞在重要基因中逐步积累起的缺陷，这些缺陷最终导致猖獗的扩散性肿瘤。但是如果我们所有的细胞都受损出现故障，尤其是人到中年的时候，那么为什么不是所有人都得肿瘤？为什么不是身体的所有部位都得肿瘤呢？是什么让消极细胞变成了恶性细胞？

第 5 章

当好细胞变坏

　　让我们做点数学题。

　　我们已经习惯于认为癌症司空见惯。但是，从个人层面来看，癌症发生的可能性微乎其微。以一个普通人为代表，他是由超过 30 万亿个细胞构成的，这些细胞在一生中繁殖数十亿次。它们中的任何一个都有可能引发癌症，但是其实又都不会引发。根据癌症的体细胞突变理论，健康细胞一旦携带少数驱动突变，就会变得具有致癌性。这就像彩票，你赢的概率是 1 比 10 的 15 次方即（$\frac{1}{10}$）^{15}，10 的 15 次方相当于一千个银河系一般大的星系中星星的数量。就像我们买成百上千万张彩票那样，突变在我们的细胞中经年累月地积累，最终只有其中的一个会中头奖。

　　少数几个因素可以增大这种意外事件的概率。一个就是将我们的细胞暴露在致癌化学物质或辐射当中。另一个是菲尔·琼斯和伊尼戈·马丁科纳的工作证实了的：随着年龄增长，我们的健康组织将变成一个突变细胞克隆体的拼凑物。驱动突变基因中的一次"打击"可能使携带这种缺陷的细胞数量扩大到平常的 10 倍，增加其中一个细胞在后来遭受另一次打击的概率。如果遭受另一次打击，这个细胞就可以胜过它的邻居，扩大成一个更加好斗的克隆体。打击，扩大，再打击，再扩大。不是单个细胞要收集起一整套驱动突变——这种情况微乎其微。实际上任务简单得多，那就是每个接续突变细胞块都扩张得比它的邻居远一点、快一点。这有点像乐透中，假设你每对上一个数字，都会再给你 10 倍的彩票，这将大大增加你选中获胜组合的概率。

一旦开始就积累得非常快。几次阳光明媚的海滩之旅就会在每个皮肤细胞中诱发 10 次突变。抽 15 根烟就足以诱发一种有潜在危害的突变。总的来说，你的细胞中或许有 1/5 携带癌症基因突变。占比不到 1/5 的细胞具有 2 种甚至 3 种突变。你的身体中某个隐秘的角落一定有很多微小的肿瘤在安居乐业。

但是我们真的该忧心忡忡吗？我们每一个人到一定的年龄之后，也许都有一些奇怪的肿块和隆起，正如事故死者尸检报告所证实的那样。至少 1/3 四十多岁的女性在她们的乳房中有一个微小肿瘤，但是只有 1% 在该年龄段会被诊断罹患癌症；很多女性寿终正寝，终其一生都不会确诊罹患癌症。前列腺癌也是一样。该癌症早在 20 世纪 30 年代被第一次发现。绝大多数男性带着这种疾病死去，却不是因它而死。实际上每个 50 ~ 70 岁的人在他们的甲状腺中都有微小的肿瘤，然而只有 1‰ 会被诊断为癌症。总的来说，我们中可能在一生中某个时刻被诊断出癌症的还不到半数。

在这份生物学账单上还有一些其他出入。小肠癌很罕见，但是大肠中的肿瘤要常见 30 倍。然而，我们肠道的这两个相邻区域几乎没有多少生理差异。如果癌症仅仅是重要驱动突变基因一定量变异的结果，那么为什么肝脏肿瘤通常要遭受大约 4 次打击才发作，子宫癌或肠癌要遭受 10 次，而仅仅一次打击就可以触发睾丸癌或甲状腺癌？而且，如果不同种类的癌症由不同数量的突变引发，你可能会想到在人生中有些癌症比其他癌症更早出现。所以为什么尽管我们的正常组织到中年的时候已经是一幅突变拼图，却在大约60 岁前的成年期患各种癌症的概率都相当低？

这不是因为我们在快领养老金的时候积累毁灭性基因错误的速度更快。也许有悖常理，但是突变最快的时候实际上在青春期初期。每当细胞复制自己的 DNA 然后分裂，就有了出错空间。如果是毕生维护机体的干细胞出错，就会尤其危险。相比其他时候的日常保养，从卵细胞到成年所需要的细胞增殖数量是绝对惊人的。我们在怀胎十月中从一个细胞长成胎动时期的数十亿个细胞，到迈向成年的门槛时每长高一厘米，细胞就多一批。事实上，到你 18 岁生日的时候，你已经有了一个 70 岁老人所具有突变的一半，但是你患癌的风险却只有他的 1%。

也不完全是突变数量的事情。吸烟者比不吸烟者更有可能罹患肺癌，因为吸入各种损伤 DNA 的化学物质大大增加了促使关键诱癌基因突变的可能性。所以你也许会以为，吸烟的肺癌患者比起从来没有染过烟瘾的肺癌患者，发病时间要早得多。但是你错了，两组患者会在差不多的年龄段——大多数过了 60 岁——被诊断出肺癌。吸烟强烈影响着你是否会患肺癌，而不会影响你什么时候患肺癌。

有些东西并不会相加。

詹姆斯·德格雷戈里（James DeGregori）教授在倚靠落基山脉的科罗拉多大学奥罗拉分校（University of Colorado Campus in Aurora）生物化学和分子遗传学系潜心研究，致力于开发能够解释这些分歧的理论，并称之为"适应性肿瘤发生"理论。正如他观察到的，生命（至少就癌症风险而言）不是从摇篮到坟墓的线性递增。看看统计学的数据就可以发现，从 18 岁到 36 岁，其中任何年龄段的病亡率都旗鼓相当。然后情况就开始走下坡路，随着十年十年地流逝急转直下。很多研究者聚焦于这场旅行的后半段：当我们老去，我们为什么更有可能罹患癌症？但是在德格雷戈里看来，更有趣的问题是：为什么当我们年轻的时候，患癌的可能性要小得多？

在过去人类历史数千年的时间里，进化塑造了我们的生理，让我们活得跟我们所需要的一样久，而不是更久。生殖力总是赢过寿命：用进化学的术语来说就是，真正重要的是成功地繁殖。我们这个物种在几千年里已经适应了在青年育儿期和中年早期去维持健康、抑制癌症的发作。基因变化如果提升了人在抚养孩子前死于癌症的概率，那么携带这种基因变化的早期人类就不太可能会将这些没用的基因传递给下一代，这就对一个种群形成了一种强大的驱动力，至少保证这个种群在整个育龄安然无恙。

从另一个角度看，60 岁过后患癌率的急剧增加意味着，无论我们多么爱自己的（外）祖父母、感激他们对子女的帮助，自然选择都已经给他们的生命过程加上了保质期。德格雷戈里的理论描述了这种时间限制如何在细胞层面起作用。他利用了一个多世纪以来的进化理论，既关注宏观上地球各地的物种适应，又关注体内世界的癌细胞演变。

在我们踏入芜杂的的适应性肿瘤发生论之前，有几个关键的概念需要厘清，这些都与自然选择进化论相关。第一个概念是：你必须繁殖，否则你就不能传递你的基因。第二，任何生物种群，从细胞开始到成年瞪羚，从猫咪到蝙蝠，从大树到蜜蜂，都会包含基因构成存在变化的个体。将会有非常多对繁殖生存概率来说无关痛痒的基因变化，它们只是在种群中此起彼伏——这种基因变化被称为"遗传漂变"或"中性演化"。

极少情况下，某种改变会是有利的。比如，猎豹的某种基因变化会让它跑得比它的朋友稍快一点，所以就更有可能成功捕杀猎物以及得到大部分战利品。更多食物意味着更健康、更有活力，这就让它更有可能觅得配偶并将它的敏捷基因传递下去。随着时间的推移，这个种群中越来越多的动物可能具备这种使其能够迅速移动的基因变体，这就是正向选择或"净化选择"的范例。相对比之下，基因变化如果阻碍狩猎或是任何其他有助于成功交配的活动，往往会被淘汰，因为它们不太可能会被一代代传递下去（这体现了负向选择）。

最后，自然选择甚至并不是真正关于基因或是突变的。它关于基因改变是否很好地让有机体生存下来并在其环境中繁殖——这个概念被称为适应性。新的基因变化层出不穷，无论是通过细胞内生理上的厮杀争夺，还是化学物质或辐射等破坏 DNA 的外界媒介。这些基因变化大多数是中性或负向的。极少数情况下，它们也会是正向的。但是什么算正向取决于环境。自然选择有时会被误认为"适者生存"，暗含着如果有机体更大、更强壮或是在某种程度上优于它们的同伴，那么就能活下来。但是，自然选择真正的意思是"最佳适应者生存"。

重要的是，只要环境保持不变，就不存在让身体发生剧烈变化的选择压力。想想所谓的活化石，比如今天的马蹄蟹，它们和它们4.5亿年前海域逐浪的祖先看起来几乎一模一样。从遗传学来说，在它们的"盔甲"之下肯定曾有一些修修补补，但是它们非常好地适应了自己的生活方式，任何重大的变化都会戕害他们的适应性，从而不太可能在种群中流传开来。自然选择已经将马蹄蟹打磨到了一种程度，只有令人眼前一亮的突变创新才能在这5亿年的"刚刚好"基础上加以提升。从进化学来说，这种程度会被描述为到达"适应性巅峰"。或者更简单地说，"没出问题就别修"。

对于任意既定有机体来说，适应性的定义完全取决于有机体的环境。盲眼洞穴鱼在明亮有光的开放水域不会活得太久，但是它们在视力正常的捕食者往往不会去的黑暗洞穴却能够茁壮成长。毛皮遍身的北极熊能够完美适应在北极地区冰天雪地里狩猎和繁殖的一生，但是如果它们周围的气候变暖，就很难生存下来。当环境改变时进化最明显，生存条件的快速变换促成了迅速选择（或迅速灭绝）。

根据适应性肿瘤发生假说，我们可以利用完全一样的原则来理解癌症的产生。从光滑平坦的皮肤到快速流淌的血液热流，再到软弹的肺和曲折的肠，在过去的成千上万年间，人类身体器官中的干细胞已经变得对它们特定的生理环境具有极好的适应性。至关重要的是，进化已经在年轻人古灵精怪又别致的身体环境内部将这些细胞塑造出最佳适应性。马蹄蟹的身体在数百万年里保持不变，因为它们对沙滩上自己的一亩三分地适应得非常好。就像马蹄蟹一样，只要这种朝气蓬勃的生理环境一直保持不变，我们组织内的干细胞就有着保持现状的强大趋势。

贯穿我们的一生，细胞积累起它们自己独特的突变集合，创造出基因多样性的拼凑物。基因多样性就起着促进自然选择的作用。因为干细胞对于幼嫩组织环境适应得非常好，所以大多数突变有可能对适应性有一种中性或消极的影响，这就致使受损的细胞繁殖得比它健康的邻居更慢，或是直接放弃繁殖然后死掉。极少情况下，一种有利的突变可能会给细胞战胜邻居带来一丝优势，让细胞繁殖得快一点，并开始扩大它的地盘。这种变化会成为踏上癌症之路的信号，但是这些突变细胞必须极度适应与幼嫩干细胞在自家地盘上竞争。我们知道这种情况肯定很少发生，因为人们很少在二十多岁、三十多岁、四十多岁以及五十多岁的时候被诊断出癌症。但是这些病例经常跟遗传性基因缺陷联系在一起，这种缺陷让体内每个细胞都离癌症更近了一步。

当我们老去，情况开始变化。在进入我人生中第五十个年头的时候，我强烈地意识到自己的状态正在开始崩溃。我不仅仅是在讨论头发变灰，乳房变松弛，以及对于我是否可以继续我行我素地穿着短裙而感到越来越焦虑；我指的是我们老去的时候细胞层面发生着什么事情。如果幸运的话，我们用这具身体活 80 多年，但是情况将不可避免地开始变得糟糕。

当生命继续流逝，我们的组织和器官积累着损伤。尽管我们的细胞修复装置尽了最大的努力，但是突变还是积累起来，改变了细胞的分子构成和习性，以及它们的生存环境。这些变异不仅使关键诱发基因更有可能出现潜在致癌缺陷，还影响着对常规细胞功能和修复同样重要的其他所有基因，从而扰乱了细胞信号水平，干扰了将细胞聚在一起的分子魔术贴，扰乱了激素水平，总之，让身体里变得乱七八糟。

通常进行的细胞维持过程随着年龄的推移逐渐停止，尤其是当我们度过了黄金育龄后。例如，年轻人皮肤中的细胞是紧密连接在一起的，防止任何潜在肿瘤篡位，最终导致坏细胞的扫荡。但是我们组织内的这些连接随着时间的推移变得松散，在癌症发育和扩散时坏细胞就更容易开始四处移动。诸如香烟烟雾和紫外光等致癌物质不仅造成 DNA 损伤，还会破坏柔软有弹性的胶原分子——正是这些分子将我们的细胞束缚在一起，所以它们受损增大了细胞离散的概率。

变老带来机能的逐渐退化，甚至影响到我们基因的组成和使用方式。幼嫩细胞有着排列整齐的 DNA，紧紧地缠绕在被称为"组蛋白"的球状蛋白质周围——这种蛋白被贴上了各种各样参与控制基因活动的分子标签，被称为"表观遗传修饰"。这种有序排列在老化的细胞中开始出岔子。DNA 螺旋开始解开，修饰作用中断，增加了基因在不恰当的时间及不恰当的部位开启或关闭的可能性。甚至是在基因组层面上，当我们年龄逐渐增长，一切都变得垂垂老矣。

变老最显著的表现之一不是灰头发、皱纹或是松垂的染色体，而是炎症。1863 年，（又一位）德国病理学家鲁道夫·菲尔绍（Rudolf Virchow）在肿瘤中的癌细胞之间发现了白细胞（一种免疫细胞）的存在。这让他提出论点："频繁刺激"会引发癌症，通过激活身体的免疫防御过程。[1] 他的观念被斥为无稽之谈、抛诸脑后，人们都支持最终发展为体细胞突变理论的思路。150 多年过去了，研究者们逐渐醒悟：菲尔绍终究是察觉了一些事情。

炎症是免疫系统起作用最明显的表现。实际上，每个人都曾在某个时刻经历过急性炎症：阵痛发热的红点，肿胀难闻的渗液，这些都是感染或受伤部位的特征。急性炎症是一场为了救命而爆发的生理活动，召唤免疫细胞部队摧毁入侵的微生物或已经受感染细胞，并增加血液流动和营养物质来促进修复。但是我们可能没太注意到慢性炎症—— 一种缓慢压抑的免疫应答，能持续数月或数年。慢性炎症可能和一些疾病有关，比如心脏病和糖尿病。还有什么病呢？对，你猜中了——癌症。

慢性炎症的病因可能是持续感染、长期接触刺激性化学物质，以及自身免疫疾病。在自身免疫疾病中，免疫系统开始攻击健康组

1　原注：菲尔绍不仅是癌症研究早期的先驱之一，还研究过未经煮熟的肉引起的蛔虫传染，这种病在当时的德国很普遍。菲尔绍是一位政治自由主义者，他对穷人过上体面生活、受到良好教育和保持身体健康的看法让保守派普鲁士王国首相奥托·冯·俾斯麦（Otto von Bismarck）很恼火，气到扬言要向菲尔绍发起决斗。据传说，菲尔绍选择的武器是两根看上去一模一样的香肠，其中一根添加了大量蛔虫等寄生虫。被这根香肠吓到的俾斯麦拒绝了决斗。虽然这是个令人捧腹的好故事，但可惜这个故事不是真实的。尽管俾斯麦确实向菲尔绍发起了挑战，但是菲尔绍直接拒绝了他。

织。还有更多的毫不起眼的诱因，最在劫难逃的就是年龄。当我们变老，我们组织中慢性炎症的水平攀升了。这是一种不可避免的结果，起因是我们细胞内部生理过程起作用的附带损伤，体内有害化学物质的逐渐积累，长达一生的感染和病痛，以及随着时间流逝总体上走下坡路的身体状况。这个结果可能还跟性激素水平下降有关，比如雌激素和睾丸激素，在我们年轻的时候这些激素帮助压制了炎症。正如可能预料到的一样，吸烟是肺部炎症性损伤的强大诱因，同时还抑制了身体的抗炎症反应。保留过多体脂也是一大风险因素。囤脂细胞不仅不会怠惰松弛，反倒会制造大量化学物质刺激慢性炎症。

另一个慢性炎症的潜在诱因是压力，人们对它了解得不是很充分。压力导致癌症的观点在大家的想象中令人生畏，但是大多数研究没有显示出任何特定压力事件，比如失去亲友或离婚，与患癌可能性增加之间的联系。然而，长期的慢性压力，比如不太富裕的人更可能经历的经济不稳定以及住房条件差，也许与患癌风险是有关联的。健康的不平等性是一个众所周知的议题，处于社会经济下层的人更有可能因为包括癌症在内的各种疾病感到不适或早逝。这种差异往往被归咎于常规嫌疑犯——不健康的饮食结构、过度肥胖、吸烟以及酗酒。但是这些因素并不能以偏概全。

在一项社会各界超过 8 000 人参加的研究中，英国埃塞克斯大学（University of Essex）的研究者曾经仔细地测量过血流中两种与长期炎症相关联、可能因压力而恶化的分子水平。他们发现这两种分子的水平从 30 岁开始在较低收入人群中增速较快，在中年达到顶峰。到了老年，富人和穷人之间的差距又缩小了，这表明因老去而带来的炎症作用最终每个人都躲不过，无论他们多么富有。

当然，所有的社会群体都会面对压力，但是埃塞克斯团队的研究结果揭示出，因负债、朝不保夕、住宿条件恶劣以及所有其他经济不稳定因素而不堪重负的人在整个生命的巅峰时期遭受慢性炎症的概率会增加。缺乏睡眠给这个戈尔迪之结[1]带来了另一条线索：睡眠不足与慢性炎症水平增加有联系，与焦虑、压力以及困难的生活条件密切相关。患癌风险不仅是生物学议题，还是社会学议题，这个领域急需更多的研究。[2]

无论病因是什么（也许每个人都有多种患病因素），慢性炎症造成我们组织内细胞生存环境的骚乱，打造了有利于突变细胞苗壮生长的环境。通过演示，德格雷戈里和他的团队做了一些精心设计的小鼠实验，这些小鼠通过转基因携带了不吸烟肺癌患者中见到的同种驱动突变基因。

激活年轻小鼠或中年小鼠体内的突变并没有出现更多情况。很多的肺细胞有着缺陷基因，但是只有一小部分会形成长出被称为"腺瘤"的癌前期小肿块。在老年小鼠中做同样的事情，它们的肺就开始充满腺瘤，每一个都可能误入歧途变成癌症。但是，加入另

1　译者注：戈尔迪之结，典故。根据《美国传统词典》，传说弗里吉亚王国的戈尔迪斯国王打了一个非常复杂的结，有个预言说谁能打开这个结，谁就是亚洲的下一个国王，亚历山大听到了这个预言后用剑把这个结砍开了。所以戈尔迪之结比喻极其复杂的问题、僵局。

2　原注：有观点认为，存在某种潜在的个性类型因素使人容易患癌。然而这个观点被证明是假的。

一种编入强力抗炎蛋白的基因就会大为改观，让老年小鼠腺瘤的数量回到与年轻小鼠相一致的状态。表面上看去，这些老年小鼠在耄耋之年看起来反而更年轻、更健壮了，这就凸显出炎症和变老之间的联系。

还有更多的证据共同证明了在改变身体样貌和促进癌症生长方面慢性炎症的作用。一些发炎症状增加了患癌的风险，比如肝炎和回肠炎；但是其他炎症不会，比如发炎性哮喘似乎不会对罹患肺癌的风险产生影响。而且，炎症和形成肠癌前期肿块之间也没有关联。

针对最古老的消炎药物阿司匹林进行的大型试验显示，超过十年长期使用阿司匹林可以降低罹患大肠肿瘤和其他类型癌症的风险。不幸的是，尽管阿司匹林很便宜且随处可见，但是伴随日常剂量而来的是潜在的致命副作用，包括胃出血和中风，所以没有医嘱可不要随便尝试。[1]

当然，我们不可能完全摆脱炎症。急性炎症起着重要的愈合作用，靠阻断所有的炎症路径来预防癌症无异于痴人说梦，到头来只会因为区区膝盖擦伤就感染死亡。找到可靠的方式来预防或是减轻慢性炎症的长期作用，而不让免疫应答中的重要成分报废，可以有效地稳定体内环境，让在癌变路上跃跃欲试的细胞得到控制。

不只是变老和感染可能改变选择压力、促进肿瘤生长。诸如外科手术、放射疗法和化学疗法等治疗方式都会给肿瘤里以及肿瘤周

---

1 原注：一位研究者告诉我，他认识的所有肿瘤学者每日都在服用小剂量的阿司匹林，而所有的肠胃病学者则不这样做。

围的组织造成重大损伤，从而形成正常规则不再适用的后末日世界。研发癌症治疗后修复（体内）微环境的手段，能够避免漏网的怪异癌细胞找到乱得恰如其分的小天地，从而在此卷土重来。小鼠的实验已经证明，即使是乳腺癌手术后采用消炎药这样简单的事情都有可能对癌症再次来袭的可能性产生重大影响。这是一个重要的研究结果，值得进行更多的调查研究。

同辈压力

如果我们回到"细胞群落"的观点，就能想象到年轻身体里的环境是什么样的：井然有序且治安良好的文明环境。分子大街都保持整洁、精心维护，每个细胞都知道何去何从，任何作乱的细胞都会被免疫系统带走。只有干细胞才增殖，在需要的时候制造新细胞。而剩下的细胞则保持静止（静息状态），只有在受伤等紧急情况下才行动起来。有缺陷和受损的细胞就死去（细胞凋亡），而不再被需要的衰老细胞会安安静静地坐在生理意义上的门廊中的摇椅里，看着这个世界运转，管好自己的事（细胞衰老）。

幼嫩组织的维稳和约束作用一定强大得令人难以置信，就是如吸烟那样戕害细胞的事物，似乎都不会骤然触发癌症。不幸的是，没有什么事情是永恒的。如果说幼嫩组织像是一个严格规约的社会，不允许任何事情越位，不能容忍异议，那么衰老身体的内部看起来就更像是一个自由散漫的社区，什么事情都会发生。而且，正如自然界到处都会发生的进化一样，一旦环境改变，自然选择的压力也会改变。

研究发现，年轻人和中年人体内发生的可以被认为是"诱癌突变"的突变数量极大，这告诉我们基因损伤总是会发生，无论是在婴儿时期还是在暮年。但是虽然可能致癌的突变细胞在年轻人体内秩序良好的健康环境中无法与强健的细胞相竞争，但是古怪的基因突变却给了它们在混乱衰老组织中安身立命的适应性优势。年轻环境中可能被认为是反社群的行为，在我们细胞群落的管理规则开始失灵的时候，就能够被容忍，甚至被鼓励，让狡猾的癌细胞更有可能滋生和繁殖。

身体内部环境可能对癌症有强大抑制作用的观点至少可以追溯到 20 世纪 70 年代，当时胚胎学家比阿特丽斯·明茨（Beatrice Mintz）和卡尔·艾蒙西（Karl Illmensee）发现：在一个小鼠胚胎中，和健康干细胞混杂在一起的癌细胞可以被诱导退化到正常水平，发挥正常细胞在发育中的功能，甚至进一步变成卵细胞或精细胞，孕育完全健康的鼠宝宝。

几十年后，伊朗裔美国细胞生物学先驱米娜·比塞尔（Mina Bissell）发现：乳腺肿瘤细胞如果被放置在正常发挥功能的健康细胞之中，它们也能老老实实、表现良好；但是一旦这种抑制环境被解除，它们又会重回到它们癌变的老路上。反过来说，如果好的细胞与恶性细胞为伍，它们就会变坏；如果原本健康的细胞被放在用致癌化学物质处理过的组织中，它们就会变为恶性。但是这些结果，以及"癌症产生于细胞群落失灵而不是特定突变的积累"这个观念，在给所有基因测序的热潮中，往往被抛诸脑后、鲜有问津。

　　简单地说，细胞积累起一定量的突变、生长得失去控制，并不等于癌症发作。当细胞积累起能够让它们无视多细胞体一般规则的缺陷，变得比它们的邻居适应性更强，从而胜过这些邻居时，癌症才会发作。正如细胞生物学家哈里·鲁宾（Harry Rubin）言简意赅地指出："癌症是有机体即使不停地努力也无法维持秩序的在劫难逃。"

　　一些细胞通过基因改变达到适应环境的结果，而其他一些则被迫适应。一系列尤为恶性的突变能赋予细胞强大的适应优势，无论在幼嫩组织还是衰落组织当中，这些细胞都会比周围细胞适应性更强。另一方面，一组恶性细胞可能突然发现它们自己是这块地方最具适应性的细胞，前提是它们周围的每一个细胞表现得都比它们更糟糕——三条腿的驽马跑不过四条腿的骏马，但是在场上全是两条腿的病马时，还是能够脱颖而出。无论如何，对凋敝中的老化环境适应得最好的细胞，更有可能存活和增殖，进一步落入走向癌症的歧路。

　　说个题外话：别忘了大多数动物癌症研究都是利用年轻雄鼠进行的。但愿你能明白为什么这个想法糟糕，而且这个想法也许可以解释为什么这么多激动人心的癌症新药在临床试验中都失败了。老鼠不但和人类有着完全不同的生存策略，它们还生得快、死得早，而且这种精灵般朝气蓬勃的动物对于老年癌症病人老化了的组织而言，根本不算一个好的范本。

　　这也许可以在某种程度上解释为什么我们这么擅长给老鼠治愈

癌症，而当我们试图把这些好点子转移到人类身上时，却不能达到同样的效果。管理机构不应该对每一种未来的新药都在两种不同的动物种群中进行测试，就像现在所要求的那样（通常是啮齿类，然后是非啮齿类，比如狗、灵长目或猪）；相反，管理机构或许应该要求查看来自年轻和年老动物的数据。

如果我们把老年癌症的出现看做我们人类种群进化史上与生俱来的现象——被自然选择的适应性能帮助我们度过繁殖期但不会帮我们太久，那么这种现象还意味着人类寿命长度是有限的，我们不可能在很短促的进化中就摆脱这个规律。老年癌症的出现，是老年研究一个热点研究议题，一些研究者认为人类寿命的最长时限应该达到大约 120 岁；其他研究者认为，寿命长短没有根本的生理极限，一整条长寿产业链应运而生，第一个被宣称能活到 500 甚至 1 000 岁的孩子可能已经出生。

令人好奇的是，美国犹他州的一项老年人研究显示，虽然患癌的风险会一路增加到 90 岁，但是在有幸活得更久的人群中，患癌风险其实下降了。对于这一奇怪的特性没有明确的解释，不过这也许是细胞分裂随着年龄的增长逐渐慢下来的结果。也许到你成功进入人生第十个十年的时候，你的干细胞分裂得已经非常慢，即使它们获得了能够形成肿瘤的突变，也无法再形成一个扩散性肿瘤。

我个人认为，如果我们打算显著改变人类寿命的上限，我们还有巨大的进化边界要跨越。如果女人还要继续生育子女，那么我们的整个繁殖生命史都要朝生殖期和寿命的延长转变。但是，人类的进化是一场遗传学与环境间的复杂互动，进行了成千上万年，所以很难在变化中捕捉到它的规律。除非世界发生了天翻地覆的大事、产生巨大的选择压力（就比如说气候变化！），不然如果我们不久后突然能活至 500 岁，我会感到非常惊奇。

我很喜欢阅读某些超人主义思想家的著作。他们认为可以直接越级实现不死之身。第一步就是治愈癌症这件琐事——癌症通常被看作一个重大但可以修复的工程问题。如果说我这些年来学到了任何生物学知识，那就是癌症比任何工程师所能想象到的更加狡猾难料。

无论我们喜欢与否，人类的生命有其固有的保存期限。我们进化到现在，只能在有限的时间内维持我们组织的健康状态，这之后一切就似乎失了控，然后恶棍当道，就像恶势力涌入一个破败的城市。这个问题最明显的解决办法是不断修复和更新组织，维持朝气蓬勃的身体环境，让其有利于健康细胞并阻止细胞异常。这种生理现象与纽约市的破窗政策有着异曲同工之妙：采取强硬的法律手段恢复秩序，鼓励公民守则。如果我们可以阻身体组织衰老，甚至可以逆转身体组织随着年龄增长每况愈下，那么我们显著降低患癌率就大有希望（在这期间可能还看起来更年轻了呢）。

想想孩子们

这一节讨论童年期癌症的问题。没有什么比童年期癌症更残忍了。我们也许能够接受自己衰老、最终死亡，兴许已经过完悠长而满足的一生。但是看到一个蹒跚学步的孩子因为畸形的肾脏肿瘤而隆起的腹部，或是看到一个学龄少年在与白血病做抗争的同时还要参加学业能力倾向测验（SATS，相当于中国高考），似乎非常残酷。这同样与关于癌症产生的说法相左：普遍认为癌症的产生是变异细胞在进化过程中摆脱了老化组织限制的结果。这是因为童年期癌症与成年期肿瘤在根本上是不同的疾病。

我读博士的时候花了无数小时注视显微镜，观察生命的展开，监测早期老鼠胚胎一遍又一遍地呈指数级增长：一个细胞、两个细胞、四个细胞、八个细胞、十六个细胞……在某个时刻，细胞组成的小球开始中空并重组成一只空心的球体，内壁上的某处嵌着几乎看不见的一小簇干细胞，这时我就数不清了。如果重新移植到雌鼠体内，显微镜下的这只小足球就会植入子宫，开始形成胎盘，而干细胞则会继续繁殖和分化，最终长成一只吱吱叫的粉色小鼠被生下来。尽管我观察过的胚胎比我记得的还多，还是忍不住赞叹，这小小一撮近乎有魔力的细胞产生了老鼠身体的所有的组织，从好奇地嗅来嗅去的鼻子上长着的胡须，到扭动的小尾巴尖，这种能力太神奇了。

童年期癌症是这些正常发育过程出错的结果。诸如肾母细胞瘤（一种肾脏癌）或神经母细胞瘤（神经细胞癌）等实体瘤来自细胞发育过程"受阻"，继续增殖而不是分化或安顿到该去的地方。每个类型的肿瘤都在某个特定时间出现在在特定部位或某种细胞类型中，有其特有的一套突变，取决于它们在发育过程中碰到了什么障碍。儿童白血病似乎是"两次打击"的结果，第一个打击是某种遗传性基因突变，另一个打击则是在人生的头几年接触（或缺乏接触）感染源。

无论童年期癌症怎么产生，它们都很罕见，值得庆幸。而且许多种童年期癌症如今治愈率相当高。这个成功的反面则是越来越多的孩子在之后几十年的人生中，不得不承受治疗带来的长期副作用，这意味着他们可能不孕不育、听觉丧失、记忆力下降，等等。劝说研究者和医药公司关注这一小部分病人群体——相较于面向数百万成人的潜在市场——是一项艰难的工作。但是对于尚无有效治疗方案的癌症，以及让我们已有的治疗更加温和友好方面，我们依然任重道远。

乳房、寸肠和无常

伦敦东部一家医院冷冻库里的某处存放着我朋友乳房的残余物，等着有人说服某位研究生去研究她家族不同寻常的 BRCA2 突变。基因检测已经揭示出她遗传了缺陷基因的一个副本，这个缺陷基因与她的妈妈、外祖母、外祖母的大多数姐妹以及她们的众位女儿罹患乳腺癌有关。但是当她终于能抽出时间考虑预约预防性双乳切除术的时候，却为时已晚。

德西蕾[1]是我在英国癌症研究中心工作期间志同道合的同事之

1　原注：为保护隐私，使用了化名。

一，在她经历乳腺癌的诊断、治疗和康复过程中，坐在她旁边是一种沉重的经历。但是，我们还是给她买了一顶那种织着假发的小丑头套，打趣着让她用它代替一缕缕消失的头发，因为我们这些糟糕的家伙不懂怎样告诉我们爱的人：我们真得非常担心他们。

在我最后一次见到她时，她让我想到了关于乳腺癌最奇怪也最持久的谜团之一。她身体中的每个细胞都携带有一个来自母亲、存在缺陷的 BRCA2 基因。她身体内部的数万亿个细胞中，有相当大一部分会意外破坏来自她父亲的那一副功能尚好的后援 BRCA2 基因。所有那些遭受了"两次打击"的细胞，DNA 修复工具箱都严重受损。这种情况下，为什么她只有一只乳房得了癌症？在这点上，她并非个案。有着遗传性 BRCA1 或 BRCA2 突变的人，所罹患的癌症，波及范围往往特别小。女性会患乳腺癌和卵巢癌；男性会患前列腺癌以及乳腺癌，但是后者要罕见得多；男女都可能罹患胰腺癌，还有脑瘤。然而这类人群罹患肺癌、肠癌或任何其他类型癌症的概率似乎没有比任何人高。

还有一些奇怪的现象。遗传了 APC 基因缺陷的家族会出现一种症状：肠道布满无数小肿块，如果不加治疗，其中任何一个肿块都有可能形成肿瘤。肝癌和甲状腺癌的风险也会升高，但是仅此而已。放眼普罗大众，我们不理解为什么肺癌往往来自 EGFR 或 ALK 基因变异，而黑素瘤则通常来自 BRAF 缺陷。为什么乳腺和前列腺肿瘤这么常见，而心脏癌症却极为罕见？我们还未确知。

理解各种身体组织最终为何如此天差地别，最有希望解开这个谜团。你所有的细胞都包含相同组合的两万个基因，但并非所有基因都一直开启。比如，肝脏细胞必须激活专司肝脏职务（生产消化酶等）的基因子集，同时关闭所有不相关的基因；脑细胞需要打开制造神经递质的指令，但是永远不应该改为制造肌肉。

这些模式都是一连串决策的最终结果：从单个细胞到胚胎到婴儿再到成人，随着细胞增殖、转移和分化，在这漫长的过程中做出一个个决策，回应周围细胞的信号和线索。也许其中某些发育途径和选择增加了某些突变出现的可能，或是让细胞更容易调节生理环境的规则。

然后就该考虑每个组织中的细胞是如何排列的。值得注意的是，大多数癌症都始于体内有拓展空间的通道和管道的内壁，如乳腺或前列腺里的导管、肺部支气管和肠道的肛管，而非胰腺、大脑等患癌率更低的紧凑组织。另一个因素是细胞代谢速度。肠道细胞只能存活几天，然后就脱落到肠道中排泄出来。但是这意味着需要储备大量干细胞，在适宜条件下，其中任意一个细胞都可能发生癌变。

每天把数百万个细胞排入厕所是一个非常好的防癌策略：如果坏细胞不再存在于你的体内，它就长不成肿瘤，但是这并非万无一失。肠道癌仍然是世界上很多地方最常见的肿瘤之一。相比之下，心脏内几乎没有干细胞，它们的增殖能力也很有限。这对于将心脏癌罹患率降到几乎为零很有用，但是对于修复心脏病的影响来说却一无是处。

代谢率也许同样会影响到特定组织在修复 DNA 错误方面的投入。吹毛求疵地纠正那些注定只能活几天的细胞中每一个错误没有什么意义，但是对于会存活几年的细胞来说就值得多了。引人注目的是，植物看上去也是这样做的：相较于生命更长久的叶子和茎秆，它们在生命短暂、容易凋谢的花瓣中积累起更多突变。还有非洲鳉鱼，只能活一年，它们乐于在自己的 DNA 中积累起数量庞大的突变。

　　另一种解释是纯粹的生命无常。2015 年，美国巴尔的摩约翰·霍普金斯大学（Johns Hopkins University）数学家克里斯滕·托马塞提（Cristian Tomasetti）和该校医学院的癌症遗传学传奇人物波特·沃格斯坦恩（Bert Vogelstein）共同发表了一篇文章，至少引起了一阵轰动。两位科学家一直在思考为什么那些一直在制造新细胞的身体部位，比如肠道和皮肤，更有可能产生肿瘤，而对于大脑和肌肉等部位来说，产生肿瘤却不那么容易。为了找到答案，他们基于美国癌症病人每个器官中的干细胞数量和分裂频率信息，绘制出这些病人超过 30 处不同身体部位中出现肿瘤的比例图。他们得出的结论是：身体不同组织间患癌率的差异，有三分之二可以归结为纯粹的"生命无常"——一种由细胞内部基础增殖过程导致的无妄之灾，如 DNA 复制或修复过程中的错误。而只有三分之一的变异可以被归咎于环境、生活方式或遗传性基因缺陷。简单地说，特定组织中细胞繁殖得越多，就越有可能出现问题，让细胞走上癌症的不归路。

　　需要指出的是，这是关乎身体部位的，而不是人本身。这篇文章可没有说三分之二的癌症病例是生命无常的结果，然而这一结论总是不断被人误解。确切来说，这些结果表明了遗传性突变或是有毒化学物质等外部因素在决定任何一种器官的癌变倾向时，与不可避免的生命过程带来的更为显著的影响相比，发挥的作用都相对较小。

简单地说，如果组织遍布繁殖迅速的干细胞，它们比起代谢率较低的组织更有可能患癌，因为细胞分裂的次数越多，意味着情况越有可能出错。环境、生活方式以及遗传因素影响的总和，给已有的患癌风险添加了差异，但很微弱，因为细胞层面这种不安分造成的潜在变异率才是主要原因。

他们的数据中也有一些值得注意的例外情况：吸烟对肺癌的影响、人乳头瘤病毒对头部和颈部癌症的影响，以及丙肝病毒对肝癌的影响，外加两种与遗传性基因缺陷关联紧密的肠癌。但是黑素瘤和外部因素之间却没什么联系，这很奇怪，因为迈克·斯特拉顿和他的团队发现这些皮肤癌患者的 DNA 中遍布着紫外线损伤的踪迹。

很多新闻报道不考虑科学的精确严谨，以"三分之二的成年期癌症大致'归咎于人生无常'而不是基因"、"大多数癌症不是你所能控制的"等作为标题。更糟的是，这种新闻报道在新年之日爆出，当时大家都在把圣诞节产生的空包装打扫进垃圾回收箱，让自己下定决心执行整年的健康计划，而百无聊赖的记者们正极度渴望新鲜事。"看吧？"于是有人争论道：如果到头来都怪人生无常，为什么我们还要不辞辛劳地戒烟、戒酒或是去健身房？[1]

1　原注：当我和托马塞提谈起这场争论时，他坚持说他和沃格斯坦恩明确表示已知的风险因素，比如吸烟，造成了罹患某些种类癌症的可能性飙升，而非暗示努力健康生活是浪费时间。"我不知道你是怎么想的，但是对于我来说，当有人告诉我，如果我一生中不想得癌症，而且有一个因素对各种癌症都有三分之一的影响力，那么如果我说我不在乎这个因素，那就是不负责任。"他告诉我说："患癌概率依然很高，所以你当然要尽己所能降低风险。"

　　"生命无常"的说法不但引起了媒体哗然，还触发了一场癌症研究学界的争议海啸，引发了超过 100 位学者的反驳。我为本书采访的很多科学家都在论文中介绍了自己的观点，通常是主动表态，几乎全部持否定态度。我听到了各种各样的批评，从对细胞数量的估算和对数据组的选择，到统计方法和分析，一个不愿透露姓名的科学家称这种说法为"彻彻底底的无稽之谈"。

　　作为回应，托马塞提和沃格斯坦恩孤注一掷，于 2017 年发表了一篇新的论文，使用了修订过的估算结果，得出的结论大致相同。然而又一次，他们的发现掀起了新一轮误人子弟的标题浪潮，接踵而至的是科学界的抨击。其中一个争论的焦点集中于利用来自老鼠而非人类的数据估算干细胞的数量和其增殖的情况。首先，老鼠"朝生暮死"的生存策略与人类"慢而稳"的方式不同，所以它们的组织进化出与我们非常不同的代谢方式。老鼠中不同组织罹患癌症的概率和人类同样天差地别：它们这些毛茸茸的小朋友更有可能罹患小肠癌而不是大肠癌，而我们正好相反。

　　荷兰玛西玛公主小儿肿瘤中心的干细胞研究者鲁本·范·博克斯特尔（Ruben van Boxtel）和他的团队随后也做了一些工作。他们发现了人类肝脏、小肠和大肠都会以同样的速率积累突变——大致为每年每个细胞积累 40 个 DNA"排版错误"。但是肝癌罹患率是小肠癌的 9 倍，而大肠癌罹患率是隔壁小肠癌的 28 倍。所以这些组织中的每一个患癌风险绝非单纯来自随时间积累起来的突变。

　　生命无常那篇论文的另一个问题是文中做出的假设：身体内所有的器官工作原理都一样，有着固定的一堆干细胞负责维持组织运转。但是这个推想在生物学中根本得不到验证。我们其实不知道干细胞到底是什么，而且关于癌症究竟来自体内正常干细胞积累起突变后恶化，还是分化细胞一旦积累足够的基因刺激之后退化到一种接近干细胞的状态，还有很多争论。[1]

肠道中有可以被称为"专业"干细胞的细胞，一直进行增殖并每周更新整个肠道内壁。肠道组织严密，干细胞一直在制造分化的内壁细胞，这种细胞不再能够增殖，最终将会被排出体外。但是就算这些细胞已经踏上了宿命之路，如果原祖代细胞生老病死，它们还是可以回归干细胞。

相反，没有人曾成功地在肝脏中发现任何类似于肝脏干细胞的东西。事实上，你可以通过外科手术切除三分之二的肝脏，而它还会长回来。这不是专业干细胞的功劳，而是"业余"肝脏细胞在需要的时候兼职了干细胞的工作。越来越清晰的是，作为干细胞是一种状态，而不是一种宿命，打开或关闭取决于背景和环境。所以很难明白"生命无常团队"怎么对他们一开始估算的干细胞数量那么确定。

关于癌症的选择，也是颇费脑筋，尤其是科学家们忽略了乳腺癌和前列腺癌这两种最常见的肿瘤类型。他们光顾着美国的癌症病例，所以就忽视了取决于居住地或籍贯的某些癌症的发生率的重大差异。一个值得注意的例子是始自 1973 年的经典研究，研究只在单单一代人中进行，显示出乳腺癌罹患率在从日本移居到

---

1 原注：答案似乎是"这取决于组织和肿瘤"，然而这个答案不是太有用。

加利福尼亚的女性中飙升。我怀疑是因为当她们跨越太平洋的时候生理基础经历了翻天覆地的调整。

抛开科学界的争论不谈，还有更微妙的意义存在。几十年来的公共癌症预防推广都在告诉人们该做什么或是不该做什么以保持健康：不能吸烟，不能酗酒，多吃绿色蔬菜，不能变胖。有种异曲同工的说法把造成癌症的主要罪责归咎为恶性的外部因素，告诉人们要不惜一切代价避免。从明显有理有据的因素（如空气污染或有毒化工物质），到阴谋论般荒唐可笑的因素（如风力涡轮机、化学凝结尾[1]、5G 网络），不一而足。

宣称我们的癌症风险很大程度上仅仅是意外，代表着我们对自己生命和健康的一种明显失控——可笑地将责任推回给上帝、众神或宿命，而不是经过科学证明的、可防可控的病因。这对于整日处理界限不明的概率而不是非黑即白的确定性的统计学家们来说，也许松了一口气；但是对于大多数我们其余的人来说，这非常让人不安。

过分简化的矛盾说法，比如"你的癌症是由某某导致的"以及"只不过是生命无常"令人宽慰却最终无济于事。如果某个人看上去非常健康、堪称健康典范，却得了致命肿瘤，我们便告诉自己这是生命无常，这样纯粹又简单，令人感到宽慰，而某个抽了一辈子烟的烟民得了肺癌则几乎不会令我们感到惊讶。但是这种说法导致

1　译者注：飞机的喷气式发动机发出的气体，被称作"凝结尾"，有些阴谋论者便将其称作"化学凝结尾"，旨在怀疑是政府利用这一科学现象秘密地将其他物质释放到大气中。

了混淆、责备和内疚。

我永远不会忘记那封不得不回的信：当看到英国癌症研究中心的网站上声明加工肉会增加患癌风险时，一位丈夫死于胰腺癌的女士给我们团队写了封信。她在信中说，她之前每天送丈夫上班时都给他带一个火腿三明治，一想到她可能无意中用善意和肉制品导致了他的死亡，她就悲痛欲绝。这么多的病人和家属想知道这个问题的答案："为什么是我？"但是大多数情况下，我们顶多只能罗列一堆罪责各不相同的主要罪魁祸首。

在跟克里斯滕·托马塞提交谈之后，我不禁觉得他歪打正着。科学界与民众之间有必要进行一场交流，讨论到底是什么造成了癌症、增加癌症风险的事物，以及我们可以（或不可以）做什么来预防癌症。当前，财政资金大部分流向形成新型治疗方法的研究，无论是实验研究、药物研发还是临床试验。这块蛋糕只有一小部分用来研究诊断早期（在癌症初期更容易治愈）肿瘤的新型化验方法，还有一些残羹冷炙流向了预防措施。考虑到预防癌症对延长健康寿命带来的巨大影响，再对比当前治疗晚期疾病的徒劳无果，我把政府的这些措施称作扯蛋。

有效的预防一定要先行。2018 年，全世界大约 1 700 万人被诊断出癌症，其中大约将近 1 000 万人死于癌症（这是我们确切所知的数据）。仅仅把这个数字减掉 10% 就会对社会造成巨大影响，减轻当事人的疼痛和痛苦，显著降低医疗成本。根除所有致癌的传染病就可以产生很大影响，尽管这个话题在诸如欧洲和北美等区域鲜有提及。

在世界范围内，每 5 个癌症病例中，就有一个与病毒、细菌或是寄生虫感染有关，尤其在欠富裕的国家。引进广泛的治疗或疫苗来控制这些疾病，或是在目前没有这些疾病的地方研发治疗方式或疫苗，都会对全球癌症数据造成深远影响。而且更重要的是，这将显著减轻人类的痛苦。

另一项重大举措是烟草控制。也许这听起来枯燥，非常抱歉，但是这是实话。全球范围内来看，烟草每年造成大约 700 万人死于癌症及其他疾病。那意味着每天将近两万烟民死亡，或者说每星期就有一个差不多大的城镇一个镇子的人口消失。我很幸运能和牛津大学的理查德·佩托交谈（就是那个以自己名字命名了著名悖论的人）。他在牛津大学和已故的理查德·多尔（Richard Doll）共同证实了吸烟和疾病之间的联系。现在他已经 75 岁，在经过上一年的肠癌治疗后如今依然精神矍铄。我问他对烟草公司在过去好几十年中造成如此多人间痛苦作何感想。

"对此愤怒没有意义，就像对细菌产生抗生素耐药性愤怒没有意义一样，因为你拿什么来预防耐药菌株产生呢？你需要思考什么样的养生方式能使风险最小化，"他告诉我，"对烟草公司愤怒没有意义，因为他们完全可以说'就算我们不卖，也有别人会卖'。而且你会发现烟草营销人员也这么说——如果他们不想方设法地推销烟草，那么烟草公司就会开除他们然后找另一家公关公司。"

烟草公司自诞生起就是全球社会中强大的死亡商人，在这些公司里股东收益胜过人类健康。尼古丁是一种高度致瘾、到处有卖、令人兴奋的廉价毒品，人们不能一下子戒掉它。真心想降低患癌率的国家，就必须创造一种这样的环境：权力与金钱的天平，从向烟草公司倾斜转为向健康倾斜。那么会发生什么呢？

大致的规则是：相信烟草行业。"无论他们认为重要的是什么，也许就是那样。"佩托说，"如果他们真的真的不想被禁止打广告，那就禁止打广告。如果他们欣然支持学校教育活动，那么这些教育活动大抵没什么用处。他们真的讨厌直白的包装——你可以从中看出点名堂。但最重要的是价格。"

佩托给我看了一幅英国烟草消费统计图。他指出，禁止打烟草广告以及立法限制在封闭的公共场所吸烟，效果差强人意。不过到目前为止吸烟率的两次最大幅度下降发生于香烟价格上涨时。第一次是在 1947 年，当时工党政府增收了香烟税，作为一项战后资金筹集举措。第二次则是拜玛格丽特·撒切尔（Margaret Thatcher）首相 20 世纪 80 年代初货币主义理论的失败所赐。货币主义理论认为，控制金融系统的货币水平能够遏制通货膨胀。

面对急速缩水的经济以及对更多财富的需求，撒切尔夫人增收了烟草税，于是吸烟率急剧下降。其他国家引入了更多策略性增税，作为降低烟草消费的方式。其中，法国政府在 20 世纪 90 年代以及 21 世纪初将香烟价格提高了两倍，收效良好。紧随其后的是高效健康政策执行后带来的完美范例：烟草消费削减了一半，而政府的税收收入在短短几年间就从 60 亿翻倍到 120 亿欧元。烟草税确有成效。那些认真对待公众健康、致力于降低癌症死亡人数的政府，需要做的就是勇敢地再接再厉。

永远年轻

所以我们应该做什么来降低患癌的可能性呢？避免接触我们已知会损害 DNA 的物质显然是个好主意，因为突变越少意味着关键基因受到打击的机会越少。

访问任何一个癌症慈善机构的网站，你都会读到这些预防建议：不要吸烟，注意防暑，保持健康体重，减少应酬，多吃膳食纤维，少吃红肉，身体活跃。所有这些行为都和癌症风险的降低有关，但是我们不得而知的是个中缘由。现在该抵制保健行业炮制的伪科学骗局了，我们该问一些关于不同饮食结构、养生方式以及营养品对细胞层面的组织健康有何作用等的严肃科学问题。让我们不要再唠叨某种食物或药片如何"促进免疫系统工作"，相反，我们应该弄清是否能够操控体内炎症环境，以及如何安全地做到最好。

我们当前并不了解良好的组织微环境是什么样子，更别提特定的干预或活动是否能维持、修复这样的环境，或者让它更糟。番茄是这方面的一个有趣的例子：有一些证据显示，番茄中的番茄红素可能有一种消炎效果。然而，蕃茄是茄属科的成员，而茄属植物确实会加重易感人群的炎症。

我们需要的是用理性的科学方法更好地验证这些观点，而不是像现在这样把东拼西凑的实验结果拍成 YouTube 视频、写成博客和出版盈利性书籍。这些实验基于实验室中二维层面培养的细胞、动物（用上年轻雄性老鼠就算好了！）和特别富有的个人——他们有着好的皮肤、御用厨师和私人教练。在 Ins 上看起来光鲜亮丽，不能取代对组织微环境及其对狡猾癌细胞控制作用的仔细考量。

即使如此，我们永远都不能避免我们身体内部生命运作过程造成的改变。癌症是生命系统本身的一个漏洞：我们得癌症是因为我们避免不了。DNA 测序显示，我们所有的细胞，无论健康还是癌性，都充满了突变，很多是由基因组里刻苦工作的正常生理过程导致的。所以不可能确切地说出任一肿瘤是由什么导致的。我们的身体已经进化出在一定时期内抑制癌症的能力，但是在某些时刻，一旦骗子细胞变成它所在组织最适应环境的细胞，它就会成功打败规则。

很明显，我们需要更多基础实验研究，以便理解在我们少不更事的时期，是什么保持我们身体健康，以及我们怎样能让自己朝气蓬勃的体格完好无损。肿瘤成形和发育后的过程已经获得很多关注，但是却几乎没有人反其道而行之：健康组织中发生了什么从源头上阻止癌症发作？聚焦于我们为什么生病——而不去管我们为什么能保持健康——是一件比较容易的事情，因为这能把激动人心、有利可图的研究变成疗法。

事实上，癌症最大的一个风险因素还是年龄。但是除非你非常聪明、能发明时间机器，否则你又能奈它何？直接将死神的沙漏[1]劈头盖脸地甩给人们无济于事，而告诉大家"每天吃五份果蔬，防

---

1   译者注：西方文化中，死神的沙漏和死神的镰刀都是死神的标志性器具，据传沙漏与镰刀有相同的效力，人们只要盯着死神的沙漏就可以看到他们自己什么时候死。

衰老"[1] 对于一场公众保健宣传来说也是风过无痕。如果癌症是生命无法逃避、命中注定的一部分，我们确实需要认真思考一下：怎样在真正理解癌症产生和扩散原理的基础上预防癌症？

简简单单地告诉人们要戒烟并不能将癌症病例降到零，尽管戒烟能让全世界每年减少数百万例早逝。将环境中所有的空气污染和有毒化工物质都去掉也只是仅此而已。然而，无论我们试图活得多么健康，我们当中也不曾有人越活越年轻。对于相当多的人来说，癌症都是在劫难逃，甚至（如果我们活得足够久）所有人都注定躲不过。

你也许曾见到过生日卡片上写着类似"你感觉多年轻，就有多年轻"的祝福语。然而，就癌症而言，你的组织微环境有多年轻，你就有多年轻。不过，尽管电视节目承诺通过出色的理发、整形，甚至听起来更神乎其神的冻龄药剂，你就能看起来"年轻十岁"，但了解体内状况重要得多。

就像奥斯卡·王尔德（Oscar Wilde）笔下的男主人公道林·格雷（Dorian Gray），你可能看上去状态颇佳，但是你内部器官的细胞完好性或许相当于你生理阁楼里藏着的一幅形容枯槁的肖像画[2]。还需要大费周章地探索如何保持身体组织鲜活美丽，才能尽可能久地遏制骗子细胞产生。让所有过程慢下来，"保鲜"个 5 年或 10 年，将会大有不同；抑制个 20 年或以上，将产生翻天覆地的变化。

1　译者注：世界卫生组织的倡议。
2　译者注：奥斯卡·王尔德在作品《道林·格雷的画像》中描述了一个将画像作为人性的镜子、反映出人性真实情况的故事。

即使是最好的预防措施也只能让我们做到这一步。这幅图景的另一个重要组成部分是尽早诊断出癌症，因为在患癌初期立刻通过手术摘除最有可能治愈。新闻上经常冒出"简单验血能测出癌症"之类的报道，通常是基于这样的观点：肿瘤可以通过濒死癌细胞排入血液的某些缺陷分子或变异 DNA 碎片探测出来。这项技术非常酷，也很令人兴奋，但是发现即使健康组织也会包含"癌症基因"，给本就复杂的情况又增添了一抹扑朔迷离。我们需要非常确定，这类化验探测的，是即将扩散、亟待治疗的恶性肿瘤，而不是仅仅揪出不太可能制造麻烦的可怜的克隆体。

进行揭示体内癌症存在的验血，而不指明确切位置，同样收效甚微。但是随着 CT 扫描和 X 射线等成像技术变得越来越灵敏，它们揭示出我们身体内各种各样的肿块和凸起。我们看得越仔细——无论是观察肿瘤还是基因突变——就会发现越多的怪异之处，正如放大苏格兰地图会显示更小的岛屿，从一目了然的斯凯岛（Skye）、刘易斯岛（Lewis）、哈里斯岛（Harris）或是莫尔岛（Mull），到仅仅居住着海鸟和海豹的弹丸之地。我们怎么知道扫描图像中哪些地方有可能是危险的、哪些又是无害的？

我们通过举例来论证。每年有成千上万名接受乳房 X 光筛查的女性被告知一件令人痛苦的事情：她们的乳房中有一个被称为"乳腺导管内原位癌"（DCIS）的肿起。这种小型肿瘤可能会也可能不会导致完全型癌症。乳腺导管内原位癌在乳房筛查广泛应用之前甚至闻所未闻，如今在所有已知乳腺癌病例中占大约四分之一。伴随着忧心忡忡和惶惶不安，一些妇女会接受外科手术，甚至也许会接受化疗和放射疗法来摆脱这个疾病，以防万一。但是目前来说，我们没有办法知道她们的肿块是否会造成问题，这造成了一大堆不必要的治疗和担心。

一个深入人心的说法认为：既然癌症筛查可以拯救生命，那么筛查越多越好，不是吗？但是，筛查必须是恰当的、确实是要拯救生命的，而不是通过发现无关痛痒的肿瘤徒劳地增加生存率的统计数据。在我们进一步了解细胞和组织微环境间相互作用的同时，也出现了更尖锐的伦理问题。给人们进行不必要而徒增压力的治疗，最终可能会扰乱他们的组织微环境，改变自然选择的压力，在之后的阶段促使真正恶性的克隆体滋生。

放任不管并且说"没办法，这就是生活——你对此无能为力，甚至明天就有可能发生车祸！"但是也许有办法拨慢时间指针，比如找到维持细胞小小领地的干预措施，而不是让任意一个癌性克隆体失去控制。无论是通过生活方式还是服用药剂进行干预，我们能否帮助自己的组织尽可能久地遏制骗子细胞产生？进一步说，我们又怎样对这些长期防癌措施进行检验？对那些寿命可以用月或年来衡量的癌症病人进行临床试验相对简单，但是我们怎样检测可能要花几十年的时间才能显示是否有效的保护性干预措施呢？其中一个解决方式可能是找到反映组织内情况的替代指标，比如通过监测正常组织中不断变化的克隆体拼凑物，或是测量排入血液中的DNA突变程度。即使是这样，长年给健康人群服用预防性药物仍然涉及重大的伦理问题，因为这可能具有未知的长期副作用。

通过遗传学及克隆技术的这些细致工作，关于癌症起源和发育的一个新观点开始浮现出来：正常细胞变成晚期转移性癌症的过程不像积累起一连串突变那么简单，所以我们也不能指望治疗癌症会像从购物清单上划去采购项目那么简单、会有某种针对性的疗法。我们所有的细胞都有突变和选择的潜力，也有可能出现细胞骗子，而它们接下来会形成致命癌症。一旦个别恶性细胞长成肿瘤，这一进化过程就不会停止，只会每况愈下。

第 6 章

自私的怪物

20 世纪 90 年代和千禧年代的基因革命有望令癌症疗法面目一新。恶性基因会驱动细胞野蛮生长，而通过给这些恶性基因编目并研发具有高度针对性的治疗方法来阻止它们，研究者和医药公司越来越自信：治愈胜利在望。在这场以靶向药物为目标的长征中，格列卫就是一大典范——这种治疗方法真切地改变了慢性粒细胞白血病患者的生存状态。不幸的是，人们发现格列卫的辉煌成功很难在其他癌症中复制。

我脑海中印象最深刻的例子是佐博伏〔Zelboraf，维罗非尼（vemurafenib）〕，这种药物旨在关闭兴奋过度的 BRAF：BRAF 是一种基因缺陷，能够驱动超过一半的黑素瘤皮肤癌。2010 年，维罗非尼背后的公司宣布了 PLX4032（这种化学药品最终被称为"维罗非尼"）早期临床试验的初步结果。这个结果令人印象相当深刻，登上了世界各地新闻媒体的头版头条。在参加研究的 32 个病人中，有 24 个病人的肿瘤缩小了至少三分之一，另外两个病人的肿瘤完全消失，而副作用微乎其微。时任维康基金总裁的马克·瓦尔波特爵士将这个突破誉为癌症研究的"盘尼西林时刻"。令人啼笑皆非的是，他说对了。

几年前在闷热的会议大厅里，看到一位研究员在身后的屏幕上放出两张照片，在座的我扼腕叹息。第一张显示了一位即将开始服用维罗非尼的黑素瘤晚期男性患者。他很憔悴，气色不好，肿瘤赫然出现在他羸弱的肢体上，就像树枝的结节。在第二张照片中，这个男人几乎叫人认不出来了：他饱满健壮，精力旺盛，没有一点黑素瘤的明显迹象；而就在几个月前，黑素瘤还在摧残这副躯体。就连多疑的科学家也不禁称之为奇迹。

下一张幻灯片让我们跌回现实中，叹息声历历在耳。第三张照片拍摄了开始治疗一年左右后的他，跟第一张几乎一模一样。疙疙瘩瘩的肿瘤杀了个回马枪，由内而外地吞噬着他的身体。尽管这种治疗方法在他癌症症状缓解期间赋予了他良好的健康状态，但是这种方法充其量只换来了短短几个月的健康。

这种令人心碎的消息我们太熟悉了。我们很多人都听过某位癌症晚期患者的病症看起来对治疗反应积极，结果有一天癌症卷土重来，我们却别无他法。新一代分子靶向药物在治愈癌症方面的失败，令研究界的诸位困惑而心灰意冷，更别提病人和他们的家属了。个中缘由显而易见，却被大多数科学家、医生和医药公司忽视了几十年。我们不能单单致力于治疗患者体内的癌细胞，还面临着生命本身最基础的过程：进化。

1928 年盘尼西林的发现改变了历史进程。抗生素将威胁生命的疾病变成无伤大雅的微恙，革新了外科手术的安全性，并且让死于产后感染的女性人数显著下降。无论是哗哗作响的药片瓶，还是尝起来很不自然的口服液，小到鼻塞、擦伤，大到严重感染，医生给各种病开具抗生素处方。发现例行使用抗生素可以增加畜牧产量后，抗生素在美国和其他很多国家广泛使用。但是人类对这些强力药物不假思索的肆意滥用导致了灾难性的后果。

细菌在短短 20 分钟内就能繁殖，适宜条件下一晚上就能从 2 个变到 4 个到 8 个再到数百万个，并且一边分裂一边在它们的 DNA 中积累起突变。大多数突变都是有害的，会阻碍分裂或造成细胞死亡；但偶尔会出现某种优势变异，比如在某种药物介入的情况下依然能够生长。抗生素治疗起着强选择压力的作用，消灭掉对这个药物敏感的所有细菌，但是让那些形成耐药性的变异个体繁衍下来。因为细菌复制得非常快，携带这种耐药性突变的细菌长势很快超过其他细菌，然后就接管了整个细菌种群。细菌还喜欢相互交换被称为"质粒"的 DNA 碎片，如果一个潜藏在质粒上的基因带有对抗生素的耐药性，耐药性可以很快传给其他菌体，即使它们属于不同的物种。

发现盘尼西林还不到一个世纪，抗生素的滥用就不可阻挡地导致了耐抗菌药物超级细菌的进化，引发了一场全球性健康危机。今天，整个欧洲每年大约有 2.5 万人死于耐药性感染——在即将到来的下一个十年中，这个数字注定要显著攀升，因为耐药性菌种在不断产生和扩散，而医生不久后将黔驴技穷。专家警告道：除非尽快采取措施，提出更好的化验、治疗方法和策略来对抗耐药性进化，否则我们将处于抗生素后的末日。令人沮丧的是，早在 1942 年，研究者第一次记录下对盘尼西林有耐药性的传染病扩散时，或许就预测到了这件事。

癌症不是细菌感染，却和耐药的超级细菌承受着同样巨大的进化压力。到确诊的那一刻，肿瘤往往已经包含了数百万个细胞，其中很多都有着自己的基因变异以及生理怪癖，让它们适应周围世界的变化并进化。这些变化包括化疗以及靶向治疗的出现。在这些变化中的某处，或许已播下了耐药基因的种子。

欢迎了解耐药性

每年有数千篇论文发表在科学期刊上，详细介绍国际癌症研究界的劳动成果。大多数成果乏善可陈，给科学前沿带来的推进作用微乎其微。但是在 2012 年 3 月，《新英格兰医学期刊》（*The New England Journal of Medicine*）刊登的一篇论文改变了一切。在这篇论文里，查尔斯·斯万顿（Charles Swanton）教授发表了他的创新见解。查尔斯教授在英国癌症研究中心的伦敦研究所（现在隶属于弗朗西斯·克里克研究院）工作，他雄心勃勃地从医生转行成为科学家，可以将两大资源有效结合：癌症病人和新鲜出炉的 DNA 读序机器。

到此刻为止，大型研究已经揭示出不同个体之间肿瘤基因的惊人差异，说明我们需要基于每例癌症的基因构成采用靶向疗法，而不是一种通用的一刀切治疗方法。这所言不虚，因为我们现在已经知道每例癌症作为一个独立的进化事件产生，有着自己独特的一套随机突变事件。但是这种方法依赖于一种假设：一个肿瘤内所有的细胞作用相同，在直截了当的基因宾果[1]游戏中，积累了一组同样的驱动突变。这在部分程度上是由于当时 DNA 测序技术的局限性：当时测序技术需要从大块肿瘤中提取相对大量的原材料，或是从实验室里培养的数十亿细胞中提取出来，全部混合在一支试管中。

随着技术变得更加灵敏，情况开始看起来更加复杂。2006 年，寻找变异版诱癌基因 EGFR（让细胞对特定的靶向疗法具有耐药性）的研究者发现：肺部肿瘤中的一小部分细胞在治疗还没开始时就已经携带了这种耐药性变异。几年后，科学家证实：血流中流动的看上去一模一样的白血病细胞，可以根据某些基因标记被清晰地划分到不同的族群。

到 2010 年，研究者已经发现：原发性胰腺癌产生的继发性肿瘤，虽然基因上与初始群落有关，但是在转移过程中似乎积累起了一系列新的突变。然后在 2011 年，一个中国研究团队发现：单个大型肝脏肿瘤的相邻片段中，突变诱发基因组不同。同年，纽约的科学家将一小块乳腺癌肿瘤分离成一百个单个细胞，并给每一个细胞进行 DNA 测序。这些细胞大致属于三种有所区别又彼此相关的家族群，每一个家族群都有自己独特的基因优势和劣势。

一幅令人不安的画面开始浮现轮廓。每一个肿瘤实际上都是相

---

1   译者注：宾果，根据《美国传统字典》，是一种碰运气的游戏，每个牌手有一张或多张印有不同数字的方块牌，当由叫牌人抽到并宣布各自的数字时即在方块牌上记分。第一个记下完整数字列的牌手为赢家。

关但基因不同的细胞团（克隆体）拼凑而成的，其中一些细胞包含与扩散转移或耐药性有关的变异。不过虽然这些研究都很发人深省，它们中却没有一项真正捕捉到个体癌症内部的基因多样性，也没有领略这些克隆体形成及进化的过程。

接着出现了伊维。

医学保密原则让我们无从知晓他们的姓名或性别，但是伊维（EV-001 号患者）开启了通向癌症内部世界的一扇窗，让我们见证前所未见的癌症世界。这些病人被诊断出几乎占据一个肾脏的大型肿瘤，而这颗肿瘤已经开始对另一个肾下手。伊维的肺部也布满了继发性肿瘤，其中一个特大增生在胸壁上安家落户。外科手术是最好的治疗选择，尽管前景看上去一定很黯淡。但是在挨刀子之前，他们决定志愿参加一项临床试验，检测一下六周疗程的药物飞尼妥〔Afinitor，依维莫司（everolimus）〕是否可以先缩小肿瘤，再让肿瘤更容易被切除，如果感觉有效，就继续后续疗程。

在伊维们经历手术的时候，斯万顿和他的团队采集到他们的肿瘤，并分离成若干碎片：9 个来自大的原发肿瘤，两个来自胸部肿瘤，另外又取了整个小型继发性肾脏肿瘤。然后他们花了 3 年时间认真仔细地分析每一片的 DNA，把他们所能找到的所有基因变化汇编成目录。结果令人着迷而不解：尽管它们都明显地互相关联，并且共有很多相同的突变，但是没有两个样本在基因上是一模一样的——甚至两个彼此相邻的部分都不同。更有甚者，较远的继发性肿瘤与产生它们的原发肿瘤明显不同。下一步就是搞清所有这些细胞团是如何产生联系的，从而绘制出它们的进化路径。

他们是这样做的。想象你正在观看一幅照片，里面所有人都来自一片遥远陆地的一个庞大怪异的家庭。首先，你注意到他们每一个人都有着明亮的蓝色头发，而这个国家所有其他人都是深色头发。这告诉你关于蓝头发的基因改变一定发生在很长时间以前，也许是第一样使得这群不同寻常的人与其他普通人区分开来的事物。

然后你发现这个家庭的成员约半数每只手有着六根手指，而其余的人则有五根。这个基因变异一定发生在头发颜色改变之后，但是仍然很早，当时家族里还没什么人——一半人有六指突变，所有继承了这一突变的后代将它代代相传，而其他人则不会。

最后，你意识到每个人都有不同颜色的眼睛——红色、黄色、绿色、紫色，不一而足；以及各种各样的其他特性。最后这组基因变异一定是最近发生在每个人身上的，因为它们是每个个体所独有的，而不是整个群体共有。

哪怕是对于业余的系谱学者来说，这些信息都足以建立起一个简易系谱图，展示出这个家族如何逐渐分化及演变，厘清潜在基因缺陷间的关联：这个宗族的始祖体内，发色基因最先改变，然后是决定手指数量的基因，接着是决定眼睛颜色等的基因。通过将这种原理应用到伊维肿瘤中提取的小团块的基因数据上，斯万顿得以拼凑出一幅不同细胞克隆体的家族系谱图，将分化出的每个新基因变异看作原主干的一个分支。来自该临床试验其他三位病人的多个样本证实，斯万顿他们看到的是真相：每个肿瘤由相关而不同的克隆体构成，每个克隆体兼有共同和独特的驱动突变。

由此诞生的一篇论文发表在《新英格兰医学期刊》上，其中肿瘤系谱图里的简笔画人物工整有序，让人莫名联想到近两个世纪前另一位科学家绘制的系谱图。科学有着奇妙的轮回，那名科学家也叫查尔斯。

1837 年的一天，痴迷藤壶的低音管爱好者[1] 查尔斯·达尔文（Charles Darwin）在笔记本上翻开了崭新的一页，写下一行字："我认为"。紧接着在这行字下方，他勾勒出自己设想的生命系谱图：新物种在随着时间适应和改变的过程中，从较古老的已灭绝物种中开枝散叶。这个简易版概念是其自然选择进化论的核心，搁置已久后最终在 1859 年发表。从那以后，从地质学到遗传学，科学的方方面面都有证据支持他的主张：进化构成了地球上生命的多样性。

进化在这个星球上进行了 40 亿年，令有机体适应千变万化的环境，无论是幽暗的海洋，还是令人呼吸困难的山顶。基因随机变异（通常是 DNA 复制和细胞分裂过程擦枪走火的结果，或受到辐射和化学物质等外力影响）让各类物种形成了各自稍有不同的特征。这些改变大多数要么有害，要么没有影响，只有一小部分是幸运的生理红利——这种调整让受体比起同类稍稍高大一点、强壮一点、小巧一点、聪明一点、结实一点、条纹多一点，或是斑点多一点。

在面临捕食、食物短缺、缺乏生存空间、气候改变或其他任何

1　原注：在达尔文人生的好几十年中，他一直对蚯蚓很着迷，而且他去世前 6 个月出版的最后一本书就是关于蚯蚓习性的论述。为了验证蚯蚓的听力，他着手制造了一场锣鼓喧天——老达尔文吹着锡哨子，他的儿子大声地吹奏着低音管，接着大喊大叫并重重敲击钢琴键。最终，达尔文总结道，虽然蚯蚓对空气中的震动敏感，但是它们对于达尔文家的音乐才华却不为所动。

你能想象到的选择压力时，这种变化对其有利。所以，这些经过略微改良的动物、植物或微生物也有了细微的繁殖优势，更有可能将他们有益的基因宝库传给下一代。经过数百万年的漂洗和反复，才有了如今的我们，才让地球上遍布林林总总或多或少有一定亲缘关系的物种，每一种都能在40亿年前的共同祖先中找到自己的基因根源。

查尔斯·达尔文对于物种起源总结道：有机体在回应选择压力的过程中适应并改变。和这一样在所难免的，还有查尔斯·斯万顿的研究结果：身体中的癌症以同样的方式进行。一大群基因混杂、快速复制的癌细胞上演着微缩版的进化，每一小群细胞兀自奔赴自己的"惊险岔路口"[1]。继发性肿瘤亲缘关系较远，有着自己的一套分子模式和怪癖。所有这些克隆体都来自同一个祖先细胞，然而它们在发病过程当中却走上了岔路，沿路积累起新的突变和变异。

在你产生"癌症纯粹是关于基因和遗传学的疾病"这样的印象前，可别忘了还有表观遗传学——"先天+后天"等式中的"后天"部分。我们的基因组布满了各种各样的分子标记和标签，被称为"表观修饰"，用简单的DNA测序技术无法轻易识别。就像放在食谱书中标记钟情菜色的便利贴一样，表现修饰标记体内外环境改变下基因活动的模式，包括饮食结构、压力、锻炼等。这些修饰有很多混入了肿瘤，可能通过开启或关闭基因而未必积累突变，起到使癌细胞适应身边变化的作用。比如，在低氧条件下，某些肠道

1　译者注：《惊险岔路口》（*Choose Your Own Adventure*）是一套分支情节游戏书。

肿瘤会关闭一种被称为 MLH1 的关键 DNA 修复基因作为回应——这种改变只有通过观察该基因附近表观标记的改变才能检测出来，它们不是靠 DNA 测序可见的潜在突变。

仅靠粉碎大块组织来寻找肿瘤中突变的任何技术都会丧失这一切细腻的多样性，就像将 20 种整块水果搅拌成思慕雪[1]，然后指望能够在充满菠萝的味道中尝出单纯覆盆子的味道一样。对包含抗药突变的小细胞团来说尤其如此：耐抗治疗的突变起初可能不明显，但到后期可能会成为致命因素。

科学家将这种突变拼凑物称为"肿瘤异质性"，它可以告诉我们很多基础基因层面个体肿瘤生长演变情况。从全球范围来看，进化形成了地球上丰富多彩的物种。但是肿瘤内的基因多样性是一个大问题，也是大多数晚期癌症治疗方式最终失败的原因。从先天角度来讲，一个物种内生物体之间的基因差异意味着通常有一些坚强的个体即使面临最严酷的条件也能适应并存活。

在癌症中，放射疗法、化疗和分子靶向药物的猛攻发挥着选择压力的作用，将敏感的细胞排除掉，并杀死它们。然而，可能有几撮耐药细胞块成功渡过难关，卷土重来。这不是治疗方式的错，而是进化在起作用。成也萧何，败也萧何：打造纷繁生物的特性也造成了生命系统的漏洞。就像连环画中从毒沼泽里走出的恶棍，力量是原来的 10 倍，野蛮程度是原来的两倍。杀不死癌症的治疗方式，只会让它更强大。

1　译者注：一种冰沙。

大树和树干

如果我们把视野从组织微环境的幽闭恐怖范围扩大到更广阔的世界，将会更容易理解进化层面的癌症。假设一位生态学家准备测量一大片非洲稀树草原的生态多样性——他穿着结实的皮靴、印着污渍的短裤，胡子拉碴。要调查该区域的每一英寸土地根本不切实际，所以相反，他们选取几块小区域作为象限，清点每个部分的动物和植物数目，以期获得代表整体的样本。然而，这种方式存在风险：如果某些稀有但是具有重要生态意义的物种碰巧落在调研区域之外，就会错过它们。同样，对于一个肿瘤的基因分析往往通过观测单一快照，指望它能代表这种疾病，却可能错过携带耐药种子的稀有"品种"细胞。

从早些时候开始，世界各地诸多研究者就已经开始研究各式各样肿瘤中的基因异质性，对相关细胞团的进化演变进行编目，并试图将异质性同肿瘤生长速度及耐药性联系在一起。一些肿瘤的系谱图看起来像海枣树，很长时间内几乎没有基因改变，然后是一段急促剧烈的进化活动。它们的突变存在于"主干"中且为所有细胞所共有，如果能够找到针对这种突变的药物，那么这类癌症也许就可以被治愈。其他种类癌症的系谱图更像是坚硬的橡树，当出现新的驱动突变促使细胞克隆体扩张时，会有几根明显的枝丫伸展开来。将几种药物并用也许有望修剪树枝，但是这并不像是劈开一棵海枣树那么容易。有些系谱图像是蔓生的灌木，纷繁枝条拔地而起，到处交织缠绕，让任何疗法都无从下手。[1]

就在查尔斯·斯万顿团队给他们 2012 年的肾脏癌论文最后润色的时候，聪明的研究生新生尼古拉斯·麦格拉纳汉（Nicholas McGranahan）加入了该实验室。不可思议的是，短短几年后，这名学生就成了伦敦大学学院的一位团队负责人。麦格拉纳汉仍然与斯万顿密切合作，如今主要研究肺癌——世界上造成癌症死亡的罪魁祸首。

尽管很多肺部肿瘤在相对较早的时期被发现，那时它们还非常小，但是它们往往会铺天盖地地迅猛扩散。并非总是能够进行外科手术和放射疗法，而化疗也收效甚微。尽管研发了很多靶向药物针对肺部肿瘤中最为常见的基因变异，但是耐药性几乎在所难免，而存活期通常以月而不是年来计量。作为大型项目 TRACERx（追踪用药期间癌症演变）的一部分，斯万顿、麦格拉纳汉和他们的同事们正在绘制 800 多位病人的基因拼凑图，从诊断、治疗到复发，每一步都提取多个样本。

令人沮丧的是，他们的发现带来了更多问题而不是答案。就连最小的肿瘤都是由不同基因的更小细胞克隆体“缝合”而成的微缩拼凑图。更让人迷惑的是，经常有相同的突变出现在一个肿瘤的两个或更多部位，让人以为这个突变一定是普遍的（用科学术语来讲，也就是“纯系的”），结果却发现另一块癌组织并没有

1　原注：讽刺的是，这些树枝般高度突变的肿瘤对于新型免疫疗法的药物来说，似乎更适用，因为它们的基因奇特古怪，比起更普通、更隐秘的肿瘤更有可能吸引免疫系统的注意力。

这种突变。

麦格拉纳汉所谓的"克隆性错觉"在肺癌中尤其普遍，对于选择该患者最合适的靶向疗法来说就成了问题。毕竟如果有可能的话，你想选择针对普遍克隆突变产物的药物，从而大概率对体内各个癌细胞起效。但如果到头来你测序的细胞簇碰巧不具备这种突变，那么这种治疗方式迟早会不可避免地失败。但是等等——还会更糟。

令情况更加混乱的是，麦格拉纳汉表示：癌细胞不但能够在进化过程中积累起新的突变，而且有时还能成功修复自己。他和他的同事发现越来越多的病例中，肿瘤内所有细胞在患病初期就携带了某种特定突变。但是，当他们查看晚期的样本时，他们发现这些受损细胞的后代似乎进行了自我修复。如果这种修复工作提供了一种选择优势，比如让细胞耐抗治疗，那么这个发现又具有了重大的意义。癌细胞自我破坏和修复的能力凸显出这些进化过程的动态多变。

此外，尽管癌细胞似乎像是一个很狡诈的敌人，见缝插针地迂回前进，无孔不入地利用新地盘生存，这种进化的灵活性是要付出代价的。进化不是一位工匠或工程师，从容地给任何问题设计最佳方案；它更像百战天龙（20 世纪 80 年代美国电视剧《百战天龙》[1]的主人公），牢牢抓住他要帮助的对象，带出困境、让其生存。我们的主人公总能在片尾字幕滚动前摆脱麻烦，与他不一样的是，绝大多数癌细胞并不能成功活下来。大多数突变在正常情况下是有害

---

[1]   译者注：剧中的马盖先为美国政府的一个绝密部门工作，他运用他过人的天赋、非传统的手段和丰富的科学知识拯救他人。因此也被叫做百战天龙。

的，导致细胞死亡或是严重怠惰。正是在治疗手段严酷的选择性猛攻下，它们才能扭转败局。

让细胞耐抗治疗手段的这些改变同样也让它们行动迟缓，即大多数时候它们生长和增殖的速度不如对药物敏感的细胞那么快。但是如果生命力更强的细胞被一通化疗或靶向治疗消灭掉，增殖缓慢的细胞突然就成了唯一幸存者。所以只是针对看上去蓬勃生长的细胞还不够——我们还需要关注那些安静的细胞。

令人郁闷的是，科学家已经发现耐抗靶向疗法的种子一开始就已经存在。关于一名骨髓瘤（感染白细胞的癌症）患者的一份详细研究显示：最终淹没白细胞的癌细胞来自患病初期就存在的小克隆体。然而，它以某种方式抵挡住了医生向它抛来的所有治疗手段，最终所向披靡、独占鳌头。

另一篇 2016 年的论文对比了治疗前后成髓细胞脑瘤样本的基因构成，显示出自然选择作用下的残酷现实。在超过 30 位病人中，研究者发现治疗后重新长回来的癌细胞本来就存在于最初的肿瘤当中，但只存在于局部。一旦通过放射疗法消灭掉肿瘤的大部分，这些不明显的耐药细胞就可以在这一地盘来去自由、为所欲为，并会很快接管这里。在很多病例中，包含所谓普遍驱动突变的原初细胞克隆体，没有一个在治疗后仍然杵在那里。如果这是一部警匪片，就好像是角落里低调的新手，一旦竞争完全消失，他就崛起成为黑帮老大。

还有另一个问题，因为罕有提及，变成了癌症治疗界一个不可告人的秘密：很多传统的化疗药物和放射疗法通过破坏 DNA 起作用，结果造成了更多可能增加耐药性的突变。新一点的靶向疗法也难辞其咎。2019 年年底发布的一份研究显示：在某些针对分子变异的靶向药物作用下，肠道癌细胞激活了更多出错 DNA 复制机制，增加了引入新变异、耐抗治疗的概率。

2012 年，密苏里华盛顿大学的科学家们观察了 8 位急性型骨髓白血病（AML）患者的 DNA——他们都接受过化疗，但是在短短几年内就故态复萌。在所有这 8 个病例当中，他们都发现了似乎是治疗酿成的基因改变迹象。在这些研究者发表于《自然》杂志的论文中，他们写道："尽管需要采用化疗来初步缓解急性型骨髓白血病的症状，但是我们的数据也表明化疗可能会通过产生新变异加剧病情复发。

换句话说，尽管化疗是治疗白血病唯一有效的疗法，但是它有可能最终让一些病人的情况更糟。然而，情况并非总是如此。研究者们观察了一些服用泰道（替莫唑胺，会造成一种特殊且辨识度高的 DNA 破坏）治疗的脑瘤病人。他们发现存活下来的癌细胞 DNA 布满了新的突变，这些突变无疑是药物作用的结果。但是他们并非在每个病人体内都看到这种现象，也没有人确切地知道这种区别背后隐藏着什么。无论是什么原因，这绝对"来者不善"。

达尔文的复仇

随着 DNA 测序技术变得越来越快捷、便宜、灵敏，世界各地的研究者们开始更细致地拆分癌症基因拼图。各种研究结果铺天盖地，揭示出食道肿瘤、卵巢肿瘤、肠道肿瘤以及更多肿瘤内不同基因细胞的复杂样式。事实上，一组癌细胞的基因特性可能更接近一个完全不同的病人体内采集到的样本，而不是紧靠着这组癌细胞生长的细胞团。这些微小克隆体中的任何一个都可能包含让它们耐抗治疗（哪怕是最新、最昂贵的靶向疗法）的基因变异。而且，或许只要有一条漏网之鱼就能让癌症死灰复燃。

　　没有哪个医生和研究者——更别提病人——愿意听到这个真相。肿瘤在生长过程中进化并变得多样化，甚至一小团耐药细胞就足以让疾病卷土重来。查尔斯·斯万顿的肾癌论文引爆了癌症研究界，让肿瘤进化和异质性变成了最热门的热点话题，催生了世界各地的大型研究项目。但是这确实没那么出乎意料。

　　四十多年前，生于费城的科学家彼得·诺威尔在权威期刊《科学》上发表了一篇短文，题为"肿瘤细胞群落的克隆进化"。他认为，虽然癌症始于单个细胞，但是它们却通过一轮轮的突变和选择进化得更具侵略性且更耐抗治疗。他甚至发现有必要根据每位患者疾病的基因组成量身定制治疗方案，预示了好几十年后的精密医学时代。这篇论文结语的最后两行流露出让人不安的先见之明：

　　　　因此，每个病人的癌症可能需要个体专属的疗法，即使这样也无法抵挡耐抗治疗的亚系基因变体出现。需进一步研究，以期了解并控制临床癌症晚期前肿瘤内的进化过程。

到 1976 年诺威尔发表论文时，他已经作为所谓"费城染色体"

（负责驱动慢性粒细胞白血病这种血液癌症暴发的 DNA 粗短片段）的共同发现者声名鹊起。尽管声名显赫（至少在科学界），但是没有什么人给予他这篇论文太多关注。寥寥无几之中，儿童白血病专家梅尔·格里夫斯（Mel Greaves）教授关注到了诺威尔的研究。

20 多年前，当我们对肿瘤中的基因异质程度还一无所知时，他就出版了《癌症：进化的遗产》。在这本书中，他概述了自己的癌症观：癌症与进化具有内在而不可避免的联系，无论是我们人类作为物种的进化，还是癌症本身在体内出现和扩散时的进化。就算没有现代基因组学的后见之明，这个观点仍然经得起推敲，清晰有力地解释了自然选择原理在肿瘤内不同基因细胞团中的作用。但是，就像前辈诺威尔一样，没有人给予他太多关注。

根据 2011 年发布的一篇分析报告，自 20 世纪 80 年代以来所有关于癌症复发或耐抗治疗方式的科学论文中，只有大约 1% 提到了进化的概念；在接下来的 5 年中，上升到了依旧少得可怜的 10% 左右。在某种程度上，这无可厚非——直到最近几年，DNA 测序技术才发展到可以读取较小肿瘤样本中所有基因并追踪进化轨迹的程度，更别提要将这项工作重复数十遍甚至数千遍。现在就没有借口了。

在寻觅癌症进化观被长期忽视的原因时，我带着自己翻了无数遍的《癌症：进化的遗产》踏上了去癌症研究院的路，去拜访它的作者。他现在快 80 岁了，最近刚获得骑士勋章。当诺威尔刊登在《科学》上的文章发表时，他还在做博士后研究，刚开展癌症研究工作。格里夫斯有着进化生物学的背景，师从著名数学家兼遗传学家约翰·梅纳德·史密斯（John Maynard Smith）。这让他在业内人士大多漫不经心时很快就领悟了诺威尔观点的意义所在。

"我现在仍然很惊讶，那篇论文几乎没有引起反响。但是我认为它意义重大——它关乎生物学运作原理，所以人们不明白这一点令我非常吃惊。"他原本平静的语调激动得高亢了起来："达尔文在对DNA或基因一无所知的情况下把这一切都解决了！这个道理这么简单，这么令人兴奋，俘获着你——那么为什么还有人没注意到？"

我回想起沃格尔图的例子：在这幅线条简洁明了的图中，随着突变的宾果卡牌累加，细胞形成团块，再发展成肿瘤，依次递进。这幅图给研究者和医生看待癌症发育的方式带来了巨大影响。在很多方面，这非常像具有代表性的《前进的步伐》〔*March of Progress*，1965 年艺术家鲁道夫·扎林格（Ruddph Zallinger）创作的一幅画〕——从抓地行进的猴子到笨重的猩猩，从浓眉山顶洞人到健美直立的现代人，这幅图以直观排序的方式展现了人类的演变。

这幅画看上去引人注目、高雅美观，但它绝非对进化过程科学精准的描述。可是从那以后，它一直在不经意间误导公众对进化的认知。早在 20 世纪 60 年代，人们就开始明确：在过去的数百万年间，物种逐渐进化，一路上出现很多死胡同和歧路，形成的进化树状图盘根错节，如同交缠的桑葚丛，而不是笔直的线性阶梯。

智人可能是如今在世的唯一人类物种，目送走了我们祖先中所有的人亚科竞争者。然而化石记录中仍有大量证据表明他们存在过，分析他们久远的 DNA 也得出了一些有趣结果，表明这一路走来发生了很多物种间的性行为。我们还在继续进化，一起进化的还有跟我们关系稍远的亲缘物种后代——猴子、黑猩猩、大猩猩、倭黑猩猩等。试图用《前进的步伐》解释地球上所有灵长类复杂的进化关系，就像试图用沃格尔图和个别驱动突变来解释晚期转移性癌症的错综复杂一样，是徒劳的。

"遗传学和基因组学真是奇妙——我们可以看到所有这些复杂的变化，这不仅仅是一系列的事件。但是我仍然认为我们太过基因中心论了。"格里夫斯表示，"我更加推崇进化的模型，因为进化是各种事件发生的背景。而且令我震惊的是，更多的肿瘤学家并没有意识到耐药性是什么。这就是达尔文所说的选择，我的天，但是充分理解这一点确实不是一天两天能做到的。"

对于像梅尔·格里夫斯和查尔斯·斯万顿这样的人来说，癌症的进化性可能是显而易见的。其他人却对此摸不着头脑：癌症是一个不断变化的复杂系统，适应并进化着，而不是一个固定的靶子，可以一枪命中。或许大型金融组织和医药行业为寻觅魔弹投入了太多，所以我们不愿承认"一药永逸"的观点注定要败给达尔文学说。

事实上，就像格里夫斯给我指出的那样，一项针对单个分子的靶向疗法被打磨得越精确，我们就会越快看到耐药性的出现。可以作个类比：当生存环境中某一食物短缺，大多数动物都可以通过吃其他东西来迅速适应这种缺失，除非这个食物正巧是它们唯一所能吃的东西。

这同样可以解释格列卫在治疗慢性粒细胞白血病（由每个癌细胞内均存在的费城染色体融合产生的单一诱发基因引起）方面独一

无二、不可复制的成功。因为慢性粒细胞白血病的存在完全依赖于这种融合基因，所以消灭这种基因就相当于彻底根除了这种病。格列卫是我们所具有的最接近于"魔弹"的东西，却让我们误以为治愈癌症就是找到同类药物的直接过程。

进化的严峻考验

5 亿年前，生命很简单：细菌、变形虫，可能还有一些小型多细胞动物。然后一切都改变了。在短短[1]的 7 000 万～ 8 000 万年里，地球上的生命经历了名为"寒武纪大爆发"（Cambrian explosion）的加速进化时期，这期间大多数主要动物种群首次出现。

从浩瀚原始海洋浓稠温暖的水域深处出现的这群生物太不可思议了，就连恐怖片的道具组都会觉得太滑稽，拒绝把它们搬上舞台。其中一个——更正式的名字叫作齿谜虫——看起来就像一只上蹿下跳的长条状扫地器人；而威瓦亚虫属看起来就像维京海盗的头盔，区别在于把角换成了复叶状指；把一支开罐器放在一条龙虾上，就能看出奇虾的模样；内克虾像个瞪着眼睛的乌贼，摆动着两根触须；欧巴宾海蝎看起来像吞下一个吸尘器的五眼明虾；还有一种名副其实的怪诞虫——这种拇指大小的蠕虫浑身竖立着腿、牙齿和刺，仿佛刚经历一场恐怖至极的噩梦。

---

1 原注：从地质学层面而言是短暂的，所以古生物学者总是迟来一步。

德国生物学家理查德·戈尔德施密特（Richard Goldschmidt）描述伯吉斯页岩（夹在加拿大落基山脉之间的一条史前海床）中的这些奇特生物时，称之为"有前途的怪物"。这些住在伯吉斯页岩的怪异居民"前无古人，后无来者"。

如果确有唯一原因，那么寒武纪大爆发的潜在诱因仍然是个谜。研究者已经做出了各种各样的解释，从氧气浓度的突然增加，到低洼板块流水向海洋输送营养物质，乃至银河系爆发的宇宙辐射。也可能是某些偶然的创新突然启动物种的迅速分化，比如能够游进更高层水域，或在海床上一层黏腻的细菌（如一层食品保鲜薄膜般覆盖海底）当中穿梭，产生丰富的新生存空间和食物来源供探索。另一种可能性是视力的进化，在刚获得视力的捕食者和猎物之间触发了一场"吃与躲避被吃"的生物界军备竞赛——这与其说是一个狗咬狗的世界，不如说是一个怪物吃怪物的世界。

无论导火索是什么，寒武纪大爆发本质上来说是一场基因的兴盛。与小型突变推动自然选择的迟缓拖拉过程不同，进化势如破竹。戈尔德施密特所谓的"有前途的怪物"生理构造别开生面，极有可能是这些怪咖在海洋中博弈求存时基因空前重组的结果。然而，尽管在原始海洋中没完没了地出现千奇百怪的生命形式，但几乎没有一种成功存活。大多数灭绝了，除了加拿大山坡上不起眼的痕迹，它们可谓在当今世界销声匿迹。但是它们当中少数活下来了，进化成以我们现代生物审美标准看来更符合常理的有机体。

我们经常把进化看作以亿万年计算的郑重变化，由微小渐进的基因变化所驱使。身形如犬、四腿四趾的哺乳动物始祖马

（*Hyracotherium*）花了 5 000 万年才进化成现代马，这里有了稍微长一点的脖子，那里有了稍微结实一点的蹄子。如果你在树林中见到始祖马，你必须使劲眯着眼，才能看出马类后代的踪影，但至少它还在动物变动的正常范围内。这种渐进的进化历程就像早期癌症或童年期肿瘤的表现。而晚期癌症汹涌的基因多样性看起来更像伯吉斯页岩中层出不穷的奇怪化石。

就像戈尔德施密特对寒武纪海洋生物的感觉那样，癌症是"自私的怪物"，在病人一生中猖獗而快速地进化。基础的生理过程仍然在起作用，狂飙突进而不是像深时[1]冰川滑行一样缓慢。如果有足够的细胞、时间、基因燃料及选择压力，癌症的熔炉内会发生你所能想象的一切：在"适应或死亡"的竞赛中，新细胞诞生、死亡并重新排列它们的基因组。赢家们靠让自己存活并日后繁殖的创新上岸，而输家就此灭绝。

多亏了桑格研究所的团队，我们现在知道到了中年时，我们的身体就是东拼西凑的突变细胞克隆体，在拥挤的组织环境中推搡着争夺空间。但是那些突变大多数是较小而相对特殊的变异，一些碰巧发生在所谓的诱癌基因当中。除了这些以外，基因组剩下的部分看起来相当正常。尽管目前无法查明不断壮大的危险细胞群究竟何时形成癌症，许多病例的关键事件似乎是推动寒武纪大爆发的这种基因重组启动——这种特点被称为"染色体不稳定性"。微小突变逐渐作用之余，癌细胞基因组一团乱麻：基因片段整段整段地被复

---

1 译者注：深时（Deep time）是个地质时间概念。

制或删除，大段的 DNA 在基因组中七零八落，乃至整条染色体被复制或完全丢失。

通过利用 DNA 测序数据来重建个体癌症的进化轨迹，研究者发现癌症前期的隆起和缓慢生长的肿瘤往往走的是一条更从容淡定的达尔文式进化路线，逐渐积累起各处的新驱动突变，历经十年或是更长时间。其他轨迹表明染色体早已出现不稳定的迹象，导致迅速增殖、在体内快速扩散，极有可能耐抗治疗方法。基因大爆炸为肿瘤内的进化熔炉添柴生火。一旦开始，就很难停下来。

自从一个多世纪前汉泽曼和勃法瑞公布发现以来，我们已经知道了癌细胞的染色体数目往往会出错。这种现象被称为"非整倍体"：在细胞分裂（有丝分裂）期间，若染色体无法正确分配，就出现了非整倍体。一个子染色体被复制成了很多个。若一条子染色体最终得到太多，而其他染色体得到的太少，那么结果就是细胞要么丢失数千段基因，要么一次性得到双倍。有时，细胞直接跳过整个分裂步骤、进行另一轮 DNA 复制，导致整个基因组翻倍。

如果染色体数目（对应基因数目）仍然保持平衡，这或许无伤大雅；但是拥有那么多染色体让进一步的分裂变得棘手，增加了一个或多个染色体在日后细胞循环中丢失的可能性。拥有额外的 DNA 还意味着有更多的基因燃料用来进化，因为这些额外染色体中的任何一条都可能进一步积累起自己的突变。

想象一场足球赛双方各有 22 名球员而不是 11 个——这场比赛或许混乱不堪，但至少行得通。撤走一支队伍的所有前锋或守门员，就在两队之间形成了重大失衡，大幅增加了一支队伍的胜算。

当每个球员的损伤越来越多——相当于癌症中进一步的突变，这场比赛就变得越来越不平衡。

有丝分裂期间出现的染色体失衡问题一直令李荣（Rong Li）颇感兴趣。如今，她在巴尔的摩约翰·霍普金斯大学医学院担任细胞生物学教授，而对有丝分裂的热情自 20 世纪 80 年代她读研期间就开始了。当时是细胞分裂研究的鼎盛时期，刚刚发现为细胞循环供给动力的分子引擎，为研究机遇开启了一片新天地。作为初露头角的年轻团队负责人，李荣致力于研究酵母中的有丝分裂，希望了解染色体如何始终正确地分配给每个子细胞。尽管她勤奋地规划、认真地实验，结果却出人意料，成为她早期科研生涯中最重要的事件之一。

李荣和她的同事当时利用基因工程去除了酵母中的乙型肌凝蛋白（Myosin II）基因。该基因编码的微小分子发动机为细胞分裂的最终分离阶段提供了物理驱动力。从酵母到人类，几乎所有生物均是如此，说明这个基因对于生命来说也许不可或缺，于是李荣的假设：如果没有这个基因，细胞会死亡。她错了。

尽管大多数转基因酵母细胞死亡了，还是有少量顽强的细胞幸存下来——奇形怪状的细胞彼此粘连，显然在艰难地分裂着。出于好奇，李荣小心翼翼将它们挑出来，放进一盘新鲜养料中，想看看会发生什么。令她惊讶的是，几个微小的细胞群开始生长了。再一次，她选出了最大的细胞群，将它们放进一个新盘子。这次有了更多细胞群，它们长得更快。又一次，她拣出了最壮大的细胞群，将它们转移进一个新家，如此循环往复。

　　李荣事实上在操纵一场终极酵母淘汰赛，只有最顽强的幸存者可以进入下一轮比赛。在经过十余轮选择之后，她最终得到了与正常细胞并无二致的酵母菌落，然而其中依旧没有之前被认为至关重要的基因。它们在她眼皮底下进化了，成功处理掉一个重大的基因阻碍，但是当她观察这些酵母，想看看它们是否产生了进一步的突变以某种形式补偿这种缺失时，她一无所获。那么这些酵母究竟是怎样做到的？

　　她发现不对劲的唯一地方是非整倍体——所有的酵母染色体数目均不相同，而不是通常情况下的 16 条。它们不但学会了和这种异常安排和谐相处，还利用它们额外的染色体作为工具创造出新的特性。她成功培育出的 45 株超级酵母当中，有 10 株生长得跟正常细胞一样良好。但是它们只进化出 3 种方式解决乙型肌凝蛋白缺失的问题，染色体常规习性和类型或增或减。一种解决方式是在待分裂细胞处建立起一个非常厚的细胞壁，活生生地将细胞挤成两半，而不是用马达来驱动分裂。所有形成这种方式的超级菌株最终都多带一条 16 号染色体——这种染色体携带多个对形成细胞壁来说至关重要的基因。两副基因意味着两份细胞壁，也就不再需要有丝分裂发动机（肌凝蛋白）。

　　听起来像是大有可为的细胞超能力，但是如果在正常环境中与染色体数目正常的细胞相较量，拥有额外的染色体或基因往往并非优势。非整倍体事实上是一种重大突变，一下子改变了成百上千个基因的活动。但是一旦环境改变，那么游戏规则也会改变。

　　只要细胞在良好的环境中安居乐业、积极增殖，非整倍体就是劣势。如果非整倍体酵母细胞与正常细胞共同生长，那么它们很快会被周围的正常细胞淘汰掉。但是当细胞受到压迫，无论是来自乙型肌凝蛋白突变还是恶劣的环境条件，生存就成了凌驾一切的驱动力。正常情况下非整倍体是一剂猛药，但是它能快速产生大量可能的基因排列组合，为靠进化摆脱困境提供充沛燃料。在绝大多数情况下，结果可能不利：任何一种染色体失衡都有可能造成细胞死亡或细胞分裂永久受阻。但是极少数情况下也会“乱中出利”。与其说适者生存，不如说出奇制胜。

非整倍性可追溯至细菌：当情况变得严峻时，细菌会激活潦草而易出错的 DNA 修复工具箱来增加基因组多样性，由此摆脱困境。而且，尽管尚未揭晓具体细节，似乎人类等更为复杂的有机体内细胞会放松细胞分裂的质量控制——这种质量控制在正常情况下会保证细胞内所有染色体均进行复制并正确分配。放松质量控制相当于给基因重新洗牌，以求获得生存之道。

酵母有 16 条染色体，即使不考虑进一步重组和突变的影响，非整倍体细胞中也会有 1~4 套这 16 条染色体。所以想象一下，构成人类基因组的 46 条染色体在一个癌细胞中重组，会有多少套方案呢？也就难怪绝大多数人类肿瘤都是非整倍体，越到晚期，它们的染色体越古怪。染色体不稳定性似乎是最凶猛难治的肿瘤的根本特性：不安分的癌细胞每分裂 5 次就会增加或失去染色体，而更加稳定的细胞出错率只有 1%。

这很快形成恶性循环：应激细胞更有可能进行不稳定的细胞分裂、产生非整倍体，导致基因活动水平紊乱、染色体数目失衡，加剧细胞应激，从而更可能出错。一些诱癌突变同样加速了细胞循环，增加了不经任何恰当的检查就匆匆进行该过程的可能性。一些研究团队目前正在研究：针对分子系统局部（负责调控细胞循环的部分）的药物是否可以促使细胞减速运转，给细胞时间检查自己的工作，减少染色体出错率。这个奇思妙想也许可以在一开始就阻止新生肿瘤落入不稳定性的危险区。

癌细胞惯用的另一个伎俩被称为基因组倍增，它们可以复制自己的整个基因组。当细胞复制了自己所有的 DNA 准备分裂却没能贯彻到底时，就出现了基因组倍增——在某些情况下，这种情况可能比癌症确诊早上 15 ～ 20 年。一个细胞一下子就有了两倍的 DNA 可以运作，为进化提供了强大素材。如果原基因被损坏，额外的基因可以作为"替补"，或者也有可能变异成新的恶性形态。在基因实验中，这种倍增的能力是培育异常细胞的一条进化捷径。这种策略也曾应用于农业史——很多常见水果、蔬菜和谷物就有多套 DNA，来自天然基因组倍增中出现的有趣变异被农民选中进一步繁殖。[1]

虽然极度常见，但是并非只有非整倍体和基因组倍增能造成癌细胞中的染色体紊乱。还有很多其他方式能让肿瘤基因组最终一团乱麻。癌细胞遇到过的压力会重新激活潜藏在我们 DNA 中

1　原注：正常情况下人类拥有两套染色体，而很多癌细胞有其两倍，也就是四倍体（正常体细胞属于二倍体，而卵细胞和精细胞则是单倍体）。然而，其貌不扬的草莓却可能有两套、四套、五套、六套、七套、八套或十套基本的七条草莓染色体，从而有了两倍体、四倍体、五倍体、六倍体、七倍体、八倍体甚至是十倍体。

的数百万休眠类病毒序列中的一部分。这些名为"转位子"（tran sposons）的还魂基因焕然新生，开始在基因组中跳来跳去，所到之处左拉右拽。基因的破坏行为有多种表现形式，大大小小的染色体片段被剪切粘贴到其他部位，往往是 DNA 修复过程出错的结果。

染色体两端的保护帽——端粒在每次细胞分裂时都会逐渐变短。如果细胞持续增殖太长时间，端粒就会消磨殆尽。这些磨损了的端头看起来很像 DNA 折成两半时呈现的那种损伤，欺骗细胞修复机制通过在端点粘上整条染色体来修复破损。

然后还有染色体碎裂（chromothripsis）——这个绝妙的名字源自希腊语，意思是"粉碎"。2011 年，一个当时在为癌症基因组测序的研究团队发现：在各类肿瘤中，有很小但不可忽视的一部分其整条染色体破碎后重新粘连。这些染色体并不是整整齐齐地被修复，而是以随意杂乱的方式拼凑回去，就像拼回破碎的彩绘玻璃窗，却无意保留原本的图案。染色体碎裂在某些类型的癌症中尤其普遍，包括将近 1/4 的骨癌，染色体碎裂也是进化动力的一个强大源泉。

就像白血病中在费城染色体中进行染色体融合的 BCR 基因和 ABL 基因那样，这些融合将根本不该相邻的基因排在一起，形成致命的诱癌动力。在其他情况下，染色体重组重新编排了细胞核内的基因排列系统，让本该活跃的肿瘤抑制基因进入休眠区，或是让未被激活的诱发基因进入活动区。

利用彩色显微技术（给每条染色体染上不同的荧光染料，把它们突显出来），当代的勃法瑞和汉泽曼们观察到了肿瘤内各种各样怪诞奇妙的基因重组。染色体整条整条地被复制或丢失，彻底粉碎后以新的构造缝合，或是加入充满高亢诱癌基因的陌生小圈子。落在每个个体细胞的层面上，这些事件就好像灾难性的背水一战，存活的可能性微乎其微。但是如果把癌细胞团看作环境中一群迅速分化的微缩有机体，就很容易看出进化指令在起作用。只要少数幸存者就足以确保群体的未来。不管它们多么怪异，只要活下来就行。

海拉细胞（海瑞塔·拉克斯的宫颈癌细胞，20 世纪 50 年代开始在世界各地的实验室中培育）[1]中有超过 70 条染色单体、超过 150 万种单字母 DNA 编码错误、将近 750 处大段染色体和 1.5 万处小段染色体缺失，还有 3 500 处新染色体片段大部分粘贴复位。进化生物学家利·凡·瓦伦（Leigh Van Valen）认为：海拉细胞在实验室中的长寿不衰和对人类细胞正常染色体排列的显著偏离注定它要成为一个全新的物种——海拉细胞株（Helacyton gartleri）。然而没几个科学家支持这种提法。[2]

不过在自然界，当原本亲缘关系较近的种群间出现重大染色体差异时，就会产生全新物种。比如，人类与黑猩猩有超过 98% 的基因组相同，而两者在染色体层面的主要区别就是纯粹的排列不

---

1   原注：关于海瑞塔和她的细胞更多有趣而重要的故事请阅读丽贝卡·斯克鲁特（Rebecca Skloot）所著《永生的海拉》（*The Immortal Life of Henrietta Lacks*，皇冠出版集团，2010）。

2   原注：这样命名是为纪念分子生物学家斯坦利·加勒特（Stanley Gartler），他发现全世界大量被认为是癌细胞培育的实验其实培养的是伪装了的海拉细胞。这种交叉污染数十年来人尽皆知，今天仍然继续存在，但是从研究者角度讲，很自然他们不愿承认很多试管内的细胞实验与他们所说的皮氏培养皿里的实验可能并不一样，他们也不愿承认这些实验对癌症研究有影响。

同。在我们人猿祖先生存时期的某个时刻，两条染色体融合在一起，形成现在的人类第 2 号染色体，于是我们有 23 对染色体，而黑猩猩仍然有 24 对。考虑到流浪在晚期肿瘤混沌环境中的细胞内染色体还要混乱得多，我们甚至可以认为，每个人的肿瘤都代表着一个或多个全新的物种。

转动死亡之轮

过去的几年中，我们真的变得非常善于读取基因。世界各地的高通量[1]基因设备涌现出无数串 A、C、T 和 G 碱基序列，揭示出成千上万肿瘤和健康细胞的基因构成（基因型）。但是，存储在数据服务器上的一系列字母本身并不能反映故事的全貌。

当然，基因很重要：它们编码制造我们细胞和体内各物质的配方和指令，而这些配方和指令又受到基因变异和突变的影响。但是正如老话所说：你有什么不重要，你怎么对待它才重要。细胞和有机体的外观、习性、对外界的反应（它们的表现型），都通过彼此纠缠的遗传、表观遗传及环境的相互作用形成，在正确（或错误）的时间和部位开启或关闭基因，然后"摇摆不定"（我喜欢这么描述）。生物学不是一项精确的工程项目，细胞内拥挤躁动的环境大有机会出现随机故障和宕机，这将给最终结果带来重大影响。

1　译者注："高适量"是相对于第一代基因测序而言的，高通量测序技术可以一次测很多的样本。

　　令梅尔·格里夫斯和其他鼓吹癌症进化观的研究者沮丧的是，过去几十年的研究几乎完全聚焦于测定越来越多的基因和基因组序列。如今很容易测定基因型，可以一直深入到单个细胞层面。然而测定表现型（这些基因的用途和状态）就难多了，虽然情况已经开始改观。一种方式是通过读取基因开启时所产生的所有分子信息绘制单个细胞的基因活动形式。我们逐渐能够对每个细胞中存在的成千上万蛋白质这么做。

　　研究单个细胞的习性和反应甚至更难，尤其是因为这种研究很大程度上取决于细胞周围环境。单个被丢进皮氏培养皿的细胞不太可能表现得和在活体器官细胞环境中完全相同，不过，研究者研发绘制这种微观环境任何细枝末节所需的工具，还只是刚刚起步。

　　重要的是，进化作用于表现型，而不是基因型。自然选择不会盯着细胞内特定的 DNA 序列说："好嘞，那个基因看起来不错，我们就选它吧。"自然选择作用于这些基因的产物——细胞或有机体在其环境中的表现与生存（适应性），这决定了它的存亡以及是否能够将那些基因传递给下一代。尽管高速度、低成本的 DNA 测序锻造了基因革命，我们依旧难以打开基因型和表现型之间的黑匣子。事实证明，参透整个人类基因组的数百万种变异如何与正常细胞环境相互作用，是非常困难的工作。在癌症的突变混沌中，这个任务的难度又增加了好几倍。

　　虽然我们也许不能在分子层面从肿瘤细胞的基因型联系到表现型，然而由于"死亡之轮"的存在，我们确实知道它们将何去何从。"死亡之轮"更确切的名字是"癌症标志"，是癌症的 10

项典型特征，由美国生物学家鲍勃·温伯格和道格拉斯·哈纳汉（Douglas Hanahan）在一份简洁的环形图中首次提出。我们可以把死亡之轮当成扩散肿瘤表现型的随身图鉴：自强不息、无视红灯、欺骗死神、更新端粒、扰乱代谢、逃过免疫系统、搅乱染色体、入侵身体并在体内扩散、增加供血，以及引发炎症。

大规模 DNA 测序揭示出各时段不同癌症和健康组织出现的令人眼花缭乱的基因变异排列组合。但是把癌症看作在体内环境中进化、最终走向死亡之轮的一群物种，比把它看作突变目标清单合理得多。突变很重要，没错，但究竟是哪种突变不如它产生的表现型重要。

遗传变异和表观遗传变异有许多种不同组合能阻止细胞凋亡或加速细胞循环。从进化学的角度讲，这个过程如何发生无关痛痒，重要的是它确实发生了。尽管似乎无法解开癌症中所有错综复杂的基因，了解个体癌症特点往往汇集了这些标志，就有力洞察了它运作的内在过程。如果我们可以参透这些过程，那么我们也许就能知道如何以癌症之进化击败癌症。

想象一下我们可以倒带到地球上生命产生伊始，然后重新播放磁带。多细胞有机体仍然会出现吗？鱼仍然会跳出海面、开始陆地上的新生活吗？即使大多数恐龙仍然会灭绝，禽类能从剩下的恐龙中进化出来吗？始祖马会变成马吗？40 亿年以后，会有人像我一样站在这里，把这些词敲进我的电脑吗？

历史和文化语境中也经常出现这种情节。如果有人及时回到过去杀死希特勒，我们今天会在哪里？也许第二次世界大战的整个惨状就永远不会发生，但是在整个历史过程中，任何经历了极端不公、被当作外集团[1]、有着极端分化的意见、渴望强大领导力的社会，出现专制法西斯式独裁者的情况都极其普遍。如果希特勒在20世纪30年代被消灭掉，也许这股洪流中还会出现有着同样想法和行动的其他人。

如果我们再一次转动生命的磁带，会发生什么呢？这个问题是进化生物学中最古老的谜题之一，在哲学和科学中都有一席之地[2]。我们既不可能在重启的原生汤中重现类似生物共同祖先的小家伙以及它同伴们的命运，也不可能重新创造出过去40亿年来所有的生态曲折、变轨及不折不扣的大灾难（尤其是因为大多数资助机构往往只提供5年的资助）。但是癌症让我们在短短几天内一次又一次见识到进化思维实验的结果。

癌症始于人体内的人类细胞。肿瘤恶化过程中或许会遇到很多基因排列组合、环境骚乱和选择压力，但是这些并非无穷无尽。不像地球上有纷繁多样的生态位——既有含硫深海热液喷口，又有寸草不生的沙漠——人体环境变化范围相对狭窄有限。根据发育历程，不同器官间有所差别，但是哺乳动物细胞变动范围相当有限。

放眼自然世界，随着动物以同样的方式解决问题，我们可以看到同样的特性一次次进化。多亏了名为"翼膜"的一层肉膜，飞狐猴、丛林飞鼠和蜜袋鼯都可以在树梢横冲直撞，但它们的翼膜各有

1　译者注：社会学术语，被排挤的一群人。
2　原注：这个问题乔纳森·洛索斯（Jonathan Losos）在他精彩的《不可思议的生命》（*Improbable Destinies*）一书中曾探讨过。

变化。如果动物被留在小岛上继续进化，它们往往变得异常小，无论它们在哪里。地中海、太平洋白令海峡、加利福尼亚海岸及东南亚的印尼群岛等形形色色的地方，岛上都发现了迷你象非亲缘物种的化石遗骸，而这些地方的植物却枝繁叶茂。大西洋两岸的豪猪殊途同归，各自验证了这一进化结论：避免被捕食者吃掉的最佳形式是长成大块头。李荣的超级酵母也只能进化出 3 种不同的形式来解决缺乏乙型肌凝蛋白情况下的生存问题，尽管每个菌株通过不同的基因变化组合做到了这一点。

因此可以想见，如果两个细胞环境相似，有相同的基因起始材料，那么只有有限的方式能够进入死亡之轮的状态。这可以通过特定基因的突变实现，所以某些肿瘤类型中总是出现同几种常见可疑对象。这种巧合甚至遍及各个物种：同样的少数诱发基因出现在人类、狗和马的罕见型皮肤癌中，说明这种独特的肿瘤能走的进化道路寥寥无几。

再者，看起来毫不相干的癌症可能由同一种生理体系紊乱所驱动，并来自数十甚至数百种基因。这些基因变异的组合，无论强弱、遗传还是后天，都可能足以让系统瘫痪，且未必会出现明显的诱发突变。了解并矫正系统的不平衡性，在控制疾病方面，或许比试图瞄准大型赘余体系中的某个成分更加有效。

尽管这个挑战似乎令人望而生畏，但是事实上比你想象的容易做到。人类基因组浩瀚庞大，大约有 2 万种基因，再加上超过 100 万个控制开关开启或关闭基因，然而可供选择的进化逃生路线只有那么多，而我们的基因图谱与日俱增。

　　不过，虽然基因和突变很重要（它们是癌症进化的动力），但每个有机体都存在于它的环境之中，并对环境做出反应，癌细胞也不例外。所以如果我们站在生态学家和进化生物学家的角度，把肿瘤想成体内环境中到处流浪、基因各不相同的个体集合，服从自然选择的支配和摆布，我们也许可以更好地了解、预防并治疗癌症。为了了解每个肿瘤的发展过程，以及未来的发展方向，我们不仅需要了解它们的基因，还需要绘制它们生活的环境。

第 7 章

探索癌症星球

从这里放眼望去，满目盛景。山谷和山丘充满生机，点缀着蜿蜒的河流，一群群千奇百怪的生物熙熙攘攘。极目远眺，仿佛飞过了青翠的雨林；迫而察之，则见一小群捕食者聚在一起，然后出发去捕猎。这就是癌症的景象。

我的向导袁茵茵（Yinyin Yuan）是一位才干过人的中国青年计算机科学家，也是伦敦癌症研究学会进化与癌症中心的一位团队领袖。她用精密的图像分析算法来探测肿瘤内部世界，将其中的生态背景和细胞级"物种"刻画入微。袁从生物信息学开始着手研究，翻遍了来自癌症样本的大量 DNA 测序数据，期望能了解癌症的诱发基因。但是肿瘤内组织和结构的细节缺失令她幻想破灭。她不仅想知道包含数百万癌细胞的大块组织中可能存在哪些突变，还想知道这些细胞的部位、分布的形式及其他情况。

我们急于测定尽可能多的癌症基因组序列，却忘记了人体组织和生长于其中的肿瘤是纷繁多样的微缩环境，各有特色。由此看来，显然基因混杂的癌细胞能够根据生长环境分别适应和进化，就像自然界的物种一样。

　　研究一支试管内肿瘤块碎浆（包含各司其位的健康细胞、免疫细胞、癌细胞和其他细胞）的癌症基因组，将这一切多样性夷为了毫无明确特征的平地。生态学家不需要走到谷底去打量河畔翁郁的绿茵，也不需要爬上 1 000 米到山顶去观测微小的阿尔卑斯石楠花，然后绘制一幅 500 米高的平原地图，平原上垂柳依依、雪绒相衔。这在科学上是无稽之谈，然而这正是我们近几年来的癌症研究现状。

　　病理学者用显微镜对准薄如蝉翼的肿瘤切片已经超过了一个世纪。直至今天，诊断癌症的标准方式仍是将肿瘤放在镜头下然后观察细胞。但是与越来越多的癌症基因组追求快速廉价的 DNA 测序竞赛不同，病理学落在了后面。就在最近几年间，技术才发展到可以将这些图像转化成袁茵茵想探索的详细数据的程度，能够原位分析肿瘤内的细胞和环境。

　　她在屏幕上展示了一幅高清显微图像。这是一个肺部肿瘤的切片，为查尔斯·斯万顿的 TRACERx 研究所采集。这缤纷景象怎么看都像是一幅热带雨林的卫星图像，从打穿的两个孔中提取 DNA 测序及其他类型分子分析的样本。我着迷地看着她将图片放大和缩小，就好像我们在用谷歌地图探索这个世界。我们在钻过一团癌细胞的一条血管上停留片刻，然后盘桓于埋伏在肿瘤边缘的一簇免疫细胞上空，细节看得一清二楚——大约硬币大小的薄薄一片肿瘤切片就能将全貌尽收眼底。

　　我情不自禁地想：从 19 世纪显微镜学家绘制出恶性细胞的简洁铅笔草图到现在，我们已经走了多远。如果西奥多·勃法瑞知道今天的病理学家一晚上可以在数码扫描仪中放300块涂上组织薄切片的载玻片，然后第二天早晨硬盘里面装满了高清图像，他一定会大吃一惊。不需要大费周章地手动进行细胞编目和计数，训练有素的计算机算法能够代劳识别和绘制这些生理环境的所有特性。

袁茵茵和她的团队正尝试用我们目前划分癌症的方式来解决这一根本问题。直接粉碎并测序肿瘤样本会顷刻间消除关于癌细胞和它们周围正常细胞空间分布的所有信息。所以，她用先进的成像技术和人工智能算法取而代之，比如派无人机飞跃密集的丛林，捕捉其中所有物种的组织和多样性。

目前的"粉碎－测序"法不仅造成了基因拼凑细节的丢失。研究者们正愈发密切地关注癌症中免疫细胞的分布，无论是致命的凶手细胞还是煽风点火的内奸细胞。然而，虽然有着炫酷的细胞分拣机器来告诉你肿瘤样品碎浆中免疫细胞的数目，但是对于免疫细胞的部位和作用，细胞分拣机器揭示不出任何信息。

人们已经知道，肿瘤内免疫细胞的数量越多，越说明治疗在对它起效。但是，正如袁和她的团队目前发现的那样，真正重要的是免疫细胞的位置。举个例子，想象你在查看某个林区的一组5张空中侦察照片，试图找出恼人的入侵老鼠和捕食它们的鹰隼分布在何处。在其中4幅图片里，群鹰盘旋追捕，遏制住了这些害兽（老鼠）。光从这些图片所呈现的普遍现象来看，灭鼠大战似乎就要胜利了。但是最后一张图片却讲述了完全不同的故事：堪称狩猎修罗场的一块茂密林地很快就被吱吱叫的小家伙们占领，而它们势必会向周围扩散来寻找新家。

现在想象这些图片是一个肿瘤不同部位提取的 5 个样本的高清面貌图，把鹰看作免疫细胞，把鼠看作癌细胞。假设一个样本中包含 10% 的免疫细胞，另外两个包含 20%，第三个含有 40%，还有一个只有 5%。这些数字通常会被平均一下，得到 20% 左右的免疫浸润（专业说法）分析数据。但这么做忽略了一个事实：有一个"热点"充斥着免疫细胞，还有一块区域却几乎不受免疫细胞打扰。这片"冷宫"相当于形成了一个没有捕食者的港湾，癌细胞在里面无限增殖，或许将会在体内四处游走，在其他部位形成继发性肿瘤。

袁和她的团队现在将这个想法推进了一步，研发出一种算法分析肺癌患者多个样本中的"热点"和"冷宫"数量，发现免疫"冷宫"更多的肿瘤更有可能在治疗后复发。如果只算出整个肿瘤中免疫细胞的平均数，则永远无法体现这一点，但是对于努力寻找最佳治疗方案的医生来说，这个信息或许至关重要。

重要的是，免疫系统有能力像癌症那样适应和进化，从而让癌症得到长期控制乃至治愈成为可能。所以免疫疗法也许是目前癌症治疗方式中最热门的话题，也就不足为奇了。目前一系列治疗方式中最受瞩目的是被称为节点抑制剂的药物，这种药物能够警示免疫细胞癌症的存在并激发免疫细胞攻击癌细胞。这种药物在黑素瘤和肺癌方面尤其成功，甚至似乎治愈了一些晚期患者，尽管有效率在用药患者中不到 2/5。这种药效差异部分归咎于我们体内存在的非人体细胞——组成人类微生物群落的数十亿细菌、真菌和病毒。那些对免疫疗法有反应的癌症病人与没有反应的癌症病人相比，似乎有着一套不同的肠道菌群。在促进免疫疗法起效、设计检测试验找出最受用人群方面，已经投入了大量工作。不过即使不知道这些信息，一些肿瘤学家依旧把免疫疗法作为救命稻草。

在实验室培养转基因免疫细胞的想法也开始获得越来越多的关注。研究者使用 CRISPR 等新型基因编辑技术来创造普适型"超级士兵"，这些训练有素的"士兵"能够搜寻并摧毁癌细胞，然而由于涉及高科技，这些治疗方式极度昂贵。少数治疗血癌的转基因免疫细胞产品（被称为 CAR-T 细胞）已经上市，更多令人振奋的创新成果正在接踵而至，但是在本书写作时，这些实体瘤的治疗方式仍然处于早期的试验阶段。

然而，免疫系统就像一只威猛的野兽，唤醒它时需要极为小心。我们对于以这种新方式激活免疫系统所带来的长期影响一无所知，这些影响难料吉凶。过度刺激可能会导致所谓的"细胞因子风暴"，让体内充斥免疫细胞，引发大规模免疫应答，导致严重的副作用甚至死亡。过激的免疫细胞也可能攻击健康的身体组织，例如攻击神经、内脏和皮肤，而关于超进展现象（hyper-progression，免疫疗法引发癌症迅速恶化）的报道大量涌现。所有这些后果都必须与有限的成功率进行平衡，以免给那些时日和机会无多的人带来不必要的痛苦。

免疫细胞种类繁多、各司其职，给复杂的局面雪上加霜。一些细胞在追捕，而另一些细胞则在惹是生非。有的细胞是和事佬，平息过度激烈的免疫攻击；还有些是垃圾处理分队，吞噬死亡细胞。有些免疫应答有助于控制癌症，也有些会助长肿瘤增生。同时，所向披靡的免疫细胞可能是一种强大的选择力量，影响着肿瘤的进化方向。来自 TRACERx 团队的研究结果显示：一些肺癌在肿瘤发育早期阶段的持续免疫攻击下进入了"偷袭模式"，关闭或失去了原本能够引起捕食细胞注意的独特分子标志。

　　肿瘤内部和肿瘤周围的免疫细胞固然多种多样，癌细胞更是花样繁多，每个癌细胞都携带着自己独特的一套基因突变。袁茵茵的下一项重大挑战是进一步了解肿瘤内不同环境中蓬勃生长的癌细胞的品种，并将这些信息对应我们已知的基因、生理和习性特质。将来自测序实验室的海量 DNA 数据与癌症的内在生态联系在一起是一项高度复杂的任务，但是，多亏了人工智能和机器学习的进步，这项任务如今得以解决。

　　如果她透过显微镜看到的多样性反映在内在的基因多样性当中，那就说得通了。然而，将癌细胞和它们的生存环境配对是一项复杂的工作。这项工作需要对 DNA、蛋白质、细胞特性及基因活动形式进行高清空间分析，同样还需要用计算工具来分解所有的信息并弄清个中究竟。收集这一切数据比起直接用测序机器挤压肿瘤糊浆样本要艰难得多。另外考虑到图像文件比密密麻麻的 DNA 字母大得多，还需要庞大的数据处理能力和存储空间。不过了解癌症的复杂生态并更加有效地应对它，带来的帮助也大得多。

　　袁茵茵和她的团队正想方设法地将他们的算法变成医生的临床工具，绘制肿瘤的分子环境及其内部细胞群落，从而帮助医生选择出最佳的治疗方案。这个过程中还有一些其他具有吸引力的技术革新，包括分析出肿瘤切片内单个癌细胞基因活动形式的能力，甚至有一天能测出它们的基因组。自动成像分析技术，又称计算机视觉，也有望革新这一领域。比如，纽约大学的研究者最近破解了一项谷歌的现成图像分析算法，仅仅通过观察显微图像来识别肺癌细胞团中可能存在的突变。这种方法不是百分之百精确，却是一个充满希望的开端。

还有一点值得一提：用于 DNA 测序和图像分析的癌症样本仅仅是非活体状态下的一个瞬像。它们是一个肿瘤"基因化石记录"的微小切片，这个肿瘤已经积极进化和适应自身环境变化许多年。所以试图从几个样本中重构一个肿瘤的分子复杂性，无异于试图通过观察博物馆里的两个标本骨架来推断从始祖马到现代马进化过程中发生的每一个基因变化。

研究从刚染病到致命扩散性癌症每一个时间点的样本，捕捉癌症动态进化的历程，可以让我们了解在肿瘤出现时从消极细胞到恶性细胞这一路上发生了什么；也让我们得以追踪先驱细胞率先进入血液、形成继发性肿瘤的历程，看到肿瘤在治疗作用下缩小和反弹时都发生了什么。

空间并不是癌症研究的终点——时间才是。

无法愈合的伤口

到目前为止，我们一直聚焦于将癌细胞当作适应并回应周围环境变化的被动接受者。但这只是一个方面。不仅环境塑造物种，根据达尔文的自然选择理论，物种也塑造它们的环境。

在世界各地，我们都可以看到有机体对于它们周围环境的影响，从勤奋筑坝的海狸或是拼命打洞的兔子，到人类给生态留下的明显足迹。就像人类通过建造庇护所、利用火种及农耕来改变环境、维持我们的生存一样，作为反面乌托邦[1]策划师的癌细胞毁坏正常细胞蓬勃生长的有序社区，打造更符合自身贪婪狡诈本性的《疯狂麦克斯》式环境。

尽管袁茵茵的肿瘤图像看上去像是繁茂的热带雨林，真相可远没有那么讨喜。癌细胞正像你能想象到的最糟糕的邻居，吸光氧气和营养物质，并用它们的垃圾污染环境。健康细胞通过被称为有氧呼吸的一系列复杂生化反应"燃烧"氧气和葡萄糖产生能量，产生副产品水和二氧化碳。由于供血紊乱，迅速生长的肿瘤内部属于低氧环境，因此癌细胞经常转向糖酵解（一种古老的无氧代谢途径，最初起源于生活在沉闷深海中的古细菌）过程作为替代。使用糖酵解的癌细胞烧尽葡萄糖的速率是健康细胞的 10 倍，以乳酸的形式代谢废物，很快就能将健康组织变为一片乌烟瘴气的废墟。

向糖酵解的转变更广为人知的名字是"瓦尔堡效应"（Warburg effect），以德国生物学家奥托·瓦尔堡（Otto Warburg）的名字命名。他在 20 世纪 20 年代首次发现，肿瘤往往在缺氧条件下"燃烧"糖类。他坚信，是代谢变化和酸化导致了癌症，而不是癌症导致这两者。1931 年，瓦尔堡凭借产能方面的研究获得了诺贝尔奖。他认为研究致癌物质、基因和病毒是白费力气，对此非常

1　译者注：反面乌托邦，一个想象中的由于掠夺、压迫或恐怖造成生活条件极差的国家或地区。

不屑一顾。一旦大家发现肿瘤由基因缺陷的积累诱发，他的观点就遭到了一致反对，因为代谢改变不见得会造成变异。

　　尽管有层出不穷的阴谋论网站及油管（YouTube）频道将瓦尔堡奉为"癌症真相帝"、"发现了他们不希望你了解的真相"，仍然没有确凿的证据表明新陈代谢改变会导致恶性肿瘤。适应性肿瘤形成理论认为：如果潜在癌细胞比起它们周围的健康细胞更适应应激环境，那么它们就会蓬勃生长。回归这个观点，很容易看出一个高酸低氧环境可作为强大的进化压力。转向瓦尔堡所谓的糖酵解和酸化，只会发生在一小部分癌细胞当中（可能是由于暂时的缺氧），但这足以说明出现了能够在如此严峻条件下生存的顽固突变体。

　　当我们探索这个乌烟瘴气的环境时，别忘了肿瘤的构成比癌细胞复杂得多。肿瘤中还有一大堆统称为"基质"的其他细胞和物质。这堆形形色色的细胞中包括各具特色的免疫细胞、作为"填充物"的成纤维细胞及血管，一股脑地用分子胶（胞外基质）粘在一起，充斥着生化信号。胰腺肿瘤一般只有10%由癌细胞构成，其余部分包含被派去扶持或对抗癌细胞的正常细胞。尽管这个奇怪的团体对于癌细胞的生存而言无疑至关重要，它们如何把周围细胞拉下水却不得而知。

　　秘密可能在于癌细胞能够破解人体正常生理过程并改造这些过程来满足自身需求。比如，健康组织会对肿瘤的存在起反应，就像它们受到任何伤害时那样，派免疫军团去击退侵略者，通过发炎来促进愈合，以及用纤维细胞修复组织。但越来越明确的是，肿瘤在操纵这种良性治愈过程来加速自己的生长。

关于肿瘤如何做到这一点，剑桥大学生物学家杰拉德·埃文（Gerard Evan）和他的团队为我们提供了一个线索。他们花了数十年研究一种名为 MYC 的关键诱癌基因。这种基因在很多不同的肿瘤类型中都过度活跃。在正常情况下，MYC 帮助启动伤口愈合和组织再生所需要的复杂生理过程，一旦大功告成就会关闭。但是，在癌前期肺部细胞中不停地激活 MYC，足以刺激正常愈合过程不断重演，让良性的"消极"细胞变本加厉、成为一种侵略性的"恶性"癌症。

鉴于发炎会破坏有序细胞群，任何引发或加剧组织损伤、发炎等过程的事物都会助长肿瘤的生长。相反，想办法控制炎症并且让伤口彻底愈合，而不是继续溃烂得一塌糊涂，对于治疗癌症来说可能是一种有用的方式。

这种"肿瘤侵入正常生理过程并为一己之私拉它们下水"的观点，还涉及侵袭血液系统的生理管道。从医学初期开始，医生就注意到肿瘤通过自身供血获得养分。人们公认"癌症"这个名字起源于希波克拉底在公元前 5 世纪采用的 karkinos（希腊词，表示"螃蟹"），大概是因为肿瘤周围蔓延出去的静脉血管隆起就像螃蟹的腿一样，又或者是比喻癌症像蟹钳那样紧紧抓着身体。[1]

1　原注：关于该词的起源还有另一个版本，最先由意大利裔英国医生路易斯·桑邦（Louis Sambon）于 20 世纪 20 年代提出，基于一种被称为"蟹奴"的寄生虫的习性。正常情况下，蟹奴是一种自由游动的藤壶样生物，它还通过在经过的螃蟹肚子上打洞维持生命，形成了一团团肿瘤样的块状物。联想到古希腊人对于甲壳类动物的热衷，无论是他们盘子里的，还是描绘于艺术作品以及珠宝上的，桑邦不能相信，希波克拉底会看不见有时出现在他们最喜欢的食物上的奇怪肿起和影响他病人的致命肿瘤间存在的明显相似之处。

新血管的生长（该过程被称为"血管生成"）是从一团自私细胞走向成熟肿瘤的关键一步：氧气和营养物质靠自己只能穿过区区几百个细胞，所以如果肿瘤不形成自己的供血系统，就比这句话末尾的句号大不了多少。当然，血管还提供了非常便捷的转移路径，让癌细胞能够逃脱它们的原生肿瘤，奔赴遥远的身体部位。

与健康组织内穿行的有序血管不同，肿瘤中的血管杂乱无章，收到饥饿而奄奄一息的细胞的分子求救信号而钻入肿瘤。1971年，波士顿热血青年外科医生朱达·福克曼发现：癌细胞会分泌一种可溶的化学物质，当该物质被注入老鼠的皮下时，能促进新血管发育。他把这种物质称为"肿瘤血管生成因子"（Tumour Angiogenesis Factor）。在该研究结果的鼓舞下，福克曼试图说服研究界着手研发干预这种神秘因子的药物，希望切断饥渴肿瘤的血液供给，以免酿成大祸。

他的想法最初遭到很多同行质疑：他们认为肿瘤在现成的血管旁边生长，而不是接上血管自给自足。10多年以后，当研究者揭露癌细胞所分泌的刺激血管周围萌发新血管的各种分子时，福克曼才得以正名。

这些分子中，最令人兴奋的分子之一当数血管内皮生长因子（VEGF）。急欲设法关闭肿瘤供血的研究人员很快就盯上了这种因子。加利福尼亚的生物技术公司基因泰克（Genentech）一马当先，花了20世纪90年代大部分时间研发出第一例VEGF阻断药物——安维汀〔Avastin，贝伐珠单抗（bevacizumab）〕。这款药大有希望成为举世瞩目的突破，其权威性不亚于詹姆斯·沃森（DNA结构的共同发现者）宣称的"（福克曼的发现）将在两年内治愈癌症"。

福克曼自己则谨慎得多。他指出，这些药物只进行了动物试验，还没有进行人体试验。[1]尽管被炒得天花乱坠，安维汀在治疗癌症方面基本上算个半吊子；然而在治疗黄斑病变（眼后极部血管增生引起的一种视力逐步下降）方面却很有效果。

安维汀有负众人殷切期望的缘由可以追溯到该药首次获批治疗癌症 5 年前的 1999 年。在艾奥瓦大学解剖系醉心研究的细胞生物学家玛丽·亨德里克斯（Mary Hendrix）和她的同事们用高倍显微镜深入观察黑素瘤的内部结构，聚焦于迂回的充血管道穿过大量癌细胞。血管生成理论认为：紊乱的血管必定来自周围血管。与该理论相反，这些黑素瘤样本内的毛细血管事实上来自改头换面的肿瘤细胞——这种现象被亨德里克斯称为"血管拟态"。癌细胞可以变形成血管再回到血流当中，而不是发出信号呼吁新血管过来，这个发现既令人惊奇又备受争议。很少有人相信这个"异端邪说"，即使抗血管生成药物在临床试验中接连败北。

亨德里克斯和少数其他拥趸坚守信念，每年发表零星几篇论文证明血管拟态真实存在，意义重大且值得深思。直到 2015 年，英国癌症研究中心剑桥研究所的分子生物学家格雷戈里·哈南（Gregory Hannon）在《自然》期刊上发表的一篇论文证明了同样的情况，这个观点才开始被进一步接受。哈南和他的团队发现：移植进小鼠体内的乳腺癌细胞可以将自己改造成血管，从而给肿瘤接

1　原注：他还说道："如果得了癌症的你是一只老鼠，那么我们就能照顾好你了。"——这句话如今依然成立。

回"电源",让癌症有了扩散的渠道。

肿瘤可以介入内在生理过程并给自己连上新的供血系统,这个发现并非始料未及。胚胎发育中用来形成血液系统的所有这些基因在成人细胞中依然存在,只不过成人细胞中的这些基因已经关闭。所以为什么不使用它们呢?更为重要的是,细胞可以组成肿瘤内特定的角色,这个发现告诉我们肿瘤并不完全是无法无天的一群自私细胞。这个可怕的地方支持谋反和欺诈,打压循规蹈矩的健康细胞。但即使是这样一个反乌托邦社会,仍存在着一定程度的组织性。

研究者甚至发现了肿瘤内癌细胞团之间合作的例子:每个癌细胞团分泌让周围细胞存活下来的分子。恶性细胞做出这些行为看似怪异,但是透过"进化"这层滤镜就不那么奇怪了。随着自私的单个细胞组成团队,在共同的身体内各司其职,多细胞性在历史上多番上演。所以当我们看到微观世界里肿瘤重复着同样的历程,倒也不必感到惊讶。

猴子和转移瘤的故事

很久很久以前,猴子中的极个别幸运儿实现了一场奇迹之旅。具体的场景已经遗失在古老历史的迷雾之中,所以我们只能想象故事的女主角是一只怀孕的母猴,在非洲海岸河流入海口的一片枝叶垫子上悠哉嬉戏,结果却发现自己被一场突如其来的风暴卷进了汹涌的大西洋。浪卷风推之下，她的临时木筏停靠在一片陌生的海岸上。她远离家园，因精疲力竭和饥饿而半死不活，但她活了下来。从她肚子里的胎动来看，两个孩子也存活了下来。快进到大约3 600万年后，美洲100种本地猴中，每一个都是她的后代。

这个故事听起来似乎非常难以置信，但是对新大陆所有猴子间亲缘关系的基因分析告诉我们，这个故事有一定的真实性。也许它们的祖先就是我们故事中这位怀着双胞胎的勇敢母亲，乘着草木筏子随波逐流。也许有一小群族裔蹦蹦跳跳地沿着一系列现在已经消失的岛屿越过了大西洋。无论如何，仅此一次。但一次足矣。

还有一个令人难以置信的故事。仅仅1克扩散性肿瘤就含有将近十亿个癌细胞，其中许多不断地被排进血液。在这一点上，继发性癌症对每位患者来说似乎都是在劫难逃，但是他们患癌的可能性比你想象的要低很多。癌症病人一茶匙的血液往往包含不到50个肿瘤细胞，这意味着整整5升红色血液中随时会有几万个肿瘤细胞在四处游荡。

这些细胞大多数只在体内游走一次后就被消灭，但是一天加起来还是达到了几百万个，一年则是小几十亿。相比病人身上出现的少量继发性肿瘤，这个数字相当之高，说明任何一个癌细胞形成转移瘤的可能性只有十亿分之一左右。肿瘤在体内四处游荡这一过程在数学上犹如天方夜谭，却是一个生物学真相；而且从牵涉到的数字来看，即使是最渺茫的希望也会在某个时刻成为"奇迹"。

如果肿瘤待在一个地方，我们只用锋利的手术刀就能治愈几乎所有的实体瘤。正是转移让癌症变得如此致命——细胞挣脱原发肿瘤，穿过体内的大街小巷，将继发性肿瘤散播到新的部位。首先出现了入侵：肿瘤细胞突破组织和器官之间排列的细胞膜壁垒。只要纵身一跃就能奔赴自由，要么在血管中翻滚，要么找到途径通过淋巴系统（这些弯弯绕绕为免疫细胞形成了一条秘密的高速通道）。如果在第一次扩散爆发前摘除肿瘤，那么治愈就胜利在望。不幸的是，一旦细胞膜壁垒被突破，那么几乎可以断定，肿瘤大到传统诊断技术可以识别出来时，癌细胞已经发生了转移。

到 19 世纪末，麻醉和杀菌技术已经改良到了可以进行癌症外科手术的地步，虽然风险还是很高。乳腺肿瘤尤其受用，它们位于可操作且非必要的身体部位，而不是深藏在关键器官内部。令人沮丧的是，虽然一些患有乳腺癌的女性确实通过开刀治愈了，很多其他女性却死于骨骼、肺部、肝部和脑部冒出的继发性肿瘤。美国外科医生威廉·豪斯泰德（William Halsted）得出结论：这大概是从原发肿瘤中出走的游离癌细胞的杰作。由此，一马当先的豪斯泰德开创了彻底的全乳切除术——这种新型手术包括切除乳房、皮下肌肉及腋下淋巴结。

豪斯泰德对于消毒技术的坚守无疑使很多生命免受感染，他对止痛的贡献也让令人痛苦的手术变得可以忍受（与此同时也意外造成了个人的可卡因和吗啡成瘾）。但是他大范围的外科手术和精密的技术却没能够让癌症存活率有所起色。一些女性被治愈了，另一些则死于继发性肿瘤。

20 世纪早期，紧随其后的外科医生们提出解决方案是"更进一步"。他们的"超彻底"乳房切除术堪称野蛮，变本加厉地切除血肉，企图斩断癌细胞扩散。一层层往下剥除肌肉，一些女性最终甚至截去了部分肩膀或手臂。然而，尽管绵延 20 世纪 50 年代的这些手术给女性造成了身心重创，存活率仍然没有改观。

变本加厉的切除使身体无法承受，因此这种残害肢体的不正之风遭到抵制。一小群欧美外科医生进行了反击，采集了足够的数据来证明：无论女性进行了毁灭性的全乳切除术，还是进行程度较轻的手术摘除受感染乳房，罹患继发性肿瘤的概率依然如故。一目了然：当肿瘤明显到需要动手术的时候，可能已经播下了扩散的种子。一些女性是幸运儿，另一些则无法幸免。但是伤筋动骨不是解决办法。

就在豪斯泰德"杀敌一千、自损八百"以求阻止肿瘤转移时，英国外科医生斯蒂芬·佩吉特（Stephen Paget）在想这一切究竟是什么原理。研读超过 700 位转移性乳腺癌女性死者的尸检报告后，佩吉特注意到，肿瘤往往扩散至同几种器官，而不是另一些。为什么癌细胞喜欢搬家到骨头和肺部，而不是脾脏？而且，如果继发性肿瘤的出现是细小血管中癌细胞团淤塞（当时的普遍共识）的结果，那么为什么被盯上的是肝脏，而不是每天干脏活、过滤几加仑血液的肾脏？而其他类型的癌症为何又有不同的偏好？佩吉特将自己的观察结果比喻成"种子"和"土壤"，写道："当一株植物播种时，它的种子撒向四面八方；但是它们只有落在适宜的土壤中才能生存和生长。"

过去的一个世纪以来，我们对佩吉特比喻的种子其分子特性有了更详细的了解，绘制出癌细胞中的突变，并剖析了扩散性肿瘤和非扩散性肿瘤间的基因差别。通过描绘原发肿瘤和远处转移瘤的系谱图，我们发现一些继发性肿瘤源自仅仅一个或个别基因完全相同的细胞，就像冒险来到南美的猴子一样，而其他继发性肿瘤产生于一组更为多样的细胞集合。这些游走的细胞也未必来自一个大的原发肿瘤。在一项研究中研究者观察了 23 名肠癌转移（扩散到肝脏或脑部）患者百余份的肿瘤样本，结果显示：在 4/5 的病例中，很可能在原发性肠道肿瘤不过针头大小时就第一次埋下了转移瘤的种子。

偶尔情况下，癌细胞也会再次搬家，挣脱继发性肿瘤，在新的部位生长。有时它们甚至会离开原发肿瘤，畅游身体，然后回到家里。或许可以利用这种迁移能力进行治疗——研究者已经在想办法获取血流中的游离癌细胞，通过基因编辑工具将它们改造成夺命的双重间谍，在它们回到原发肿瘤时奉命杀死同僚。

在研究这些种子所至之处适宜性的决定因素方面，进度就慢多了。为什么一些肿瘤偏偏扩散进骨骼，而其他肿瘤更喜欢在大脑、肝脏或肺部安家落户？这个问题仍然是业内最大的谜团之一，不过其中一些秘密终于开始浮出水面。

癌细胞不仅会破坏周围紧挨着的健康组织，还会给正常血液干细胞"洗脑"、让它们充当自己的大使。这些被操纵的细胞聚集在身体骨骼和器官中的犄角旮旯，接收肿瘤指挥官以化学物质形式释放进血液的指令，为所有可能路过的游离癌细胞准备舒适的新家。然而，这还不能保证这些来客在它们的新天地蓬勃生长。

现在我们知道，大多数癌症病人体内隐藏着很多微小转移，然而其中绝大多数根本不会形成继发性肿瘤。细胞群落的那些法则仍然适用：井然有序的健康组织控制住狡猾的癌细胞，无论这些癌细胞最终游走到哪里。因此可以想见，发炎、受损和衰老组织可能会吸引游离癌细胞，或促使微小的休眠肿瘤苏醒并开始生长。

2018 年年底，一组在纽约冷泉港实验室工作的科学家对这方面的运作原理提出了令人耳目一新的洞见。他们用老鼠模拟人体肿瘤，将单一乳腺癌细胞分布在老鼠的肺部（转移瘤的钟情部位），然后等待观察其中任何一个癌细胞是否会形成继发性肿瘤。8 个月后，他们一无所获。没关系。癌细胞还在那里，只不过处于休眠状态，暂时没了生气。

接着，研究者给老鼠服下细菌性化学药品，模仿恶性肺部感染的效果。这些癌细胞立刻开始形成新的肿瘤。当他们让小鼠接触香烟烟雾时，发生了一模一样的情况。奇怪的是，无论是细菌汁液还是烟雾，都对癌细胞没有直接的作用。相反，这些冒犯激活了名为"中性粒细胞"的专门炎症免疫细胞，使中性粒细胞铺开由 DNA和蛋白质构成的微小分子网。癌细胞落入中性粒细胞结的罗网中，被激活并通过尽快增殖来反击。

有趣的是，阻断引起发炎的分子信号之一的一种药物已经经过心血管疾病大规模试验的检测，有望舒缓引发心脏病和中风的动脉肿胀阻塞。这种药不仅降低了心脏病致死率，其受众的肺癌罹患率也远低于预期，即使其中不乏烟民。然而，另一项研究显示：名为"糖皮质激素"（glucocorticoids）的常用类固醇消炎药可能加剧乳腺癌扩散。尽管对消炎药的关注与日俱增，但这些矛盾的研究结果说明，对于游离癌细胞到转移瘤之间的转变，以及如何阻止这种转变，我们仍然知之甚少。

再不妨想想当初癌细胞为什么走出这一步。也许纯属偶然——肿瘤边缘的游离细胞被流经此处的血液冲走。但是每天离开肿瘤的数百万细胞中，有很多是迫不及待地离开。

站在生态学家的角度，癌症中出现转移瘤很好理解。当自家状况变得紧张时，包括人类在内的动物就会通过迁徙来寻觅食物、空间等资源，冒着生命危险跨越数千英里，以求为自己或后代创造更好的生活。严酷的气候和危险状况也会迫使物种迁移。在拥挤、有毒的肿瘤环境中，只有适应性最强、最顽强的细胞能够存活。很多细胞会死，但随着食物和氧气减少、免疫杀手进攻，有些细胞会选择去别处碰运气。

细胞没有意识，所以这不是我们所以为的主动"选择"，而是基本生理动力所驱动。比如说，细胞可以感知周围环境中糖分、氧气、名为"氨基酸"的分子成分等各种化学物质的含量，一旦有机会还会朝着有更多这些好养料的地方移动。这也说明了，试图通过操纵糖分等养分渠道来"饿死"肿瘤的思路是好心办坏事，事实上弊大于利。这种设想难以实现——因为我们的身体已经进化得极为擅于通过各种途径提取可用糖原——而且试图饿死肿瘤事实上可能让癌症更容易随着细胞寻觅养分而扩散。另外，吩咐病人戒除容易消化的糖类，可能到头来让他们丧失了愈合所需的宝贵能量来源。

作为一名忠实的分子生物学家，我真不想承认自然科学对我们也有转移瘤方面的启迪。随着技术进步到可以研究生理结构物理属性的地步，科学家们开始探索这对肿瘤发育和扩散的影响。

矛盾的是，结果癌细胞事实上比健康细胞更柔软、可塑性更强，虽然肿瘤通常看上去是湿软正常组织内的硬块。这是因为肿瘤基质的各个成纤维细胞填充物和黏性胞外基质，通过它们提供的坚实基础，较软癌细胞能够更轻易地移动——想象一位跑步者冲过一片潮湿坚硬的海滩，而不是艰难地穿过干燥变幻的沙丘。

尽管人们纷纷关注诱发转移瘤的基因错误和分子信号，但是答案可能不过是癌细胞本身的形状。想象你在一家拥挤的酒馆过夜，终于成功地挤到了吧台前。你两手各握一品脱啤酒，现在要回到屋子另一边的酒友那里。大多数人会下意识地转过身去，侧着身子，让穿过人群更容易。据德国莱比锡大学的物理学家约瑟夫·卡斯（Josef Käs）所言，癌细胞正是深谙此道。通过仔细测量肿瘤基质坚实框架内生长着的癌细胞，卡斯和他的团队发现这些细胞被拉长压扁，从而能够侧着穿过拥挤的肿瘤环境。

当我在伦敦的一场会议上目睹卡斯展示研究成果时，他展示了一段视频，视频中厚实的六边形塑料块在一个托盘里被摇来摇去，模仿基质里水泄不通的细胞。如果所有塑料块都是一样的形状，那么"细胞"就会卡在其中，随着托盘的动作轻微晃动。但是如果在其中插入几个长条来代表挤扁的癌细胞，那么整体就会开始松动。最终，加长的细胞安然无恙、全身而退——它们仅凭自己的形状和晃动时发生的物理相互作用"转移"。卡斯表示，也许有办法阻止这种流动，让癌细胞"冻结"在原处，防止它们在体内扩散。这个想法不可思议，但也许有用。

放眼望去

把镜头拉得更远一点，我们开始看到肿瘤不是一个纯粹封闭的环境，它不是康沃尔郡伊甸园项目[1]那样的独立生态圈，而是身体整体的一个组成部分。借用诗人约翰·多恩（John Donne）的一句话：没有哪个肿瘤是一座孤岛，完全由自己组成。肿瘤是较大陆地的一个不可分割的组成部分，在几乎不可拆分的双边联盟中僵持不下。

在癌症早期，癌细胞接触到了体内激素液的内容，并且自身也会分泌激素。有些性激素——主要是雌激素和睾酮——分别与很多乳腺癌和前列腺癌有关。参与其中的激素还有控制身体使用能量和储存脂肪的类胰岛素生长因子，或许说明了超重为何会增加罹患某些类型癌症的风险。

其中一位关键选手名为 IGF-1，是一种与胰岛素相关的生长因子。在厄瓜多尔南部的偏远省份洛哈居住着一群身高一米左右的矮人，他们虽然矮小，寿命却出奇地长，而且不易得癌症、糖尿病和很多其他疾病。他们被称为"莱伦氏综合征患者"〔又称侏儒症患者，以首次描述该症状的以色列医生兹维·莱伦（Zvi Laron）命名〕，他们的遗传性基因缺陷阻碍了 IGF-1 激素的分泌。可以想见，

1　译者注：伊甸园项目由多个巨大的温室组成，每个温室都模拟一个天然生物群。

人们纷纷试着用低卡路里饮食起到类似的降低 IGF-1 的作用，希望我们其余的人也可以从莱伦氏综合征患者的基因奥秘中受益。

为了长寿限制饮食的观点最早由 16 世纪的威尼斯人阿尔维塞·科尔纳罗（Alvise Cornaro）提出，他在《节制的人生：长寿的艺术与魅力》（*Writings on the Sober Life: The Art and Grace of Living Long*）一书中建议：想成为百岁老人，就应该每天刚好只吃 350 克食物（大约 1 000 卡热量），其中包括面包、蛋汤、红肉、白肉和鱼类，再饮略少于半升的红酒。

最近的科学研究显示，科尔纳罗可能说对了一部分，尽管他对"节制"的阐释值得玩味。限制卡路里似乎的确会影响健康寿命（个体维持良好健康状况和活力的时长），即使对寿命的作用大小不定，限制热量摄取也能通过让体内环境保持良好状态来起作用。然而若没有足够的养分用于必要的组织修复和供给，摄取不足也会影响体内微环境——过度节食还会导致生长发育受限、精力衰退、性欲丧失，甚至可能抑制潜在的抗癌免疫反应。正如那则笑话所言：节食未必会让你活得更久，它只是给你一种这样的感觉……

在体内生存、靠身体生活的数十亿微生物（统称为"微生物组"）也有潜在的作用。原本被认为与癌症研究关系不大的微生物组，最近成了最热门的话题之一。研究者已经发现，内脏中生存的细菌可以影响化疗或免疫治疗对个体肿瘤的效果。还有研究者发现，早年接触适当的微生物有助于儿童预防白血病。一些类型的细菌会促进肝脏和肠道等部位的生长，而最近的研究显示某些真菌感染起着加剧胰腺癌恶化的作用。更进一步说，内脏微生物会改变某些营养物质的利用率（无论是对于人体的健康组织还是任何肿瘤而言），产生可能致癌的化学物质，甚至操纵免疫应答——这一切都会影响肿瘤的形成、恶化及治疗。

生物钟和癌症之间的关联是另一个有待开发的领域。你身体的每个部位按照日常周期运转，通过充当主时钟的脑内少量神经细胞来保持同步。我们的生物钟不仅规定我们什么时候感到警觉、瞌睡或饥饿，还规定了一天当中细胞自我更新和修复的最佳时段。所以可以想见，扰乱生物钟可能会影响患癌率。

2007年，国际癌症研究机构（IARC）将倒班工作列为"可能对人类致癌"的因素，然而随着新研究的出现，人们依然对这个话题议论纷纷。生物钟疗法的观点同样耐人寻味：根据生物钟服用破坏 DNA 的药物，或在癌细胞自我修复能力较弱的时刻进行放疗，从而实现治疗。

"浑然一体"这个词在过去的几年里可能已经被养生大师和另类治疗师[1] 大肆滥用，不过我觉得是时候让它回归科学了。癌症研究已经变得过度简化，拘泥于单纯细胞层面的遗传学和基因组学。但是知道在森林中仓皇逃窜的一只小老鼠（它可能活不过一季）的确切基因组，对了解整个物种的行为及行为怎样随着时间而变化来说无济于事，也无法说明该种群与其他林地生物的相互作用。是时候对癌症涉及的细胞种类、生存环境的生态以及它们的进化历程有个浑然一体的认识了，而不是聚焦于特定突变、诱

1　译者注：也称"非传统治疗师"，也就是使用产生于现代西方医学传统之外的治疗方法的治疗师。

发基因和靶向目标。

我们还需要退后一步，将癌症看作身体这个更广阔世界内的一个复杂而不断演变的生态系统，能够造出形形色色的花样和创新来适应和生存。其中有些事物非常不可思议。

第 8 章

出奇制胜

训练有素的数学家克里斯汀·斯旺森（Kristin Swanson），同时也是亚利桑那州凤凰城梅奥医院（Mayo Clinic in Phoenix, Arizona）神经外科一位非传统的教授，她演算起等式来跟她外科的同事操作解剖刀一样技艺精湛。在过去的 15 年里，她一直在建设一个数据库，包括将近 3 000 名脑瘤病人，通过对他们进行核磁共振成像（MRI）扫描，获取每一像素的数据，以此建立数学模型，帮助预测他们的癌症将怎样发展以及最佳的治疗方案是什么。

当详察所有这些信息时，她注意到一些奇怪的情况：男性病人肿瘤中的细胞往往在治疗的同时继续增殖，而那些来自女性肿瘤的细胞往往停止增殖，等待情况好转。不是每个病例都百分之百这样，但是性别间的差异已经足够明显。斯旺森产生了兴趣，开始寻找解释。

影响男性和女性的癌症中有一些基础性的生物学差异。最明显的是解剖学上的差异，影响着罹患某种癌症的可能性。只要你有宫颈你就有可能罹患宫颈癌，如果你没有那么你就不会。卵巢、子宫、睾丸以及前列腺也是一样。[1] 就算是同时影响两性癌症，在发生率方面也有差别，总的来说男性罹患癌症的风险更高。尽管部分原因归结于生活方式和习惯（比如，男性往往更喜欢抽烟喝酒），但是这还不足以解释这种差别。

　　一个原因有可能是荷尔蒙，两性间荷尔蒙样态有差异，整个一生中荷尔蒙多少也有起伏。另一个解释可能是性染色体本身。从遗传学上讲，拥有两条 X 染色体的人是女性，而拥有一条 X 和一条 Y 染色体是男性。Y 染色体的基因含量是 X 染色体的 10 倍，尺寸约为 X 染色体的 1/3，习惯于偶然情况下在细胞分裂时遗失。我们已经知道这种情况发生于老年男性的血细胞当中，尤其是那些吸烟的老年男性，而且这种情况似乎和罹患各种不同类型癌症的更高风险联系在一起。

　　统计学显示男性比女性更有可能罹患最具侵略性的脑瘤——胶质母细胞瘤，而女性病人往往能在这种疾病中存活得更长，她们的癌症对于治疗也有较佳的反应。是遗传学吗？是荷尔蒙吗？还是其他什么因素？

　　为了对这个奥秘刨根追底，斯旺森跟密苏里州圣路易斯市华盛顿大学医学院的儿科神经科学家约书亚·鲁宾（Joshua Rubin）及他的团队组建了科研队伍。他们一起深入观察来自数千名病人的数据，还一起研究生长于实验室中并被移植入小鼠体内的脑瘤细胞。振奋人心的是，他们发现了基因活动的独特样式，以及基因对于男

1　原注：男性有可能罹患乳腺癌，因为他们有少量乳腺组织，但是他们罹患乳腺癌的情况很罕见。相比将近 5.5 万例女性乳腺癌，英国每年大约有 400 例男性乳腺癌。

性脑瘤细胞的治疗与对女性不同的反应。这无法通过男性或女性荷尔蒙带来的影响进行解释，这表示癌细胞内的基因编码因性别的不同有显著的差异。

斯旺森认为，寻找这种差异可以一直追溯这种癌症的进化史。她表示，也许不同性别的癌细胞面对治疗诱发的压力环境会选择不同的策略生存下来。通过举证，她指向男性和女性胎儿在子宫里时应对食物短缺的不同反应方式。在典型的饥荒情况下，比如撒哈拉以南非洲地区或"二战"时期欧洲的部分地区，出生了正常数量的女性婴儿，但是她们异乎寻常地矮小；然而，男性的情况正相反：他们的出生数量较少，但是他们的体形都正常。

这在进化编程上来说是有意义的：如果一个物种只需要几个高大强壮的雄性来使更大数量的较为矮小的雌性受孕，那么当时局紧张，以这种方式分配生物资源是非常有效的。在一种癌症中，饥荒可以是一种压力，如放射疗法、化疗或是肿瘤中常见的血液流动受限、出问题。因此，据斯旺森和鲁宾的数据显示，相对于女性癌细胞发展的慢而稳来说，男性癌细胞长得越来越大、越来越结实，这种模式似乎可以归结一直到细胞层面上的进化策略。

有观点认为癌细胞能否表现出更深层的进化程序取决于它主人的性别，与其说这个观点有点争议，不如说它非常有趣。斯旺森的发现对于研发治疗脑瘤的个性化方法有重大影响——在决定治疗方法时，肿瘤学家不仅应该考虑到特定驱动突变的存在，还应该考虑到潜在的基因性别。研究其他类型的肿瘤是否逐渐呈现出相同的样式也是非常有趣的，尤其是鉴于大多数抗癌药物是在雄性的癌细胞系上以及雄性动物身上进行试验的。

　　这些发现进一步提出了一个问题：变性人或阴阳人，尤其是那些接受荷尔蒙治疗的人，他们的脑部肿瘤里发生着什么？他们的癌细胞是否遵照他们性染色体中编码的潜在基因程序？或者说，还有没有其他生物学及荷尔蒙的因素发挥着作用？斯旺森周围很少有这样的病例，但是她正在尽己所能招募非常规性别以及变性的病人，她想知道这些人的脑部肿瘤有着怎样的习性，以及这些肿瘤是否转而与一种性别或另一种性别的典型样式产生联系。

　　研究发现，肿瘤细胞的习性和长出肿瘤的人潜在的基因性别可能无法分割开来，正如该研究所强调的，记住肿瘤仍然是身体的一部分是很重要的。有一种普遍的误解，认为肿瘤在某种程度上是"其他"世界来的生物，只不过生长在我们体内，而不是我们自己组织的产物。但肿瘤仍然是细胞，无论这些细胞怎样乱作一团；并且，肿瘤仍然会去做细胞所做的事情。在脑瘤的病例中，这些事情包括癌细胞将它们自身直接缠绕在邻近的神经元上。

　　2019 年下半年发表的三篇有趣的论文显示，神经胶质瘤的脑部癌细胞可以与健康神经细胞形成功能性电学连锁反应（突触），劫持正常生存信号来帮助它们生长和扩散。已经扩散至大脑的乳腺癌细胞似乎也会将它们自己缠绕进去（至少在老鼠中是这样）。癌症病人经常会谈论"化疗脑"——出现记忆模糊的健忘症，这是治疗后常见的副作用。如果这些恼人的癌性连锁反应影响到正常大脑功能，可能还会有诸如"肿瘤脑"这样的东西。目前这个概念还处于纯理论阶段，但是它肯定能高居一份冗长的清单之首——我在写就本书时发现的真正古怪事物之一二三。然而，下面要说的事情可能才可以排第一。

二变一

在我忙于查阅文献、采访科学家的时候，我偶尔会听到一些谣传，这些谣传有限制级的怪诞，以至于我感到头晕脑转。在癌细胞从细胞骗子变成无敌肿瘤的过程中，它们不但可以进化出一切可以想象出的新奇特性，它们还发生性关系。如果这是真的，那么这个谣传就出名了。我们熟悉这样的观点：癌细胞通过分裂成两份进行无性繁殖，类似于酵母或者细菌。但是万一它们有可能融合在一起，将它们的基因资产进行联营并大量生产更多的致命后代呢？如果癌细胞相互之间可以取得并传递抗阻突变，而不是必须大费周章突变自己，那么想象一下我们当前对于肿瘤进化的理解会受到怎样的影响吧。

然而，每次试图为这则谣言找一些无懈可击的证据时，我都会失败。后来有人曾无意中听到一个家伙在某次会议上或是在酒吧里谈起，但是他不记得细节了。我在科学期刊上读到过几篇相对晦涩的文献，指出有些细胞大得不同寻常，它们有着双倍的基因组，肿瘤中偶尔会发现这样的细胞，这种细胞可能是由两个细胞融合在一起形成的，而不是一个细胞没能进行完全分裂所导致，而我们通常认为是后者。偶尔，几个我采访过的研究者会模糊地提到实验室培养的细胞中发生的活动，一个研究者承认自己在相同培养皿中将两种类型的肿瘤细胞放在一起培养，观察它们是否会繁殖，试图以此来强扭瓜藤。

我事实上放弃了找寻真相的希望。但是接着，我在巴黎一个小型会议上听到了肯内特·皮恩塔（Kenneth Pienta）的讲座。他是一位说话很流畅的泌尿科医生，来自马里兰州巴尔的摩的约翰·霍普金斯大学医学院。在为前列腺癌抗药性的快速出现寻找解释的时候，他注意到一些大得不同寻常的癌细胞出现在具有抗药性的肿瘤中。更为奇怪的是，这些巨型细胞的 DNA 数量，比起能够预想的至少翻了一倍。身体里正常的细胞如果有两套染色体（23 对，每对分别来自母亲和父亲），就会被称为倍数染色体。科学地讲，有些单位有着很多基因组，小而饱满，被称为多倍体。

关于这些神秘多倍体巨型细胞的起源，为了找到更多线索，皮恩塔和他的同事建立了一个他们称为进化加速器的东西。这是一个六边形微流控[1]芯片，还没有指甲盖那么大，包含了一片微缩的硅元素景观供癌细胞来探索。[2]芯片内是一个微小的互相有联系的封闭分隔间网络，由小型隧道连通，小到足以让倍数体细胞而不是较大的多倍体通过。生长在皮氏培养皿中的细胞都要经过同等水平的营养物质、氧气和药物的冲洗，不像这些细胞，进化加速器让研究者可以在整个微观世界中建立起梯度。皮恩塔和他的团队在芯片的一边用了低浓度的化疗药物（多西他赛，docetaxel），而在另一边设置了较高浓度。他们将一束药物敏感性前列腺癌细胞扔进这个竞技场，然后静观发生的现象。

在这些细胞环游它们的玻璃世界时，该团队利用延时显微技术，连续几周跟踪这些细胞。很快，开始出现巨型多倍体，尤其是在最高水平的多西他赛所在的区域。药物的浓度越高，巨型多倍体的数量越大，说明它们对治疗具有耐抗能力。相反，较小的倍数体细胞很快被最高浓度的多西他赛杀死，所有幸存者很快转移到毒性较低的区域。

再靠近一点观察，皮恩塔发现，有两种方式可以形成多倍体。第一种是通过不完全细胞分裂，这是细胞复制了自己的 DNA，但是之后却不会分裂成两个。鉴于多西他赛的工作原理是干扰设计细胞分裂运动的分子支架，这是我们所期待的，但他还观察到另一种形成多倍体的方式：细胞融合。随处可见一对对倍数体细胞结合在一起创造巨大的怪物。然后情况变得真的很怪异。这些细胞不但融合来制造多倍体，制造出的巨型细胞还生出新的倍数体后代，它们全部耐药。

"它们只是大量产生这些细胞，"皮恩塔边说边向他目瞪口呆的观众展示着他的发现，"我们越治疗，得到的多倍体就越多。"

尽管这听起来令人毛骨悚然，但是癌症内细胞融合的发现可能并没有那么怪诞。正常人的生命里一些其他情形中也会出现细胞融合现象，比如在胎盘形成的过程当中，肌肉细胞会融合在一起来制造长纤维，伤口愈合中也会出现细胞融合现象。将两个细胞结合在一起的能力显然已经在我们的 DNA 里编码，所以肿瘤细胞可以利用和激活那种路径也就不足为奇了。

研究者曾发现癌细胞完全吞噬肿瘤内的整个细胞（这种现象拥有相当令人着迷的名字：细胞贯入现象）[1]，而且融合的细胞之前就在一些类型的癌症中被发现过，是化疗、放射治疗或肿瘤微环境改变后的反应。然而，它们当时被认为是一种无害的奇异现象，不可能增殖，而且也许注定会死亡。

甚至还有癌细胞与健康细胞融合的证据，一些研究者认为这可能是癌症扩散的关键诱因——这个观点首次提出是在 100 多年前，德国病理学家奥托·艾希尔（Otto Aichel）发现白细胞会攻击癌细胞，他想知道癌细胞是否会尝试通过融合在一起整合力量。尽管动物研究显示着有趣的结果，但是弄清在人类中是否真的会发生这样的现象或者这种现象是否确实很重要，曾经是个很难的课题。然而，2018 年一篇来自俄勒冈州波特兰市俄勒冈健康与科学大学一个研究团队的论文展示了一些具有说服力的证据，证明胰腺癌病人的肿瘤和免疫细胞之间存在细胞融合现象，还证明融合的细胞数量越多，病人生存下来的可能性就越低。

既然皮恩塔知道巨型细胞存在，也知道它们能做什么，他开始处处观察这些巨型细胞。他去观察生长于一个常规大细颈瓶内的前

1　原注：虽然正常情况下这种现象比较罕见，但是这种细胞吞噬现象在地球上有生命以来就一直存在。一个贪吃的细菌吞噬了另一个，创造出第一个复杂细胞。这个复杂细胞是今天活着的所有动物、植物和真菌的先驱。

列腺癌细胞，这些细胞全部浸泡在同样的液体环境中，当时他发现这些细胞中大约有 3% 是多倍体，剩下的则全部是倍数体。在添加了过量多西他赛之后，比例飙升到大约 90%，而如果移除治疗，比例又回落到 3%。但是此刻，所有的倍数体细胞都对药物具有了完全抗药性。

他对于细胞融合以及大量产生抗药性后代的描述，听起来像是我一直寻找的那种极难捕捉的现象。在他演讲的结尾，他留给大家答疑的时间，我小心翼翼地举起了手。

"对于我来说您所描述的听起来像是性行为——虽然这改变了性愉悦的标准！"我说。

皮恩塔点头表示同意，观众对我报以敷衍的笑声。

"那么如果事实确实是这样的，就很麻烦，对吗？"我接着问。

"是的，而且很可怕。"他肯定地说。

他没有在开玩笑。越来越多的证据显示，癌症中发生的细胞融合对治疗过程和耐药性的出现有着重大影响。原发肿瘤中巨型细胞还很罕见，但是皮恩塔的研究结果显示，治疗开始后，给予较高剂量的化疗事实上促使了多倍体耐药细胞形成，这些细胞看起来具有干细胞的特性，生产出大群具有耐药性的后代。他还表示，这些大型多倍体还是"吃苦耐劳的移民"，它们负责在身体内游走并制造次生癌症。

皮恩塔向我们展示了一幅转移性前列腺癌的图像，已经扩散至肺部，由占很大比例的多倍体细胞构成。多倍体看起来好像还可以保持休眠，直到它们被重新激活——正如他所描述的那样，"它们突然冒出来，然后数量激增！"这潜在地解释了为什么癌症看起来治疗成功了，但却在后期故态复萌并伴有毁灭性结果。

正如皮恩塔所观察到的，这些巨型多倍体就像蜂巢中的蜂后——它们是癌细胞的一个精英群体，能够通过产生耐药性倍数体进行"繁殖"。蜂后也出发寻找新蜂巢，类比肿瘤在身体内的转移性。他表示，也许我们应该把肿瘤想作超级有机体——成群的个体细胞一起作用，来产生集体行为。肿瘤里没有"大脑"，但是可能会有"蜂巢精神"，作为协同作用的结果而出现。

在某些方面，这几乎就像行骗的癌细胞在抛弃了它们的多细胞宿主并恢复单细胞生活方式后，开始组队并重新炮制多细胞性。这只不过是过去进化出的另一种生物学新奇特性，所以在癌症严酷的进化考验之中，我们还是可以预想到这种新奇特性的出现。

科学家探索越多关于癌症错综复杂的分子细节，他们就看到越多怪诞的现象。但是对于我而言，这些都不应该令人感到惊讶。这只是进化在干自己的事。生命的历史告诉我们进化可以产生难以置信的多样性。多细胞性进化过很多次了。性行为也进化了若干次。物种繁殖、迁移、适应并且多样化。增殖的增殖，突变的突变。生命只是不断地让自己摆脱困境。

从最小的细菌到最大的蓝鲸，千百万年以来，地球上的物种挣扎、幸存、繁荣然后死亡。自然选择根据它们所生存的环境塑造了它们的基因、细胞和身体。正如达尔文在他的巨著《物种起源》中所写：

　　这是一片宏伟而神奇的生命景观：地球持续在宇宙中绕轨道行进的同时，各种各样数不尽的有机生命体持续进化着。

　　当然，并没有人说癌症是美妙的。癌症是可怕的、丑陋的、毁灭性的，它偷走了我们爱的人。癌症绝对是疾病中的流氓，无可救药地改变了每个经历过的人。但是，它也是一部自然选择作用的教科书范例，一个压缩进月或者年而不是千年的彻底失控的糟糕进化过程。癌症不是一项聪明的长期策略，因为癌症经常最终导致自己本身的灭亡，与产生它的不幸的人同时灰飞烟灭。

　　鉴于癌细胞似乎能够探索我们知道的每一条生物学路径，对于它们能够融合和生产的发现不应该让我们感到惊讶。在基础生物学的层面上，当一切都在土崩瓦解时，进行最后一次生殖之骰的投掷，是极具进化意义的：即使你不成功，你的后代会成功。完整的电影情节已经被预测出来：男主角和女主角在灾难来临时彼此拥抱在一起互相求寻安慰。经过毒性药物的狂轰滥炸，放射性治疗的百般折磨，又面对着免疫掠食者的百万大军，当癌细胞的世界似乎要结束的时候，它们应该做什么？发生性关系。

　　然后，根据电影情节，它们应该试图离开它们千疮百孔的宿主星球了。所以也许，如果它们偶然情况下成功做出最后的进化一跃，我们也不应该感到惊讶。

不幸的人儿

塔斯马尼亚岛是南澳大利亚海岸附近一座崎岖不平的小岛，岛上最著名的四腿生物大概要数以岛名命名的塔斯马尼亚袋獾了。塔斯马尼亚袋獾也叫塔斯马尼亚恶魔，这些肉食哺乳动物单独行动、昼伏夜出，之所以被称为恶魔是因为它们对待同类行为恶毒。如果狭路相逢，它们会挑衅式的嚎叫和撕咬对方的脸。它们有着黑色的皮毛、可怕的红耳朵、邪恶的眼神和食腐肉的习惯，这都增加了它们恶魔般的诱惑力。[1] 甚至连它们的拉丁文学名 *Sarcophilus harrisii*（"哈里斯肉食爱好者"），都影射着它的黑暗面。

悲剧的是，塔斯马尼亚袋獾的哥特式相貌受到了"袋獾面部肿瘤疾病"（DFTD）的威胁。这是一种侵入性的可怕癌症，会在袋獾口部和上颚部形成溃破的肿瘤，最终转移至它们的内脏器官。不幸的是，对于这种已经濒危的动物来说，自从第一例病例在 20 世纪 90 年代中期被报道以来，面部肿瘤在种群中蔓延得很快。在短短几年内，这种疾病导致了大面积的种群数量锐减，只剩下个别孤立的小群体没有罹患这种癌症。

当"袋獾面部肿瘤疾病"首次被确认时，它在种群中传播的方式让人们认为它可能是源于一种病毒，类似于裴顿·劳斯发现的鸡肉瘤病毒或是休普发现的鹿角兔病毒。还会有这样的担忧，就是同

1　原注：塔斯马尼亚恶魔的德文名字叫做 beutelteufel，刚开始我错误地翻译成"恶魔的手提包"。事实上这个词的意思是"袋子恶魔"，袋指的是所有有袋类动物共同的育儿袋。

样的病毒可能传染到人类身上，因为在塔斯马尼亚岛的农村地区，血癌患者的数量异乎寻常地高。

对于袋獾面部肿瘤疾病真正特性的发现归功于阿内－玛丽·皮尔斯（Anne-Maree Pearse），一位塔斯马尼亚州政府研究员。整个20世纪80年代期间，皮尔斯都在塔斯马尼亚州皇家霍巴特医院（Royal Hobart Hospital）担任细胞遗传学研究者，专攻肿瘤中有缺陷的染色体研究来帮助诊断和治疗。她不仅观察来自病人的癌症，还经常要兼顾来自袋獾的稳定样本供应流。到2004年，面部肿瘤疾病不断地鞭策着她，让她将兴趣投入其中，促使她成为塔斯马尼亚州政府"动物健康实验室"中"拯救塔斯马尼亚袋獾项目"的一位资深细胞遗传学家，寄希望于找出造成所有这些癌症的罪魁祸首。

她几乎是马上就注意到所有这些肿瘤中染色体方面一些非常奇怪的事情：所有这些染色体完全一样。而且，更为奇怪的是，这些从动物身上采集到的肿瘤染色体，与动物的染色体一点都不一样。这十分古怪。因为每一例癌症都产生于个体体内的细胞，每个肿瘤都应该是一个独特的基因事件，有自己特定的染色体特性，包括由传染性病毒导致的癌症。然而，她的研究结果看起来完全像是，动物之间被传递的物质以及扩散着这种疾病的物质是癌细胞本身。

2006年，这个奇怪的发现在一篇一页纸的论文中由权威期刊《自然》杂志发表，皮尔斯和她们系的同事凯特·斯威夫特（Kate Swift）提出了这样的观点：袋獾面部肿瘤疾病是一种传染性癌症，而不是一种病毒，这种癌症从一只袋獾传给另一只。澳大利亚悉尼大学一个团队做了更进一步的工作，总结性地证明了皮尔斯和斯威夫特的假设是正确的：面部肿瘤是由癌细胞一种致命的坏克隆体导致的，这种克隆体最初产生于袋獾身体，然后变得具有传染性，最后通过某种方式逃出了袋獾身体的桎梏。然而，我们无法确切地知道这种爱冒险的癌症来自哪里，以及它为什么变得具有传染性。

遗传学家伊丽莎白·默奇森（Elizabeth Murchison）出生并成长于塔斯马尼亚岛，她喜欢在路边寻找死亡的袋獾尸体。这些袋獾经常是在吃其他马路交通中丧生的动物时被撞翻。默奇森现在是英国剑桥大学的一个团队负责人，她和她的团队正在研究袋獾面部肿瘤疾病的起源和基因原理，目的是帮助拯救这个物种。他们研究的第一批样本之一是由默奇森亲自采集的，当时她正在放假，刚结束徒步旅行，开车回家，看到了一只受到感染的袋獾尸体，就把它扔进了车的后备箱。

2020 年，她发表了她关于袋獾肿瘤的第一篇重要论文，比较了她捡到的第一只不幸的袋獾和几只其他她后来几年采集到的袋獾的癌症样本。通过比较癌细胞和健康袋獾不同身体部位之间基因活动的样式，默奇森意识到这种癌症可能始于一种施旺细胞（Schwann cell）。这些细胞正常情况下的作用类似于一种电绝缘胶带，包裹在神经细胞周围，保护着大脑中来来往往的电信号。有趣的是，它们还热爱移动。施旺细胞在身体里快速地移动着，沿着长长的神经纤维扩散，所以它们已经有了强烈的扩散倾向。可能在个体之间飞跃只是它们进化旅程中的下一步。

默奇森和她的团队还开始深挖袋獾肿瘤的 DNA。这些肿瘤

DNA 的很多部分与今天活着的袋獾基因组高度相似，意味着最初生出这种癌症的袋獾活着的时期距现在相当近，可能在 20 世纪 80 年代晚期或 20 世纪 90 年代早期。与哺乳动物一样，雌性有袋类动物有两个 X 性染色体，而雄性有一个 X 和一个 Y。尽管默奇森和她的团队没有发现明显的性染色体，他们发现了看起来像是两个 X 染色体残余的物质嵌在肿瘤基因组的其他地方，而不见 Y 的踪影，这意味着第一只散播癌症的袋獾有可能是雌性。尽管它在这种病开始在全岛蔓延之前就死去了，但是它的癌细胞继续活着，在快速缩小的种群中传播时，不断地进化和改变。

发现一种传染性癌症最近才进化出来而且有着如此毁灭性的力量，已经是一件非常怪异的事情。所以当默奇森和她的团队发现了另一种传染性癌症，就怪上加怪了。在分析来自 5 只南塔斯马尼亚岛发现的袋獾的肿瘤样本时，研究者惊奇地看到癌细胞里的染色体看起来与最初袋獾面部肿瘤疾病细胞里的截然不同，然而它们彼此间却完全一样。更重大的发现是存在一个 Y 染色体，证明这第二种肿瘤的散播者一定是雄性。然而，从表面上看，是不可能通过观察被感染的动物或肿瘤来分辨出这种不同的。援引爱尔兰诗人奥斯卡·王尔德的话：你们的物种中有一种可以传染的癌症可能被认为是不幸的；有两种看起来像是不小心。所以究竟发生了什么？

"一种癌症要变得具有传染性需要两个条件，"伊丽莎白向我解释道，我们坐在她的办公室里，内部装饰着几个袋獾填充玩偶，"首先，癌症需要找到一种方式从一个宿主逃脱到另一个宿主，然后其次，它还需要获得适应能力，以逃避把它看作外来移植物的免疫系统。这两个条件都不太可能出现，所以它们更加不可能会一起出现。"

观察这些正常情况下单独行动的动物怎样对待它们的邻居，就可以很容易看到袋獾面部肿瘤疾病是怎样成功进行第一次传播的。尽管袋獾在人类周围相当温顺，它们彼此间却不是很友好。当它们打架和撕咬的时候，癌细胞成块成块地从一只受到感染的袋獾下巴上撕扯下来，安顿在这只袋獾刚刚施加于其对手的新鲜伤口上。如果没有这样便利的传播路径，袋獾面部肿瘤疾病就不可能在这个种群中获得这么致命的根基。所以这留给我们第二个挑战：为什么袋獾的免疫系统不能识别并排除这个侵略者？

哺乳动物和有袋类动物进化出了极度复杂的免疫系统，不断寻找和摧毁任何看起来不属于身体内的事物，包括来自陌生者的细胞，无论是同一物种还是另一物种。发现"这是我"以及"这不是我"之间的区别这个任务，因为被称为主要组织相容性复合体（MHC）的基因而变得简单。这种基因是哺乳动物和有袋类动物基因组最具多样性的部分，它们给伸出细胞表面的分子编码。这些分子像摇动的旗子一般，如果这些旗子看起来很陌生或者是外来的，那么免疫系统就会采取行动，消灭入侵者。[1]

MHC 系统的保护能力解释了为什么要小心翼翼地匹配移植器官捐献者和接受者。即使是最佳的匹配，接受器官移植的人也必须服用免疫抑制剂来预防排异反应。奇怪的是，塔斯马尼亚袋獾正常

1　原注：关于科学的这块迷人领域可以在丹尼尔·戴维斯的书《相容性基因》（*The Compatibility Gene*）中了解更多。

情况下会排斥来自其他袋獾的组织移植物，所以它们至少有一定水平的免疫监视功能。最后证明，来自第一个肿瘤的细胞完全丧失了它们所有的 MHC 基因，所以它们可以进入任何袋獾。更近一点的第二种癌症仍然保有它的 MHC 基因，但是因为塔斯马尼亚袋獾种群数量太少且同系繁殖，所以岛上的袋獾中很多都有这种基因。

这种多样性的缺失意味着癌细胞可以在基因上相似的动物们之间的有限范围内移动，而不去惊动免疫系统。而且看似这第二例肿瘤正在丧失它全部的 MHC 基因，这对于这些癌症可能会怎样进化提供了一条重要线索：丧失 MHC 对于肿瘤变得具有传播性来说不是至关重要的，但是这确实增加了细胞能够进入更大宿主种群的能力。

几年前，袋獾面部肿瘤疾病看起来将成为野外塔斯马尼亚袋獾的终结者。这种癌症对化疗没反应，即使被感染的动物可以被捕获，得到及时治疗，一些种群的数量还是急剧减少了 90%。除了少数被隔离的种群比较保险以外，这种疾病的快速扩散以及第二种病株的发现对于这些代表性有袋类动物来说似乎是毁灭般的灾难。但是，虽然我们可以把这种让面部肿瘤能够从一个个体跳跃到另一个个体的适应性归咎于进化，但是这也可能帮助袋獾进行回击。

塔斯马尼亚州立大学的野生生态学家罗德里格·哈梅德（Rodrigo Hamede）和他的同事一直在密切地关注逐渐减少的袋獾种群。当地人为他们提供帮助，通过一个智能手机应用向他们报告看到的袋獾。看起来好像一些袋獾正在进化出对 DFTD 的免疫性，抵抗肿瘤细胞的感染。他们还发现了超过 20 个病例，其中被传染的袋獾成功治愈了它们自己，血淋淋的肿瘤完全康复，没有任何人类的干预。要说袋獾是否成功拯救了它们自己还太早，但是它们的未来比起几年前看起来没有那么危险了。人们也在路边建立起一个栅栏和警告信号组成的新系统，帮助减少交通事故死亡率。

想要通过援用袋獾独特的环境来理解两株可传播性袋獾肿瘤的出现相对来说比较简单：一条传染病的便利传播路径再加上一个基因多样性较低的小数量种群。但是如果一种癌症影响了分布更广、基因更为多样化的物种，而这种癌症也同样完成跨越，走向独立，要想做出解释就比较难了。

狗的一生

狗的性行为不是一件浪漫的事。一旦公狗开始射精，它阴茎的末端就会膨胀起来，顶进母狗的生殖道内，让两个关系者在那一刻锁在一起，然后大概不过是继续正常度日。在膨胀的阴茎瘪下去前试图摆脱这种"交配栓"可能会导致外伤，让两只狗的相关部位蒙受损伤。与袋獾一样，这种习性不可避免地导致了另一种传染性癌症的出现。

1876 年，一位叫作姆斯蒂斯拉夫·诺温斯基（Mistislav Nowinsky）的俄国兽医注意到一种不太美观的癌症影响着狗的生殖器，似乎是通过交配传播的。为了证明他的理论，他从一只感染了该病的狗身上刮下来肿瘤的小块儿，然后切成碎片，把它们放在另一只狗的生殖器上，接着这只狗也得了这种病。同时，这在科学家之间激发了一场激烈的辩论，他们一直在热烈地争论癌症的自然成因。癌症本身可能具有传染性的观点很有趣，同时这也为指责和孤立病人提供了辩护。

诺温斯基的实验结束 25 年以后，曾经是兽医的德国医生安东·斯迪克（Anton Sticker）开始着手在法兰克福的实验室进行他的工作，以调查这种不同寻常的犬类癌症，以及能从一个个体移植到另一个个体上的其他类型癌症（包括人类肿瘤）存在的可能性。他证实了诺温斯基的观察，肿瘤可以从狗传给狗，这种疾病甚至以他的名字命名——斯迪克肉瘤，整个科学界的文献大多都引用这种命名。其他文献则将可传播性肿瘤的接力棒继续传给了艾尔弗雷德·卡尔森（Alfred Karlson）和弗兰克·曼恩（Frank Mann），罗切斯特市明尼苏达大学的两位科学家，他们为这项事业承担了重要的责任。他们两个将上述癌症移植给了 40 代狗，最终在 20 世纪 50 年代早期发表了他们的研究发现。

最终，整个 20 世纪早期的癌症研究者达成了一致意见：这种疾病或者是染色体中变异的结果，或者是感染性病毒的"杰作"。斯迪克氏传染性肉瘤，现在被称为 CTVT（犬类传染性性病肿瘤），不过被视为科学界一种罕见病，然而它却影响着全世界的国家数不清的狗。肿瘤可以通过细胞从一个动物传递给另一个动物进行传播，这个认识似乎很怪异，难以置信。很多人认为一定是病毒在起作用，劳斯和休普就曾用肿瘤中高度过滤后没有细胞的提取物来诱导癌症，找到了以他们的名字命名的病毒，然而科学家们用同样的方法进行尝试，却失败了。

这个难题引起了罗宾·韦斯（Robin Weiss）的兴趣，他是伦敦大学学院的病毒学家。他确信 CTVT 一定是由一种难以捕捉的病毒导致的，还没有人能找到这种病毒。他下定决心对这个病毒跟踪到底，于是开始着手分析来自意大利、印度和肯尼亚的 16 只狗身上获得的肿瘤样本 DNA，以寻找线索。他没有找到某种未知病毒隐藏的踪迹，却发现曾难倒了阿内 – 玛丽·皮尔斯的同样问题，当时皮尔斯正在澳新地区研究袋獾癌症。这些肿瘤的基因组几乎都是一样的，而且与它们所生长的宿主动物的基因组完全不同。从 5 个大洲收集到的另外 40 个几乎一模一样的肿瘤证明了令人难堪的真相：科学家们处理的是具有感染性的细胞，而不是传染性病毒。

韦斯的论文在 2006 年发表，就在 6 个月前，皮尔斯发表了关于袋獾疾病的论文。就像袋獾面部肿瘤是通过由面部撕咬造成的伤口传播一样，CTVT 是通过狗交配时所蒙受的生殖器损伤在种群中进行扩散。但是 DFTD 似乎是在过去的几十年里出现的，与 DFTD 不一样的是，这些肿瘤产生的年代似乎还要更久远。通过比较全世界不同品种的狗的肿瘤 DNA，伦敦大学学院团队总结说，最初的传播者可能属于一个来自中国或西伯利亚的古代亚洲狗品种，或者有可能是一只狼。

CTVT 是我们目前所知的存在时间最长的癌症，在存在的过程中积累了令人惊讶的 1 900 万种突变，而且这种癌症在世界的不同角落继续进化和适应着。就像最初的袋獾癌症一样，犬类性病肿瘤细胞已经丧失了它们的 MHC"相容性"基因，这就解释了为什么它们从一个宿主转移到另一个宿主会毫不费力。

查尔斯·斯万顿和他的团队重新拼凑出了病人体内进化和扩散着的肺癌"系谱图"，采用与他们同样的方式，伊丽莎白·默奇森成功地再次跟踪了 CTVT 在全世界传播的路径。最近的分析显示，这种疾病最初于 4 000 ～ 8 500 年前在中亚产生，然后在当地流行了几千年。从公元 1 世纪起，这种疾病开始扩散。16 世纪，美洲外出冒险的水手带上了它们心爱的狗出海，一个世纪后，踏上了归去的旅程，同时这种疾病也搭上了去美洲的便车。默奇森还成功地绘制出首只传播这种疾病的狗的遗传学"面部合成图"，显示出这可能是一只中等或者大型犬，类似于今天的阿拉斯加雪橇犬，披着黑色或脏脏的沙土颜色的毛皮，竖着耳朵，有着尖尖的鼻子。不幸的是，她无法分辨最开始的动物是雄性还是雌性，所以我们没有办法知道这是一个"好男孩儿"还是"好女孩儿"。

自从在这第一个毛茸茸的宿主身上产生后，哪里有狗，CTVT 就扩散到哪里，只有一个明显的例外。2018 年夏天，默奇森说服了亚历克斯·卡根（Alex Cagan），桑格研究所的一位博士后研究员，去乌克兰东北部的普里皮亚季（Pripyat）做一次旅行。普里皮亚季是前切尔诺贝利核电站的旧址。1986 年 4 月，这个电站的第 4 号反应堆爆炸，让这个地区布满了放射性原子尘。逃离的当地居民不得不把所有财物留在身后，包括他们喜爱的宠物，慌忙撤离。30 年后，这些被遗弃的狗的后代在这一带快乐地漫游着，做着流浪狗最擅长的事：填饱肚子、打架，以及……交配。

鉴于地球上每一个其他狗类的种群都受到 CTVT 的影响，有理由推想，这里的狗也会罹患 CTVT。默奇森和卡根很想知道切尔诺贝利附近的高水平辐射是否在癌细胞的 DNA 中留下了突变的印记，这些印记本来可能会随着这种疾病从狗到狗持续地传播扩散开来。清洁未来基金（Clean Futures Fund）运营着一个犬类健康和阉割项目，与该基金一道组成团队，卡根挺进废弃反应堆附近的禁区，目的是寻找生殖器癌症（而且，通过他在桑格研究所博客上的照片判断，还有很多可爱的小鼻子可以刮）。然而，他空手而归回到了剑桥。在两周里他检查了 200 只狗，却无法找到一个可传染的肿瘤，哪怕这种疾病就存在于 150 千米外的乌克兰首都基辅。

没有人知道为什么普里皮亚季的小狗不得 CTVT。可能这仅仅归结于偶然性。如果最初的宠物种群中没有一只狗罹患这种疾病，也没有迷路的狗从外面将这种疾病带入，那么这样一个与世隔绝的社区永远也不会出现这种疾病。可能它们的免疫系统异乎寻常地强大，能够让它们克服这种癌症。或者，这个地区的放射性偶然起到了放射疗法的作用，有效地治疗了附近的所有动物并消灭了这种疾病。

CTVT 对于使 DNA 受到损伤的放射疗法和化疗是高度敏感的，所以这当然可以是一种可能性。但因为过去的 30 年间，致力于这个原址研究的工作人员肯定应当对确保人类健康和辐射安全更感兴趣，而不是狗的生殖器，所以我们永远不会知道真相。

从蛤蜊到食同类的仓鼠

直到 2015 年，人们都一直认为 CTVT 和两株 DFTD 在癌症研究编年史上是异常疾病遥不可及的三重唱，非常有趣。然后就来了蛤蜊。

自 20 世纪 70 年代以来，海洋生物学家一直在担忧一种席卷软壳类蛤蜊群落的奇怪疾病。这种软壳类蛤蜊沿着美国的东北海岸分布。该病类似于人类的白血病，会造成蛤蜊血细胞的疯狂增殖，这会阻塞蛤蜊的身体，最终导致死亡。一个蛤蜊群落中将近 90% 的蛤蜊会死于这种疾病，这不但是生物学的灾难，而且是经济学的灾难，因为蛤蜊是海鲜产业至关重要的一部分。

这场蛤蜊灾难的新闻传到了迈克尔·梅茨格（Michael Metzger）那里，梅茨格是纽约州哥伦比亚大学一位年轻的研究员。与韦斯对于 CTVT 背后病毒的探索一样，梅茨格认为一种病毒可能可以解释这种疾病，并着手尝试找到这种病毒。通过分析被传染动物的 DNA，他发现这种癌细胞确实包含了一种病毒样 DNA 片段，被称为 Steamer，这种片段把自己嵌在基因组内随机的位置作为它生命循环的一部分。

奇怪的是，Steamer 选择强行进入蛤蜊基因组的位置在梅茨格观察的每一个癌症样本中都一模一样，即使它们来自在完全不同的地点发现的蛤蜊。这种巧合足以让我们预想，诸如 Steamer 这样的成分会随机地跳入蛤蜊完全相同的基因组位置。在经过进一步基因分析之后，他得出了怪异的结论，却无可反驳：这一定是又一种传染性癌症，感染了的个体通过将白血病细胞排入附近海水传播这种癌症。

北美洲水生有壳动物生活的河床不是唯一受到这些种类癌症影响的区域。梅茨格想知道其他地方类似的毁灭性疾病是否也由大西洋中四处漂浮的相同蛤蜊癌细胞所造成。令他感到惊讶的是，他发现另外 4 种完全不同的可传播性白血病：一种出现于加拿大的贻贝之中，还有两种不同的鸟蛤（学名：Cardiidae）癌症和一种西班牙海岸附近金黄地毯壳蛤（学名：Polititapes Aureus）中出现的癌症。更为怪异的是，这最后一个例子似乎最初是来自一个完全不同的物种——比利时皱纹浅蜊（学名：Venerupis Corrugata）。奇怪的是，比利时皱纹浅蜊没有显示出任何易感金黄地毯壳蛤病的迹象，而且未感染的原因一定是以某种方式发展出了抵抗力。更近一点，梅茨格和他的团队发现了另外两种类型的贻贝，受到一种相同的可传播癌细胞的感染，这些癌细胞最初产生于这两种贻贝之外的物种。这两种贻贝中，一种居住在南美洲周围的海域，而另一种居住在欧洲海域，意味着癌细胞为了找到新的宿主已经通过某种方式成功跨越了大西洋。

与第二种袋獾肿瘤的发现同时，梅茨格的研究发现令人震惊：野外自发产生的已知可传播癌症的数量在短短几年内从两种增加到将近 10 种。如果这个数量后来还会增加，我一点也不感到惊讶。然而，对科学文献的梳理揭示出，几种更令人烦恼的癌症病例已经跨越障碍从一个个体传到另一个个体，虽然这些病例没有在更大的范围内扩散开来。

这些病例大多数来自怀孕过程，因为胎盘内互相交织的血液系统为细胞的漫游提供了便利的通道。150多年以来的新闻报道显示，大约有26例癌症从母亲传到孩子，大多数是黑素瘤或血癌。但是鉴于每年有超过1亿的婴儿出生，而患有癌症的母亲大约有50万（无论确诊还是没确诊），所以癌症从母亲传到孩子发生的可能性极低。

癌细胞还可能在子宫内的同卵双胞胎间互传。第一例同卵双胞胎同时患有儿童期白血病的例子记载于1882年的德国，从那以后，出现了超过70例。细致的基因分析已经显示出，这些癌症一定是双胞胎之一产生的坏细胞克隆体通过他们共用的胎盘中连结在一起的血管传播到他或她的手足身上的结果。还有一种罕见的癌症被称为绒毛膜癌，绒毛膜癌始于胎盘，可以扩散进母亲的身体，因为胎盘组织后来会变成早期胚胎的一部分。

然后还有人工的传播路径。2018年3月，荷兰的几位医生发布了一份非同寻常的报告：4个人在接受来自同一个器官捐献者的移植器官后全部罹患癌症。这个器官捐献者是一位53岁的女性，死于脑溢血。在她死亡的那一刻，没有迹象显示出了任何问题，当然也没有明显的肿瘤。然而，接受了她的肺脏、肝脏和左肾脏的3个人，在接受移植手术后7年内全部死于转移性乳腺癌，3例癌症看起来都一模一样。

第四个人是一名年轻小伙，他得到了这位女性的右肾脏，也罹患了癌症，只是在移除了被捐献的器官并不再服用免疫抑制药物后才治疗成功，因为免疫抑制药物会防止移植器官接受者的身体产生排异反应。在这个病例中，治疗是对路的：他的免疫系统采取行动，消灭了肿瘤细胞。到 2017 年 4 月，他看起来痊愈了，但却得继续排队等待另一个更幸运的器官。[1]

还有可能偶然感染可传播癌症。有一个例子：一名外科医生在从一个年轻人身上移除一例恶性腹部肿瘤的时候，手划破了口子。5 个月后，就在他的手掌被划破的地方长出了高尔夫球大小的肿瘤，化验显示，这与他之前从他病人肚子上移除的癌症是同一种。然后还有不走运的实验室工作人员，在进行实验的时候将人类肠道癌细胞注射入老鼠的身体，偶然地将针头刺入自己的左手。两星期后，就长出了小的肿块，最后证明这个肿块就是由她一直处理的同种肿瘤细胞构成的。尽管这个肿块被成功移除了，她后来也没有遭受什么不好的影响，但是这对任何一个像我一样在实验室里笨手笨脚、漫不经心的人来说，都是一个警示。

然后还有故意为之的例子。在"永不应该允许发生的骇人听闻的研究"这段编年史里，发生过这样的事情。来自纽约的肿瘤学家切斯特·索瑟姆（Chester Southam）在 20 世纪 50 年代和 60 年代的大部分时间里，不经过别人知情同意就给人注射癌细胞。一些受试者是癌症病人，本来找他看病是希望治愈癌症。其他受试者是老年人，患有痴呆症，之前在纽约的布鲁克林犹太人慢性病医院住院，而其余的则是俄亥俄州立监狱里完全健康的囚犯，他们中很多

1　原注：值得一提的是，从移植器官那里"感染"癌症的情况非常罕见——不到 1/2000，肯定比因得不到急需的移植器官而死亡的风险要小得多。请登记加入你们国家的器官捐献者队伍。

是黑人。

索瑟姆不仅会挑选那些没有能力对他的实验表示同意的人，无论他们是处于绝望、神经退化还是监禁之中，他甚至不告诉受试者他们在接受注射的是什么东西。相反，他倾向于称之为"实验室中生长的人类细胞"，以免让人们因他们将要被注射癌细胞而受到惊吓。

通过和纽约纪念斯隆－凯特琳癌症中心的同事，病毒学家艾丽斯·穆尔（Alice Moore）一道工作，索瑟姆向人们展示出，健康人类的免疫系统在几个星期的时间里就很快会排斥移植的癌细胞，没有例外。但是晚期癌症的病人会花更长的时间对治疗做出反应，而且在某些病例中，注射入的细胞在几个月的时间里稳步地生长为新肿瘤。虽然病人们被告知他们不会有任何危险，但是还是有两人意外死亡，还有 4 人不得不通过外科手术移除这些新肿瘤。在一些病例中，癌症卷土重来，在一个病例中，癌症扩散至全身。

索瑟姆的方法极度地反伦理，在他的医生同事中引发了强烈抗议。这在纪念斯隆－凯特琳癌症中心的卷宗以及更广范围的癌症研究史上一直是极不光彩的污点。然而，他看似疯狂的研究之中也运用了方法。作为一名免疫学家，他对于使用"外来"癌细胞的潜力唤醒病人的免疫系统以攻击他们自身的癌症很感兴趣。他不是唯一采用这种方法的人。1964 年，一则极为悲伤的消息被伊利诺伊州西北大学的研究者发表出来——1958 年，一位 50 岁的女性做了一场手术移除了出现在她背部的黑素瘤。到 1961 年，癌症以更猛的攻势卷土重来，她接受了化疗，进行了输血，血液来自一名几年前成功治愈了黑素瘤的病人。

意识到情况的严重性，这名女性 80 岁的母亲同意接受注射她女儿的癌细胞，寄希望于产生抗体，对抗当时摧残她身体的肿瘤。1961 年 8 月 15 日，这位母亲还很健康。于是医生移植了她女儿一块半厘米长的黑素瘤到她的腹部肌肉上。悲惨的是，这孤注一掷的尝试没有带来一线治愈的希望，因为这位女儿就在第二天突然死于肠道穿孔。

就在移植后三个星期，她的妈妈因为肚子上难受的"拉扯感"开始呻吟。很明显，黑素瘤已经开始生长，所以它很快被移除了，同时移除的还有她大块大块的肌肉和皮肤。尽管做了这样激烈的干预，这位老妇人的黑素瘤很快开始转移，在移植手术后不到 15 个月的时间里就去世了，她的身体布满了之前同样吞噬了她女儿的肿瘤。

所有这些消息组成了一幅画面，证明癌症在人类之间传播是有可能的，只是非常罕见。但是还有一则消息，强调了情况可以变得多么怪异。2013 年上半年，一位 41 岁的男子走进了麦德林市一家诊所。麦德林是哥伦比亚山高处的一个大型城市。这名男子 7 年前诊断出人类免疫缺陷病毒（HIV），走进诊所的时候状态非常差。他一直在逃避治疗，当时骨瘦如柴、持续咳嗽，而且伴有高热和乏力。

医生对他的大便进行了化验，诊断出寄生性绦虫卵的存在，所以肠道寄生虫是最明显的病因。但他的肺部、肝脏、淋巴结及肾上腺还有着奇怪的小结节。服用了一疗程的驱虫片，并没有太大帮助，肿块还是在继续生长。当他几个月后复诊时，医生们仔细地对这些不同寻常的突起进行了观察。尽管它们看上去很像肿瘤，布满了正在增殖的细胞，四处连接着血管，正在侵入附近的组织，但是这些细胞自身却呈现出非常奇怪的现象。它们比典型的人类癌细胞要小得多，然而它们看上去也不像正常的绦虫细胞或是任何其他种类的寄生虫。

在将样本送去佐治亚州亚特兰大市的美国疾病控制与预防中心（CDC）之后，恐怖的真相浮现出来：这些肿瘤是由绦虫癌细胞构成的。这种疾病可能最初是在一种感染了该男子肠道的寄生虫中产生的，然后侵入他身体的其余部位，但是他用来对抗 HIV 的免疫系统无力阻止这种疾病。

CDC 的团队将他们可怕的检验报告发回了哥伦比亚该男子的主治医生们，但是已经太迟了。因为晚期 HIV 以及绦虫肿瘤并发的复杂情况，他已经病入膏肓，3 天后就死了。就我们所知，这是癌症成功跨越寄生虫和人类之间物种障碍的唯一病例。但是鉴于绦虫和 HIV 病毒在世界很多地区都都有着较高的流行度，再加上癌症诊断学和数据收集方面相对落后，我们无从了解这是否是个例。

可传播性肿瘤并不是生物学新出现的奇事，相反，它可能越来越应该被当回事。重要的问题是它们到底有多罕见？所有这些有关传染性癌症的消息中呈现出的一致性因素是，免疫系统的失灵似乎对于可传播性癌症有可能在身体里站稳脚跟至关重要。

荷兰不幸的移植器官接受者都在服用免疫抑制剂，而感染了绦虫肿瘤的男子，他的免疫系统已经被 HIV 摧毁了。狗和袋獾的癌细胞中都发现了通过操纵 MHC 系统逃避免疫监测的路径。尽管切斯特·索瑟姆的实验在伦理上是骇人听闻的，但是他的实验证明了健康运转的免疫系统通常能够回击侵入性癌细胞（尽管那位笨手笨脚的外科医生和实验室技术员的事例说明并不总是这样）。

事实上，甚至有人认为，动物最先进化的是整个免疫识别和排异系统，以此来保护它们不受可传播性癌症的侵害。更具争议的是，一些研究者甚至表示交配过程可能也完成了部分进化，以此来压制可传播性肿瘤。涉及产生卵细胞和精细胞的基因变异被重新随机洗牌，让你的细胞可能不同于你周围其他个体的细胞，即使你们有近亲关系。而这种重新洗牌也让癌症不太可能从一个细胞传给另一个细胞。

鉴于到目前为止人类之间传播的所有癌细胞病例都处于不同寻常的情形，我很好奇真正具有传染性的癌症是否能出现在我们人类这个物种当中。鉴于传播的最明显路径可能是通过性行为，但愿我们很多人可以足够谨慎，发现"那样"是错误的，但是持续、恼人的通过性进行传播的感染事件暗示，人们可能还是不够谨慎。然而，对于活细胞而言，直接接触不一定是唯一的路径。蚊子造成疟疾寄生虫的传播，后者每年造成超过 100 万例死亡病例。所以蚊子是否也能传播癌细胞？

可怕的是，答案被证明是肯定的。早在 20 世纪 60 年代，一种不同寻常的传染性癌症出现在一群实验室仓鼠中。这种疾病的起源不得而知，但是很快显而易见的是，它是由同类相食传播的。为了阻止该疾病扩散，这种动物被关在它们笼子中单设的铁网栅栏里。然而，肿瘤还是继续出现，从通过咳嗽和喷嚏传播的癌细胞开始生长。在严格控制的实验条件下，研究者甚至成功显示出，蚊子可能传播这种肿瘤。虽然是人工实验室系统，也是具有高度传染性的疾病，但是这个同类相食的仓鼠癌症事件至少告诉我们，昆虫携带进行传播是可能的。

可传播性肿瘤无可否认很罕见，但是它们证实了癌细胞开发新环境、躲避免疫系统保护性力量的进化能力。通过对基因进行重新洗牌来产生新的可能性，癌细胞的进化能力甚至超过它们最开始产生的有机体生命。癌症是一种强有力的、致命的进化效果的例子，这就是为什么它很难成功地进行治疗。

第 9 章

药物不起作用

就在 2015 年圣诞节之前，英国信息技术咨询师克里斯皮安·加戈（Crispian Jago）住进医院接受外科手术移除一颗大型的肾脏肿瘤。这颗肿瘤已经开始扩散至他的肝脏。手术看似很成功，但是到第二年夏天，它又回来了。这次，前景很暗淡。对于这种事情做出精确预测总是很困难，但是他还是被告知，他可能只有 18 个月的时间了。非同寻常的是，在他首次确诊将近 4 年后我跟他攀谈的时候，他还活着。但是他活下来不是因为现代基因组测序技术和分子靶向疗法，他从来没有分析过他的肿瘤 DNA。相反，他能活下来全凭他南安普敦大学校医院肿瘤医生马修·韦特（Matthew Wheater）的见多识广。

起初，他尝试了一种叫作沃特朗特〔Votrient，帕唑帕尼（pazopanib）〕的药物。刚开始这似乎管用，在 3 个月后将他的肿瘤缩小到大约 10%。但他的幸运最终用光了，癌症进化出耐药性。到 2017 年夏天，肿瘤仍继续生长，并扩散至克里斯皮安的全身，他没有选择了。

他被给到一种新的免疫治疗药物，叫作欧狄沃〔Opdivo，纳武利尤单抗（nivolumab）〕—— 一种对一些病人有效但不是对所有服用了的病人都有效的治疗药物。他不是幸运儿之一，足足治疗了两个月，很明显，一点帮助也没有。但是，正如结果显示出来的那样，尽管沃特朗特仅仅让他的癌症在一年内得到控制，但时间足够长，可以让他尝试下一项新的治疗。

在放弃了欧狄沃之后，韦特医生让克里斯皮安转而尝试康米特〔Cometriq，卡博替尼（cabozantinib）〕——一种当时刚刚获得英国国民医疗服务体系（NHS）批准的新药。在开始治疗一周后，他感觉好转了，在几个月后，95% 的癌细胞消失了。令他的医生感到惊讶的是，这种药物似乎让癌症得到了控制，然而我们关于肿瘤进化所知的一切都告诉我们，耐药性在某个时间点会不可避免地出现。即使如此，克里斯皮安仍然保持乐观，他认为会有好的结果出现。

"我想我就在最前沿，"他耸耸肩说，"我确实已经坚持了很长时间来等待下一种新药介入。"

我认为一个绝症病人应该呈现出怎样的面貌，做怎样的事情或者处于怎样的状态，没有什么标准的形式，但是他看起来这么健康，充满生机，所以很难想象他的身体正在逐渐被自私的细胞攫取占有。我能注意到的最主要的变化，是他的头发和胡子在一年内从深棕色变成了乍眼的白色。即使是在盛夏，他仍然穿着他三件套的斜纹呢料西服，走路很绅士，忙于购买他所能买到的每一张平克·弗洛伊德[1]的专辑。如果我能以他在过去几年里秉持的这样的积极态度、坚忍淡泊和好脾气对待我人生中的厄运，哪怕只能做到他的一分一毫，我也真的是很幸福的。

"当他们告诉我病情已经扩散而且不能动手术了，我的女儿英迪，还在上大一，所以她还有两年才毕业，"他说，"他们告诉我我还有 8 个月，所以我想，好吧，我可能撑不到那时候，但是这段时间制定一个目标还是很快能实现。"

他不但看到了英迪拿到一等荣誉学士学位毕业，还感到很有信心，觉得他可能坚持下来看到他的小儿子皮特在 2020 年拿到他的学位。鉴于皮特只有 21 岁，我敢说可能性是非常大的。

除了努力为了孩子们的毕业典礼而活着，克里斯皮安在这段时间还有另一个目标：比他年老的拉布拉多犬维尔伯特活得长。2018 年 10 月，很不幸这只狗的好运到头了，它现在被埋在克里斯皮安和他的妻子托莉生活的迷人小村舍的花园里。在写作本书的时候，克里斯皮安还是感觉很健康，享受着与另一只狗玩耍的时光：这是一只叫作史丹利的黑色拉布拉多幼犬，它取代了维尔伯特。

但还有不那么好的消息。2019 年夏天的一次扫描发现了他的前脑部长出了一个肿瘤。尽管他的治疗遏制住了脖子以下的癌症，但是治疗不像是卑鄙的癌细胞，通不过大脑和血流之间的藩篱。这当然是一件很令人难受的事情，但是比起接受放射治疗来控制这个

1　译者注：英国摇滚乐队名称。最初以迷幻摇滚与太空摇滚音乐赢得知名度，而后逐渐发展为前卫摇滚乐队，并获得国际声誉。

不受欢迎的新添加物来说，更令他烦恼的是，他不得不交出他心爱的保时捷跑车的钥匙。

打地鼠之上

到癌症已经足够明显，能够被当前技术手段诊断出来时，肿瘤已经包含了介于十亿到万亿之间的细胞了，每个细胞可能都有成千上万个基因突变和变异。这就已经变成一个复杂的生态系统，充满了不同的细胞种群，在各种各样的微型栖息地上出生、死亡。一些细胞习惯了令人窒息的有毒沼泽，另一些则喜欢更加宜居的环境。

每个人类个体的疾病都是一片特殊的雪花，对于他们最初的基因构成以及形成疾病的进化过程来说都很独特。一旦疾病开始扩散出某个点，耐药性和复发性几乎是不可避免的。身体的某些地方可能有些细胞，可以抵抗我们医学兵工厂的一切治疗武器。而且讽刺的是，一种药物靶向性和针对性越强，癌症越容易围绕这种药物进化出自己的出路。

克里斯皮安令人惊讶地存活了下来，这是一个多世纪以来所进行的研究的见证。这是那种让慈善机构款项筹集人员十分开心的励志故事，而且这种故事总能充实医药公司的金库。但是这也是一例典型的生物学打地鼠游戏，现代肿瘤学已然变成了这样一场游戏：尝试一种治疗方式，等待这种治疗失效，尝试另一种。刷新和重复直到你束手无策。这迟早要来，取决于肿瘤的类型和可用的治疗方式。

癌症治疗越来越受到精准肿瘤学概念的驱动。刚开始，精准肿瘤学意味着使用针对癌细胞内特定缺陷分子的药物——像针对由费城染色体导致的白血病的药物格列卫，或者像赫赛汀〔Herceptin，曲妥珠单抗（trastuzumab）〕，针对的是携带被称为 HER2 的多余诱癌突变基因的乳腺癌细胞，以及使用诊断类化验来决定哪些病人可能适合这种治疗。

这个定义有时会扩展至包括任何被设计来阻挡癌细胞内特定信号的靶向治疗，这些靶向治疗包括了克里斯皮安的治疗方式——帕唑帕尼和卡博替尼。这是两种激酶抑制剂，能阻挡癌细胞里发出的几种不同的增殖信号。这些有时被称为"智能"药物，相对于"愚蠢的"传统化疗而言。

肿瘤学家开始习惯于基于特定缺陷基因或分子——"可诉性突变"的存在而选择治疗方式的观点，而不考虑这种可诉性突变在身体的哪个部位出现。肿瘤是在膀胱里、肠道里还是乳腺里不是很重要：真正重要的是，细胞的突变是否可以被药物靶向。直到最近，基因检测的高额成本还是意味着，这种方式只能被应用于治疗有限的普通癌症。当 DNA 测序技术变得更快更便宜，给肿瘤的整个基因组测序以寻找可诉性突变的能力就开始变成主流。

针对个体病人肿瘤中的特定驱动突变而选择一个魔弹，这个概念正在快速由幻想变为现实。这种想法看似空想的未来派，但是它符合我们的现代情感——给每个人进行个人化的治疗，精准针对他们的特定肿瘤，而不是制订一个全能的标准化方案。这种精准肿瘤学的范式已经变成全世界癌症研究的一种信仰，这是无可争议的证据，证明 30 年来癌症基因编目和针对编目的新药（非常昂贵的药）研发所付出的努力是值得的。

人们对于这种方法改变晚期转移性癌症病人存活率的潜力感到非常兴奋，但是现实却辜负了当前的期待。大多数人的癌症检测不出来，或是基因变异不适合于任何一种魔弹。

肿瘤学家维奈·普拉萨德（Vinay Prasad）和他俄勒冈健康与科学大学（Oregon Health and Science University）的同事观察了大约 30 种靶向药物，这些药物自 2006 年起由美国食品药品监督管理局（FDA）批准，和肿瘤基因检测一起使用。12 年前在美国 50 多万诊断出转移性癌症的病人之中，大约 5%（20 个人里有 1 个）能符合治疗条件。到 2018 年，这个数字增加了，但是只增加到超过 8%。记住，这还只是有符合癌症监测条件的病人数量。由于成本和实用性的原因，很多病人的肿瘤永远不会得到基因层面上的分析。国民健康服务或医疗保险不会保证为这些通常价格高得令人咋舌的疗法支付费用，即使基因检测确实意味着可能会有效。

更糟的是，基因检测也没有显示出很好的效果：普拉萨德估计，这些本来已经只占很小比例的病人中，只有超过一半的人适合做基因检测选出的靶向治疗，而他们本可能看到一些疗效，但是癌症对治疗的平均反应时间超不过两年半。总的来说，符合基因靶向疗法条件的人数每年大约缓慢增长 0.5 个百分点。虽然聊胜于无，但是这肯定不是你可能从媒体上了解到的癌症疗法方面量子跃迁式的重大突破。

　　新闻头条讨论着分子靶向的"圣杯"、规则改变者、奇迹和罕事。我们被告知这些新的疗法是变革性的本垒打，最终会带来我们寻找已久的治愈方法。我们不希望听起来太悲观，也不想否定近几年延长生存时间方面取得的进步，但是真实的图景并不是那么乐观。

　　在另一项研究中，普拉萨德查看了使用各种最高级来描述新癌症药物的新闻报道，发现这些新药中有一半没有经过 FDA 的批准，而有 1/7 只经过了实验室研究的监测，从来没有病人服用过。这个夸张的发现大部分是过度兴奋的记者们的杰作，但是医生、行业专家、病人和政客同样应该为谣传言过其实的成功消息而感到愧疚。

　　基因检测越来越为主流所使用来决定治疗方法，这个现象本身存在问题。2017 年，西雅图华盛顿大学一个团队向两家不同的公司发布了采自 9 个癌症病个人的肿瘤样本，这两个公司为监测突变提供最新的 DNA 测序技术。结果应该让每个认为这项前沿精准肿瘤学的技术已经到达黄金时段的人引起重视。

　　据两家服务提供商报告，一位病人没有可监测基因变异。而其他 8 位的样本中，只有 1/5 被监测出的突变在两个平台上是相同的。当这两家公司基于这些结果推荐靶向药物时，他们给 5 位病人推荐了完全不同的治疗方案。不考虑任何技术失误或两家公司监测的差异性，这个结果仍然不应该令人感到奇怪。我们已经知道一例典型的肿瘤是基因上截然不同的克隆体的拼凑物，其中发现的突变取决于哪一块被切下来送去检测。

这种精准医学范式还有其他问题。比如，找到肿瘤内一种可以被药物靶向的可诉性变异不一定意味着起作用。研究者现在发现，药物被设计来靶向在很多不同癌症中重复出现的缺陷基因，但是这些药物在一些肿瘤类型中是有效的，在其他类型中则没有效果，即使是这些药物靶向了"正确"的突变。

比如，佐博伏〔Zelboraf，维罗非尼（vemurafenib）〕——靶向疗法的典型代表，被设计来打击一种由 BRAF 基因中特定突变导致的过度活跃的增殖信号。这种药帮助延长了恶性黑素瘤患者的生命，他们的肿瘤包含着这种缺陷基因，但是这种药对于有着完全一样突变的肠道癌症病人却无济于事。肿瘤细胞很快"重新编织"起它们的内部通道，激活另一种信号，让它们跟之前的快速增殖保持一样的速度。

有一种普遍的观点认为，现代"智能药物"比"严酷的化疗"更好，因为它们的副作用按理应该更少。这是基于传统的静脉内化疗循环得出的结论，传统的静脉内化疗循环在治疗与治疗之间会有几星期的间隔，因为这样病人就可以在经历几天可怕的副作用后适当缓一缓。当然，你可能会想，这些巧妙的新疗法应该会给病人带来更高的生活质量。但是即使是新疗法也并不一定是这样。

一项研究观察了 38 例新药的临床试验结果，涉及将近 1.4 万个病人、12 种不同的肿瘤类型。然而，这项研究却没能发现存活时间长短与所谓的"健康相关生活质量"（health-related quality of life）之间有任何显著的联系。"健康相关生活质量"旨在衡量幸福生活的身体、情感和社交方面，同样它也衡量幸福生活对工作或其他任务的影响。总体上，相比那些接受控制治疗的病人来说，新药将癌症复发的时间平均延缓了 1.9 个月。

克里斯皮安所在服用他第一个疗程的帕唑帕尼时所经历的副作用相当严重，以至于他住进了医院。这不同寻常，但是也不是没听说过。更进一步，很多靶向治疗现在被设计作为日常药片服用，每天产生的副作用可以很快让人衰弱下去。比如，被医生们描述为"重度（3 级或 4 级）腹泻"的疾病因为每天排 7 次便而被归类为非正常，然而这种情况在新药临床试验时被描述为"可忍受的"。为一种将拯救你生命的药而准备整日蹲在厕所马桶旁可能是一种合理的代价，但对于生存来说，这些疗法中很多带来的充其量只是适度的好处。

下面要谈到的话题没有人真正愿意去谈论，但是，这是最大的问题。新闻头条可能很吸引人，但是我们在媒体上读到的令人激动的新药并不是治愈方法，甚至都不能算治疗方法。虽然我们已经擅长于治疗早期癌症，尤其是在比较富有的国家，但是，晚期转移性癌症的存活率通常仍然要以月或单位数来衡量（尽管总是会有例外）。

2014 年，来自美国国家癌症研究所的蒂托·福约（Tito Fojo）教授研究了 2002—2004 年间投放市场的 70 多种新型抗癌药物，所有这些药物的成本每年达到数万美元。尽管如此铺张，这些新奇的药片每一种平均只提高了两个月的存活时间。来自另一个团队的后续报告仅仅把这个数字提升至不到三个半月，然而就这可能都高估了，部分是因为科学家们都聚焦于来自短期临床试验的结果，而不是较长时间跟踪随访的结果。

偶尔会有奇迹出现——年轻的妈妈或 4 个孩子敬爱的爸爸被告知他们"只有几个月的寿命了",然后却因为一种新的"奇迹药物"继续"违抗着他们的医生"。或者像克里斯皮安这样的人,仍然可以将他前卫的摇滚唱片翻至 B 面,向癌症挑衅。没有人的寿命是真正"平均的",多出来的几个月真的很重要,但是现实是与传统的治疗相比,这些药物大多数也就只能将存活时间延长几个月。另外,这些药现在是世界上最昂贵的物质之一。典型的靶向治疗药物在一比一的重量下,花费是钚的 7 倍多,而最新的 CAR-T 免疫疗法每克标到了十亿多美元,但是药物的花费和它的功效或是它能带来的额外寿命之间,几乎没有任何相关性。

所以我们不得不问,为什么这么多新型疗法即使每年要付出数万甚至数十万英镑的代价,却仍然被批准,给制药企业解锁数百万英镑的利润,而只带来如此有限的回报?

这个问题的答案部分在于临床试验开展的方式。临床试验进行的同时需要收集监管部门在决定是否批准新药方面所使用的数据。很多试验使用一些被称为"无病进展生存期"(progression-free survival)的概念来衡量一项药物的效果有多好——肿瘤从一开始治疗到再次生长到更大需要多久。对总生存期(overall survival)却聚焦得太少:这种昂贵而且可能有很大副作用的药物真的能延长生命吗?虽然一种新型疗法可能看似让疾病得到比老式治疗方法更长时间的遏制,产生了令人赞叹的影响,但那是就无病进展生存期而言的,如果最后以短期的、突然的复发收尾,那么这种疗法事实上可能无法增加总生存期。

另一个巧妙的手法是利用众所周知的"替代终点"（surrogate endpoint），比如血液中随着肿瘤大小而变化的特定分子水平。虽然这些指标在揭示病人是否朝着正确的方向前进方面可能是有用的，但是它们仍然不能提供一种答案，证明所有病人真正想问的问题：这种药会给我更多的时间吗？

我们还可能期待新药应该由当前可采用的最佳手段进行检测。但是情况并不一定是这样。还是存在一种疗法由不再被认为是最佳护理标准的治疗方法进行检测的例子。一些试验将今天服用新药的病人的存活期与可能不再准确的历史存活期进行比较。很多快轨药物审批经常基于最初的无病进展生存期或是替代终点数据进行，寄希望于公司在后期跟踪长期的总存活期数据。我让你们自己猜这种情况多久发生一次。

更有甚者，参与临床试验的病人往往应该比较年轻，相对健康，没有重大身体问题（当然除癌症以外）。他们通常极为热衷参与临床试验，定期接受监测，更有可能坚持临床治疗。临床试验理想的背景因素无法与现实相匹配：比起典型的试验群体，大多数癌症患者经常是比较年老、比较衰弱的。有各种各样其他的健康问题可能会限制治疗可采用的选项，或是可供使用的药剂，如心脏病、糖尿病、痴呆症或肾衰竭。病人可能无法或不愿进入医院接受检测和治疗，因为现实或经济的原因，而且当他们觉得副作用太大，难以忍受时，可能会停止接受医疗措施的干预。

另一个很大的问题是，这些药全部在很大程度上雷同。制药工业没有给我们装配好一个拥有各种各样不同器具配件的工具箱来对付癌细胞，相反，它向我们呈递了一个装的全部是螺丝刀的袋子，充其量可能还加进了一两个扳手。目前上市的大多数药物针对的都是相对较小的靶向集合，主要是激酶和相似的信号分子。这部分是因为技术问题：找到阻止过度活跃的激酶的药物相对容易，因为激酶结成的生物学小群能方便药物快速进入，就跟钥匙卡入锁眼大致一样。很多其他突变癌症基因的产物，想要进行靶向就难得多，经常被称为"无药可靶向"。

让事情更糟的是，如此巨大的经济回报不得不为了如此微薄的生存期受益大打折扣，而这鼓励了一种"我也是"的文化。一旦一家公司研发了一种药物，成功地击中了一个特定的靶向，其他公司就会竞相研发出自己的版本，只是因为疗效好一丁点就可以被批准。这在经济上有一定的意义，因为研发崭新的药物是一块未知的领地，而研发一项"我也是"治疗方式，则只要依赖已经被画好的分子图谱。同样，制药公司都是竞争者，不总是能够玩到一起。另一个争着取得自己最新热卖药份额的原因是这样制药公司就可以自己玩自己的，而不是必须跟其他人组队。

很多新药现在因为以最微弱优势胜于对手而被批准，这种优势的好处经常是区区几个星期就足以取得监管部门的点头认可。特罗凯〔Tarceva，厄洛替尼（erlotinib）〕被给予了通行证用来治疗胰腺癌，因为一项研究显示该药增加了 10 天的生存期。但是这里有些统计操纵的空间。如果制药公司测试了足够的药物，那么少数药物会越过标准线，单纯因为偶然而显示出积极的药效。

　　检测临床试验的结果是否真实可信而不仅仅是偶然的暂时现象或是侥幸成功，一种常用的测量方式是"0.05p 值阈限"。简单地说，这意味着如果你重复同样的测试 20 次，你可以想象得到了同样的结果 19 次，不同的结果 1 次。这对正面的和负面的结果来说都行得通：如果你拿了 20 种口味的糖豆，把它们分给 20 组癌症病人，你可以想象其中一种口味代表着生存期增加，仅仅因为随机的可能性。

　　癌症药物不是糖豆——它们确实包含着生物学意义上活跃的化学物质，用在实验室中或动物检测之中。但是鉴于每年研发和检测的药物数量，有可能一些药物在统计铁网下滥竽充数，事实上它们并没有增加人类试验的存活率。并且如果统计资料不利于某家公司的利益，那么营销公关可能赶来营救。我已经发现某种最新特效药几乎毫无根据的试验结果报告上用难以看到的小字体狡猾地印着"没有统计学意义，但有临床意义"的字样。

　　精准肿瘤学还有另一个问题，与整个概念缠结不清地联系在一起。多亏了 DNA 和分子分析技术，我们现在应对的病人群体比以前小得多，现在病人的肿瘤携带有特定的可诉性突变，而不像过去，病人统统被贴上"肠道癌"或是"乳腺癌"的标签。而且医药公司以 10 亿美元为单位的盈利状况开始走下坡路，因为潜在的市场缩小到数千人或更少——他们更愿意找到数量众多的相同类型病人，而不是应对 100 万例特殊的个体病症。说服医药公司开发针对罕见癌症，比如童年期肿瘤的疗法已经非常困难，所以他们会费心去尝试打击同样稀少的靶向吗？

　　永无止境地开发昂贵的新药，生存率却以最小的幅度增加，这种情况继续着，因为没有另辟蹊径的动力。病人和公众想要新药，因为他们不愿看到自己的至亲死去。慈善机构、公司和学术或政府组织已经在研究中投入了令人感动的大量资金来支持这些新型疗法。监管部门引以为豪的是他们可以批准多少种新药，他们可以以多快的速度通过这些新药。制药公司如果可以成功让一种药物上市，他们将持续以至少 10 亿美元的平均规模盈利。我们成了肿瘤基因制药行业集团的受害者，对于所有人来说这在经济上都是不可持续的，除了那些最富有的人和上了良好保险的人。

　　你不要开始认为我是某种在互联网上发布阴谋言论的戴着锡纸帽[1] 的怪人，我认为这肯定不是阴暗的作恶者"隐藏治愈方式"的结果。但是癌症研究者和制药工业工作人员也都是人类。我们都曾因为这种可怕的疾病失去我们爱的人，无论是家人、朋友，还是重要的同事。我个人曾收到令我感到很痛苦的仇恨邮件，控诉我是"大制药的诱饵，想让人们去死"，甚至是朋友、家人和同事在经历癌症治疗的时候。

　　制药工业仍然是我们现有的最佳方式，来进行大规模研究和制造，以将新药投放市场。商业组织同样挑起最终的担子，在冗长的临床试验和监管程序中，筹集新型疗法所需的实实在在的成本。但

1　译者注：19 世纪，锡纸帽在西方是一种派对帽。20 世纪，这个短语内涵发生了变化。20 世纪 20 年代，在朱利安·赫胥黎（Julian Huxley）写的一部科幻短篇故事《培养组织的国王》（*The Tissue-Culture King*）中，主角戴着"金属锡纸帽"来躲避控制大脑的电波。如今，西方一部分人秉持政府监听阴谋论，他们戴着锡纸帽试图躲避对他们脑波的读取。

是我确实认为很多公司有过错，因为他们总是盯着同样的地方，思考同样的事情。如果一种药可以将存活期增加几个月，他们就将这种药投放市场，从而收获 10 亿美元的回报，所以缺乏去做得更好的动力。这就像承诺给你的孩子买一辆玩具汽车，前提是他们在考试中得到 D 的分数，他们为什么还要费心去考个 A？

在过去的几十年里，我们已经在癌症生存率方面取得了显著的进步，尤其是在富有一点的国家。虽然我们可以预想英国 50% 的癌症病人在确诊后可以至少再活 10 年，但是这就留下了 50% 活不了 10 年的人。玻璃杯是半满还是半空，取决于你的世界观。我们曾经有一些真正改变游戏规则的技术：宫颈癌筛查；针对急性髓系白血病的格列卫；针对睾丸癌的顺铂（cisplatin）；治疗儿童期癌症取得的重大进展；针对小部分适应人群的免疫疗法。但是晚期转移性癌症真正的进展仍然非常缓慢，令人心情沉重。生命何其短暂何其珍贵，有太多太多的人真的没有那么多时间。而且一旦肿瘤达到某种大小，因为耐药性是不可避免的，所以我个人认为寄希望于不断升级的魔弹兵工厂无法带来我们渴望达到的治愈效果。

我们的确知道，你的癌症中是否存在特定的突变，决定了你在确诊后可能会活得比较长还是比较短。如果你有特定的驱动突变基因推动你的癌细胞增殖，那么我们可以说好也可以说不好。但是目前为止我们没有真正好的数据资料来说明，基于哪种靶向推荐一种特定的药物会真正对你的存活率产生影响，无论是以月还是年来衡量。我们无法把一场恶性癌症变成良性的，如果我们继续做我们一直在做的事情——找到诱癌突变基因然后发现阻止它们的药物，那么我们将得到我们总会得到的结果，只会有越来越多的肿瘤龛位和昂贵的疗法。存活率可能会爬升，这是当然的，但是这种爬升不会起到根本性改变。

正如维奈·普拉萨德几年前在《自然》杂志发表的一篇评论里所指出的那样：

> 精准肿瘤学很鼓舞人心。哪个医生或病人不愿意征服遗传学来为一个个体定制一种疗法？但是在时间机器中穿越回过去同样鼓舞人心。谁不愿意把时钟调回去，在癌症扩散之前就把它移除掉？然而，在这两种情况下，就2016 年的事件来讲，这种提议既不可行，不能有效节约成本，也不能保证未来的成功。但是只在一种情况下，精准肿瘤学这个词的噱头目前超过了现实，我们冒着甚至是愚弄我们自己的风险。

我们需要做得更好。我们必须做得更好。

打开鸡尾酒柜

如果你与大多数肿瘤学家和研究者谈论对靶向疗法产生抗药性，他们的回答往往归结为一个词：鸡尾酒。自 20 世纪 50 年代起，科学界越来越倾向使用不同的化疗组合，当时新英格的兰先驱儿科医生西德尼·法伯（Sidney Farber）开始在他患有白血病的小病人中检测混合药物的药效——当时白血病是一种普遍的致命疾病。法伯成功地将希望的微光变成对病人病情的全面缓解，这让每个人都非常兴奋，因为人们认为所有的癌症可能都有一天会通过正确的药物组合被治愈。

很多传统的化疗在对症的时候都由两种或多种药物组合而成，进而打击细胞内部的不同机制。比如说，ABVD疗程，治疗霍奇金氏淋巴瘤（Hodgkin's lymphoma）的一种常用的组合疗法，是将4种不同的药物组合在一起：多柔比星（Adriamycin）、博来霉素（Bleomycin）、长春花碱（Vinblastine）和达卡巴嗪（Dacarbazine）。第一种药物可以干扰分子机器，这样这些分子机器就打不开负责复制的DNA；第二种造成DNA破裂；第三种能让涉及细胞分裂的内部细胞支架瘫痪，而最后一种可以将一股股DNA粘在一起，这样它们就不会分开。但是所有这4种药物组合在一起的副作用可能是很猛烈的，不仅在治疗期间是这样，可能还会造成心脏损伤，不孕不育，甚至在这过程中导致次生癌症。

尽管化疗鸡尾酒非常成功地让白血病、淋巴瘤和一些实体肿瘤（尤其是睾丸癌）患者在长期看来存活更长时间，但是寄希望于每一种癌症都有自己完美的治疗组合，结果却是枉然。一些癌症似乎对化疗尤其具有耐抗性，病人会直接把药物吐出来，而且耐抗能力总是会以其他方式进化出来。

那个观点又在精准肿瘤学的美丽新世界中重新出现：给肿瘤测序、寻找驱动突变基因，然后利用疗法组合，靶向尽可能多的驱动突变基因，而这些疗法组合是不可能再进化的。这个理论对 20 世纪 90 年代中期的 HIV 组合疗法的发展做了诸多借鉴（相应地，后者也借鉴了法伯关于化疗组合的早期专著）。

药物公司在近几年时间里一直在研发和测试医疗手段，设计这些医疗手段是为了靶向病毒影响下的分子，但是在针对个体进行治疗时，这些医疗手段效果有限——病毒进化出了耐药性，感染卷土重来。直到免疫肿瘤学家何大一（David Ho）和数学家艾伦·佩雷森（Alan Perelson）建立起一个数学等式，显示出病毒同时对 3 种不同药物进化出耐药性的概率是 1 000 万比 1。这个洞见真的可以改变命运，它促成了三重组合疗法的出现，该疗法被称为"高效抗逆转录病毒治疗"（HAART），在治疗可行并且可负担的国家，它还为 HIV 阳性病人将寿命延长到近乎正常值。

靶向癌症疗法组合也仅仅从数学的观点看去是有意义的：如果不同药物打击癌细胞中的不同路径，需要不同的抵抗机制实现进化，那么癌症将非常不可能在两种情况下同时进化出耐药性。比如，如果一个细胞对任何单个的靶向药物产生耐药性，而且它出现的概率相对较低，比方说 10 万个细胞里有 1 个，那么鉴于一个小肿瘤典型情况下包含超过 1 亿个细胞，我们可以预想，肿瘤中至少会有 1 000 个耐药细胞。治疗可能会消灭掉 99.999% 的癌症，但是那一小群耐药细胞足以让肿瘤再长回来，正如全世界的医院每天充分证实的那样，非常可悲。

将两种药进行组合就使得障碍增大了很多：如果每种疗法以不同的方式杀死可疑的肿瘤细胞，那么细胞同时具有两种让它具有耐药性的突变的可能性事实上是 100 亿分之一。这仍然没有跃出可能性的边界，尤其是对于非常大、进化非常快的癌症来说。而且这两种药物组合的试验没有取得很多研究者所希望的成功。但是一旦扩展到 3 种药或 4 种药，就让具有整套耐药性机制的细胞存在于肿瘤中的可能性几乎化为零。关键问题是具备各种各样的药物，可以针对不同路径，因为这些路径会驱动癌细胞增殖。而我们没有的恰恰就是这些药物，这都是拜制药工业内部的"我也是"文化所赐。

我们目前处于这样的阶段，肿瘤学家拥有的原料，只能用来制作鸡尾酒单上有限的全部口味。如果我的饮料橱柜里摆放了 10 种不同类型的伏特加，3 种牌子的苦艾酒，桃味烈性干酒和几种果汁，我可以调制成一杯品位高贵的马提尼酒、一杯激情海岸或一杯渐入佳境。但是我永远不能给你一杯古典酒或一杯玛格丽特。我们当前针对癌症的靶向疗法集合所包含的原料同样有限。

伦敦癌症研究中心的比桑·艾尔–拉齐卡尼（Bissan Al-Lazikani）教授和她的团队正在使用大数据和机器学习，目的是增加化疗鸡尾酒橱柜的内容。他们开始时选择出了 470 个诱癌突变基因——我们所知的在癌细胞里发生突变的基因，聚焦于大约 120 种编码蛋白质，作为适合用药的靶向。然后，他们追踪了癌细胞内不同分子间的所有互动，找出哪些蛋白质在彼此"说话"，它们是否打开或关闭着另一种蛋白质，等等。

最终，他们绘制出整幅社群网络——一幅散漫延伸的网络，以几个联结在一起的关键"焦点"为中心，类似于航空路线图或互联网连接图。每个焦点代表着一束相互关联的基因，包括可靶向药物

潜在的靶向。但是这些被我们当前癌症疗法兵工厂所打击的靶向都
簇拥在网络的一个小角落里几个焦点的周围。你可以尽可能重地打
击这些靶向，但是网络的其余部分仍然完好无损，而且可以在问题
地带重新交织，所以癌细胞会发展出耐药性并持续生长。

　　艾尔－拉齐卡尼和她的同事一直在使用这幅图来以一种更机智
的方式对付癌症，找出能打击足够多不同靶向的药物来让网络为自
己服务。这个方法从那以后用生长在实验室里的将近 50 种不同
类肠道癌细胞（细胞系）在癌症研究中心进行了测试。靶向疗法每
一种都能打击不同的信号焦点，由两种靶向疗法构成的组合足以
在一段时间内压制细胞生长，但是所有细胞系最终都会进化出耐药
性，而且是对每一组药物的耐药性。然而有一种"生存者"分子会
阻止细胞在受损后死亡，另一种药物却能阻碍这种分子的作用，如
果添加额外的剂量，没有什么可以存活下来。第三种靶向完全分离
于这个网络，使细胞针对这种三重威胁进化出自己的路径在事实上
变得不可能。

　　这是一个很重要的结果，但是这些癌细胞生长在实验室细菌培
养器的塑料培养皿中，距离拥有一种对病人起作用的安全、有效的
疗法还有很长的路要走。让事情更糟的是，大多数在学术或工业实
验室中诞生的药物永远也到不了病人身边。平均来说，9/10 的新疗
法会在某个时间点包装进药瓶，从工作台流向床头柜，过程费时费
力（也许在这过程中某个时间点被贴上了"奇迹疗法"或"规则改
变者"的标签），但是有大约一半在临床试验中显示不出效果。

　　这不令人惊讶，鉴于研究的高昂成本，只要有一丁点疗效，公

司就会拼尽全力让他们新的神奇药物通过监管的批准线。但是我觉得非常震惊的是，这么多的药物通过各种各样的方式在人类身上进行测试——这些人志愿贡献他们的时间和身体参与试验。而这些药要么就不起作用，要么就几乎没有影响。

令人沮丧的是，这条从细胞到动物（通常是老鼠）到人类的人人都走的药物研发路径事实上不会带领我们获得更好的治疗手段。我们非常善于寻找可以在老鼠中治愈癌症的新药，但是一旦这些药进入人类肿瘤的复杂领地，很少能起到预期的效果。一种解决办法是使用类器官：来自病人样本，生长在实验室里的三维"微缩肿瘤"，比起扁平癌细胞培养皿或移植入老鼠的肿瘤表现出更加逼真的性质。研究者正在忙于建立来自各种各样癌症的大型类器官库，用它们来筛选可能克服耐药性问题的新药和药物组合。

另一项令人兴奋的新兴技术是"器官芯片"。也就是打满小型微缩通道的小块载玻片，模仿真实器官内部的管道系统，上面还有来自病人样本的各种类型的人类细胞或分子、一些癌细胞，以及它们生存需要的所有营养物质。这仍然是一个综合的系统，但是它比起老鼠更经得起操控和测量的检验（额外的红利是减少了用于实验的动物数量），并为新型治疗方法的大型高通量检测提供了平台。如果在实验室中利用三维打印技术的潜力处理化学物质和细胞，生产组织甚至于整个器官，那么还会更进一步带来更多可能性。

艾尔－拉齐卡尼希望她有一天能够打造这样一种芯片，精确地重现器官甚至个体病人的整个身体，从而模仿病人们血液中的分子水平，充实他们目前接受的其他医疗手段，比如针对高胆固醇的抑制素。然后只需加入一些他们的癌细胞，观察哪些药物组合最有效，最不可能产生副作用。

还有其他机会可以充实肿瘤学的鸡尾酒柜。2019 年，研究者发表了首批成果，来自一项雄心勃勃的研究，使用到了精准分子剪刀（CRISPR），狙击 30 种不同类型癌细胞中的每一个基因。他们发现，在超过 6 000 种情形中，只敲除一个基因足以杀死细胞，涉及 6 000 种潜在新型药物的靶向。

这些基因中很多对于药物研发来说不是合适的靶向，无论是因为它们对于健康细胞至关重要还是因为它们编码的蛋白质没有分子藏身的裂缝，因此药物无法针对确定的对象。但是这个团队仍然发现了 600 种有希望的主要靶向，大多数排除在常规的"我也是"分子仓库之外。

使用诸如 CRISPR 的技术、类器官和微缩芯片来识别新的药物靶向以及针对肿瘤中特定分子缺陷的药物组合，是精准医学的巨大希望。但是基于每例个体癌症基因构成，混合成完美化疗鸡尾酒这个观点虽然非常吸引人，但是一个人类身体可以接受的化学治疗确实是有限的。

HIV 组合疗法有效，因为病毒影响下的分子能让病毒复制和传播，所以这种分子与人类细胞的分子有着显著的差异。这意味着针对病毒的药物可以被允许给予相对较高的剂量，而不会造成太大随之而来的损失。药物研发者称之为"较宽治疗窗"。因为癌症始于我们自己的细胞，所以更有可能发生的情况是，对肿瘤中突变分子的靶向也将会对健康组织产生影响。将足够多不同种药物混合起来，这种治疗窗就砰地一下关上了。

最后一道很大的围栏是合规问题而不是科学问题。目前，大多数新型抗癌药物首先必须证明它们在临床试验上作为单一制剂的有效性才能被批准。但是这很快开始显示出不合理性，鉴于针对一种乃至两种疗法的耐药性可能出现得很快，并且我们仍然较难看清一条路径来设计协同作用而不是单独作用的多种新药混合物。即使如此，随着时间的推移，以及伴随着所有癌细胞群落都会出现的各种突变重排，再加上治疗方式带来的选择压力，散落的幸存者仍有可能会出现。

所以我们怎样越过打地鼠的游戏？也许解决方案不在于试图靶向特定突变，或靶向不可避免而出现的耐药性细胞，而在于后退一步，看看癌症内部的整个突变景观，寻找解决问题的最佳线索。

遇见乔希

当谈到遗传性突变，乔希·巴恩特（Barnfather）非常不走运。他患有一种被称为着色性干皮病（*Xeroderma pigmentosum*）的疾病，该病由基因缺陷导致，这种基因本应该在他的细胞中编入部分修复装备，这些修复装备本来可以修复来自紫外光的基因损伤。该病让他的皮肤对阳光极度敏感，所以他出门必须要抹防晒油，穿长袖，并且佩戴很重的黑色保护性头盔，看起来有点像介于退伍军人的略帽和养蜂人的防护帽之间的交叉地带。尽管有这些极端的措施，他的脸上还是布有棕色的斑块，因为紫外线施加了损害的影响，而且他患有的皮肤癌比他能记得的还多——在他生活于这个星球上的 30 年间就患了至少 10 种，所有皮肤癌都借助外科手术成功地移除了。

然后在 2017 年早期，他被诊断出一些新的疾病。可怕的疾病。一种被称为血管肉瘤（angiosarcoma）的癌症长在了他的左眼上方，没有消失的迹象。他的眼皮被移除了，一块淡色的移植皮肤被覆盖了上去，但是已经太迟了。几个月以后，他注意到他的下巴鼓起了一块，肿瘤已经扩散至他的淋巴结。化疗、放射疗法以及一种靶向疗法让肿瘤收了回去，但是到 2018 年 11 月，癌症已经扩散至他的肺部、肝脏以及心脏瓣膜。他呼吸困难，他的医生认为他如果能撑到圣诞节就已经算幸运了。

他还没有见到拯救他生命的女人。

基因组圈图进城来

临床遗传学家塞雷纳·尼克－扎纳尔（Serena Nik-Zainal）进入癌症研究领域不是出于任何寻找治愈方法的特别热情，而是出于对技术的兴趣。她迷上了新一代测序技术——革命性的 DNA 读取技术，最终打开了高速度、低成本分析数十、数百乃至数千全癌症基因组可能性的大门。

到 2009 年她成为剑桥维康桑格研究所研究生的时候为止，研究者已经开始着迷于根据癌症中突变的基因"购物单"给癌症进行编目。不再有诸如"乳腺癌"之类的疾病——取而代之的是至少10 种特定的肿瘤类型，每一种都由一套特定的基因变化所定义。有至少 4 种肠道癌症，每一种都有自己的特点，对不同的治疗策略产生最佳的反应。[1]

但随着来自数百乃至数千样本的更多数据的涌入，越来越明显的是，没有两种癌症是一样的。即使是始于同样组织的癌症，看起来应该落入同样的亚型，都可能有完全不同的驱动突变组合。随着研究者开始揭示出每个肿瘤内部独特克隆体的基因拼凑物的内涵，进而为耐药性的进化提供支撑材料，图景变得更加复杂了。

现在尼克–扎纳尔在剑桥大学医药遗传学系领导着自己的研究团队，她决定后退一步，不再采用基因中心论的视角看待癌症。所以她没有再聚焦于个体肿瘤内部特定突变的存在或缺失，她开始研究基因损伤的更广阔图景，在癌症间寻找可能的共同模式，解释驱动疾病的潜在生物过程，揭示治疗癌症的最有效方式。

当她和她的团队开始研究很多癌症的基因组时，他们发现损伤的样式不断地出现，这比起试图列出一张个体驱动突变清单显示出更多的意义。她从电脑上个打开一个展示文件，显示出一个乳腺肿瘤的全基因组，这个乳腺肿瘤来自一位 47 岁的妇女。她的乳腺肿瘤全基因组被呈现在一种被称为基因组圈图的图表中。基因组圈图是一个大圆圈，周围围着不同颜色断裂的弧线，交错着很多直的和弯曲的细线，看起来有点像我小的时候用我的万花尺画的那种复杂

1　原注：正如尼克–扎纳尔直率地告诉我的那样，"一种开辟科学职业生涯非常好的方式，而不是治疗癌症的好方法"。

的曼陀罗图形。

我们正在研究的是整个肿瘤样本中一层一层叠加起来的所有的突变，在研究中我们不试图用 TRACERx 把它们分成个体克隆体。中间的圆圈本身是所有 23 对人类染色体的再现，首尾相接。红点组成的圈由所有单个字母 DNA "排印错误"组成。在圈内是另一个圈，显示着关于小规模基因插入和删除的信息，我们给获得 DNA 碎片的地方标上绿色，失去的地方标上粉色。粗黑线交错在圆圈的中央部位，跟踪着整片整片染色体进行交换的部位。

用基因学的术语来说，这例特定的乳腺癌并不特殊。它的基因组有大约 2 000 个突变，已知的驱动突变基因当中出现了几个关键的缺陷。病人对荷尔蒙治疗反应良好，症状完全缓解了。尼克 – 扎纳尔将展示文件翻至下一页。这是另一例乳腺癌，第一眼看上去几乎一模一样。大约 2 000 个突变有着非常相似的基因曼陀罗样式，且对荷尔蒙疗法有反应。即使是我没有接受过训练的眼睛都可以立即发现不同之处。这幅圈图更为混乱，很多线在中央部位结成了蛛网，还有更多密集排列的一圈圈红线和绿线。奇怪的是，尽管这两个肿瘤产生于同样的组织，表现出同样的特性，却并没有相同的基因缺陷。

"有 1.1 万个突变，包括了 4 000 处删除。"她说，将手指移到圆圈内几乎是实线的粉红色线圈附近。她立刻就识别出这个样式属于一个被称为 MLH1 的基因的突变，意味着这个基因不能通过一种被称为 DNA 错配修复的过程修复某种特定类型的 DNA 损伤。虽然这个突变在肠道肿瘤中相对常见，但是这不是你能在乳腺癌中找到的那种东西。而这个病人会接受荷尔蒙阳性疾病的标准治疗，但是这起作用的希望不大。

这次，尼克－扎纳尔和她的团队可以发现 MLH1 中的驱动突变了。但是他所分析过的所有有着这种典型标记的样本中，只有大约一半的缺陷能够被监测到，它们来自 MLH1 或是另一种相关基因，这种基因与 MLH1 都属于相同的细胞修复工具箱。对于一些肿瘤来说，它们的两种"乳腺癌基因"之一 BRCA1 或 BRCA2 存在缺陷，也只有大约一半的缺陷能够被监测到。这些基因编码了不同类型修复机制的成分，这些修复机制给 DNA 双螺旋完全破裂成两处的地方（双线破裂）打上了补丁，但是两种基因中任意一个的突变都会在基因组中留下蛛丝马迹。令人疑惑的是，她找到了很多肿瘤样本，有着明显的这种 BRCA 损伤样式，但是两种类型中看起来都没有任何种类的潜在突变。

为了寻找解释，她研究了超过 500 个病人的乳腺癌，发现这些乳腺癌中有超过 100 种有着典型的"BRCA"型印记。她们中 22 个病人两种 BRCA 基因中的一个携带着已知的遗传性缺陷，而 33 个病人结果证明有着之前未知的继承性突变。然后还有 22 位女性在自己的母亲子宫中发育的时候积累起一种新的 BRCA 突变。然后还有最后一种突变，有一种类似 BRCA 的样式，但是没有明显的潜在基因层面原因。很明显，尼克－扎纳尔和她的团队还是没找到某种重要的因素。

发现肿瘤中有一种潜在的突变样式是很重要的，因为这对治疗有着显著的影响。在与 BRCA 相关的癌症病例中，这些突变对被称为 PARP 抗化剂的药物尤其敏感，这阻碍了一种不相关的"备份"DNA 修复路径。因为无法诉诸任何 DNA 修复机制，癌细胞很快灾难般的被摧毁并死亡（一种被称为合成致死的治疗方式）。这些治疗方式目前只能够为因携带已知 BRCA 突变而罹患某些类型癌症的女性所用。然而，尼克－扎纳尔的结果显示，更多的治疗方式可能符合条件。

"我只想把这些治疗方式带入临床中，"她坚定有力地说，"在治疗乳腺癌方面很多人将能够从该抑制剂中受益，如果 1/5 的乳腺癌事实上对 PARP 抑制剂敏感，如果找不出这些人，我们将错失很多的机会。"

这个故事的教益在于，我们应该将对驱动突变基因无休止的追求速度放缓，因为我们可能永远找不到它们。很多情况下，对某种特定基因中存在的变异进行 DNA 测序甚至不能改变基因的活动。有各种各样的分子信号和标签被添加进或从打包了 DNA 的蛋白质中移除，这个过程被称为表观遗传修饰，影响着我们怎样打开或关闭基因，以及我们怎样知道基因是否在癌细胞中被搅乱。染色体重排同样可以影响 DNA 如何在细胞核内进行组织，也许会让一个不活跃的基因紧靠一个强激活基因，或是把它拉进"繁忙区"，它在那里更有可能被打开。

仅仅通过寻找基因本身内部 DNA 序列中的改变，我们永远也找不到这些影响。相反，我们应该更仔细地研究起作用的总体样式和过程，并试图靶向它们。这有点像了解犯罪集团的惯技，而不在乎每个个体暴徒的确切身份，因为你真的只对明确集团头目感兴趣。如果你醒来，发现床上有一个马头，你不必确切地知道是哪个坏人将它放在了那里，但你确实知道这个坏人来自哪个帮派。因为每个黑手党帮派都有一种独特的方式威胁和恐吓老百姓。[1]

塞雷纳·尼克–扎纳尔正在致力于让这种分析成为癌症诊断一个常规的部分，就跟病人参加血常规化验和 CT 扫描一样。她和她的团队已经可以在 24 小时内根据一个肿瘤样本绘制出一幅突变曼陀罗图——这比当前用来寻找可诉性突变的测序技术要快得多。医生很忙，市面上已经有繁多的化验和诊断方法，令人眼花缭乱，所以这种东西需要简单而明了。以发现"BRCA 特性"为开端，她和她的团队正在研发可以在肿瘤样本中筛查复杂突变景观的软件，将突变景观变成一种简单的输出，用以帮助医生决定这种软件在多大程度上能治疗病人的癌症。

尼克–扎纳尔对匹配癌细胞中的损伤样式与合适的疗法产生了兴趣，并借此开始与针对着色性干皮症的英国国民服务体系负责人一道工作。着色性干皮症就是困扰着乔希·巴恩特的疾病。她就是通过这项合作于 2017 年对巴恩特实施了首次外科手术，最终采集到了来自巴恩特血管肉瘤的 DNA 样本。

因为乔希的细胞不能修复由紫外线造成的基因损伤，它们的DNA 布满了阳光造成的损伤的印记。她向我展示了他肿瘤基因组的圈图，圈图上环绕着一圈绘制自所有紫外突变的粗线条亮红色圆

1　原注：每个黑手党帮派都有一种独特的方式威胁和恐吓老百姓（在床上留下一个割下来的马头）。你不必了解具体哪一个歹徒（坏人）将马头放在那里（这些人不可能是帮派里的重要人物或头目），但是你知道这个信号意味着什么，来自哪个帮派。

圈，这不令人惊讶，但是奇怪的是在基因层面上，他们发现这张图看起来并不像血管肉瘤，尽管他的诊断结果上是这样写的。在肿瘤基因组中所有 80 万个改变当中，没有一个属于典型意义上的"血管肉瘤基因"改变。

然后她进一步进行观察。在来自紫外光造成的所有突变组成的一团混乱中，藏有一个不同的损伤印记。这个印记不是很明显，只存在于肿瘤样本的一小部分细胞当中，但印记确实在那儿。紫外线诱导出的一个突变打击了一个编码有分子机器的基因，这个分子机器被称为 DNA 聚合酶 ε（POLE），正常情况下在细胞准备好分裂的时候能以极高的精确度复制 DNA。POLE 中的缺陷会制止细胞"校对"它们刚刚复制好的 DNA，让基因组中充斥着数千个拼写错误——这种现象被称为超速高频突变（ultra-hypermutation）。第一眼看上去这可能给已然被摧毁的基因组叠加更多的错误。但是尼克 - 扎纳尔的发现有着深刻的意义：如果癌症在 POLE 中存在突变，那么它就很有可能对免疫系统的检查点抑制剂产生反应。

这些药物——通常只是被称为"免疫疗法"，自从格列卫被发现之后，成为癌症治疗中最热的课题。正常情况下免疫细胞会攻击肿瘤，这些药要么通过防止在分子层面上"闭合"免疫细胞的"开关"，要么通过干预癌细胞的活动，因为这些癌细胞会诱导免疫细胞，让免疫细胞不再威胁它们，与它们"秘密言和"。[1]

与依赖于特定突变在场或缺位的靶向疗法测试不同，找出潜在

1　原注：在丹尼尔·戴维斯（Daniel Davis）的《美妙的疗愈》（Beautiful Cure）一书中对检查点抑制剂及免疫疗法发展情况的科学依据，还有很多更为综合的记录。

的生物标记要困难得多，这些生物标记决定了某人的癌症是否有可能对免疫疗法产生反应。越来越多的证据显示，检查点抑制剂往往对有着高度异质性的癌症最有效，但是突变 POLE 基因的存在，或只是它在基因组中留下的踪迹，是我们当前所具备的为数不多的阳性指标之一。尼克－扎纳尔认为，很明显的是，免疫疗法是乔希唯一的机会。

在同意给乔希开具免疫疗法的处方之前，乔希的医学专家组把他最初的原发肿瘤样本送去实验室做进一步的检测，以确认免疫疗法是否合适。最初的测试返回的结果是阴性，但是尼克－扎纳尔并没有放弃。她的分析显示出，POLE 突变只存在于乔希癌细胞的子集当中，所以只有可能会出现在他的一个次生肿瘤中，而不属于原发肿瘤的一小部分。她很多次电话"骚扰"实验室，请求他们测试更多的样本，最终实验室答应了。果然，在另一个对于原发肿瘤的测试中，乔希一个淋巴结中的肿起返回结果是阳性。

甚至这都不足以解锁免疫疗法的适用途径。在尼克－扎纳尔进行分析的同时，英国国民健康服务体系只会针对有限的肺癌以及黑素瘤病人提供这些极度昂贵的药，但是不会针对 POLE 突变肿瘤病人提供药物。还不知怎么回事，乔希就需要找来 6 万英镑以支付前 3 次药物治疗的费用——这对于一个没有家庭财富或巨额存款的博士研究生来说，是高得离谱的账单。只剩下一个选择：众筹。

几个月内，他筹集了数万英镑，不仅来自他的朋友和远在家乡东约克郡赫尔区的家人，还来自四面八方。筹款方式包括慈善抽彩及街头筹集，酒吧竞猜及圣诞毛衣日的活动，足以在 2018 年 12 月上旬开启他的第一个免疫疗法疗程。

当我第二年 1 月用 Skype 联系乔希的时候，他正在等待着他自开启免疫疗法后的第一次扫描结果——他的肿瘤学家认为这次治疗对挽救他的生命是很及时的。他很紧张但是充满希望，将他刮过的头皮向镜头倾斜，向我展示他头顶上轻微的疤痕，那里之前是一个乍眼的肿起。到 2 月为止，他在众筹平台上的更新证实着他一直希望事情向好的方向发展，到 2019 年年底为止，治疗进行得很顺利，几乎没有副作用。我祈求他能成功。

进化的时间到了

所以，当谈到治疗晚期转移性癌症，我们现在到了哪一步？尽管随着耐药性的进化，产生了明显的、明确记载下来的问题，而且我们目前投向该疾病的几乎任何药物都面对这些问题，但是非常多的时间、金钱和努力流向了精准肿瘤学。让药物公司切断对于"我也是"化合物的依赖被证明仍然很艰难，尽管这些化合物带来的存活机会非常小；让药物公司对探索新靶向和鸡尾酒产生兴趣也很难，即使多药物组合起来的副作用具有的毒性我们还能够应对。

免疫疗法非常令人兴奋，但是它不是对每个人都起作用。我们仍需要解决怎样选择出对这些药物有反应的癌症病人的问题，就像乔希那样。而且我们还需要找到备选路径，唤醒对药物治疗没有反应的病人群体的免疫系统。免疫细胞在肿瘤栖息地上漫游，癌细胞仍然可以进化出躲避它们的方式，通过关闭蛋白质制造程序，进化出进入秘密行动模式的方式，因为如果不关闭这个程序，它们就会很容易被免疫细胞发现。

如果我们以后要对癌症存活率产生真正不一样的影响，我们需要审慎思考进化中的这些问题，以及进化的潜力。我们需要机智一些。就像查尔斯·达尔文本人那样机智。

第 10 章

克隆体的游戏

　　如果你看过《复仇者联盟：无限战争》，你会记得这个场景。一群超级英雄组成的暴民团体奋起反抗终极老怪——灭霸。灭霸要集齐一整套宇宙原石，目的是掌管宇宙。快到电影结尾的时候，地球已经被毁灭，奇异博士坐在一堆碎砖上，抽搐晃动，因为他跟随着时间，看到了未来大战的所有结果。

　　"有多少种结果？"星爵问道。

　　"一千四百万六百零五。"奇异博士回答。

　　"我们赢了多少次？"托尼·史塔克问道。

　　停顿。插入戏剧性音效。

　　"一次。"

　　在很多方面，复仇者联盟的情况感觉非常像治疗晚期转移性癌症的挑战。有非常多的突变、非常多的细胞、非常多的选择要躲避和逃离，任何一种治愈的希望似乎都非常渺茫。但是万一我们可以看到未来，像奇异博士那样呢？万一我们可以研究肿瘤内混乱的突变拼凑物，及其周围荒芜的身体组织栖息地，然后预测在化疗、放射疗法、精准药物或免疫疗法的条件下，这些拼凑物将对任何可能的治疗方式做出何种反应呢？我们不是在玩打地鼠游戏，也不是在对每个新威胁做出反应、给予回答，相反，我们坐在驾驶座上，知道我们下一步要做的是，将癌症的进化引导到我们想让它去的方向。

从分子到数学

在佛罗里达坦帕市的墨菲特癌症中心一栋毫无特色的学术建筑四楼，罗伯特·盖恩比（Robert Gatenby）和他的同事正在测试一项新的武器应对抗癌战争：数学。

盖恩比是一位训练有素的临床放射学家，对数学有着根深蒂固的兴趣。他召集了一支充满好奇心的研究队伍，包括实验生物学家、数学家、数据科学家、物理学家以及临床医师。下一项挑战是找到一种方式，让他们都能跟彼此说话。这一层的主体是开放式平面布置的办公空间，设计的目的是促进跨学科互动。还有一个中央"协作组织"（Collaboratorium）——一间大大的房子，设计的目的是进行非正式、自发的讨论，应团队中数学界传统主义者的坚持要求，摆上了一排黑板。中间还有一块象征性的白板，为了方便不想把衣服弄脏的人，还为非数学研究者设计了一台计算机投影器，因为这部分人更喜欢 PPT 展示，而不是潦草书写的等式。

盖恩比首先意识到一定有一种不同的方式来应对癌症，然后他读到一篇关于菱纹背蛾的文章。菱纹背蛾是一种贪婪的农作物害虫，一个多世纪以来一直困扰着农民，现在对市面上的几乎所有杀虫剂都产生了耐药性。[1] 对于他来说很快明晰的是，蛾子身上发生的事，恰巧正好发生在癌症上——对于疗法耐药性的进化，以及紧接着不可阻挡的扩散。

盖恩比对当前癌症疗法最大的懊恼之处是开具药物处方的方式，通常被称为"最大耐受剂量"（MTD）。这是可以给予病人的最大药物剂量，否则药物产生的副作用就无法接受了，这样做是寄希望于用一次实实在在的化学打击就可以摆脱尽可能多的癌细胞。对于大多数治疗方式来说，最大剂量在临床试验的早期就被找出来了，通过相继在志愿者群体中逐渐增加用量，在快要对他们产生毒性的时候才停止用药。但是，正如我们看到的那样，耐药性事实上不可避免，造成很大毒性，在患者存活率方面却收效甚微。

仔细研究菱纹背蛾的例子，农民们几十年来一直在通过一种被称为综合害虫管理（Integrated Pest Management）的方式处理害虫耐药性的问题。肿瘤由基因上独特的细胞克隆体组成，一些细胞克隆体会对疗法产生耐药性，与肿瘤相似，一个摧毁农作物的昆虫种群也会是基因上各不相同的昆虫组成的混合物。一些昆虫可以通过杀虫喷雾杀死，而其他的昆虫则不会对杀虫喷雾做出反应。重要的是，让昆虫对杀虫剂产生耐药性的基因变异往往让昆虫在吃食和生殖方面没有原来那么强（用进化的话来说，"不够健康"），所以

1　原注：盖恩比承认他首先注意到这篇文章是因为蛾子吃卷心菜，他很厌恶这一点。

它们因为对杀虫剂敏感的特性被淘汰，在正常情况下成为整个种群的一小部分。

如果你用很大剂量的杀虫剂打击这群混在一起的昆虫，你会消灭掉所有敏感的昆虫，只留下具有耐抗性的害虫中坚力量，它们现在自由了，随心吃喝交配。但是如果你仅仅聚焦于将这个种群打击到一个合理的水平，而不是以完全根除为目的，就会留下很多的敏感昆虫，打败具有耐药性的昆虫，让它们得到控制。

农民们没有试图消灭每一只昆虫，因为也没法成功，相反，农民们正在学习与昆虫共存。他们经常性地监控昆虫种群，容忍昆虫在一定水平上摧毁他们的庄稼，只是在事情没有办法控制的时候才使用杀虫剂。现在同样的方法被利用在控制草种和其他不想要的物种上面——乃至多产的菱纹背蛾。但是原理是相通的：不以根除为目的，而以控制为目的，通过减少向环境排放有毒化学物质降低附加的损失。相应地，这降低了产生势不可当的基因变异的可能性，这些菌株在这个过程中会造成更多麻烦。

癌症的并发症也很明显。一些肿瘤可能通过外科手术完全治愈——等同于从一棵树上砍去一条病枝，压扁一个虫子或是拔起一块独立的草皮。正如外科医生的格言所述："没有什么比外科医生的手术刀更能治愈。"其他癌症则像昆虫造成的程度较轻的侵害，规模小、同质性强，所以可以很快用化疗喷雾根除，并被免疫系统的掠食细胞扫荡掉（可以与生物制剂相比较，比如用来控制蛞蝓的小型蚯蚓）。但是晚期转移性疾病就像菱纹背蛾一样，它们到处都是，我们对于控制它们无计可施。

我们必须停止忽视我们眼皮底下发生着的进化过程，不仅要接受它们，而且要开始让它们为我们所用。我们尝试过通过将化疗这种类似于除草的橙剂的手段应用于癌症从而根除癌症（但是失败了），所以盖恩比想知道是否有一种方式可以采用"综合害虫管理"的策略，并且能将该策略应用于控制疾病而不是聚焦于治愈疾病。

盖恩比没有忽视耐药性出现的可能性，他从一个假想开始，这个假想认为一小部分具有耐药性但是不那么健康的细胞可能在一开始就存在于肿瘤之中，会在敏感细胞被消灭干净的时候长到足够大，填补剩下的空隙。他的目标不是利用药物的最大耐受剂量来尽可能地缩小肿瘤，而是利用较低剂量，仅仅将癌症降低到某个水平，所以周围还是有足够敏感的细胞来让耐药性细胞得到遏制。一旦这群敏感细胞变得规模太大，它们就会被施以另一剂同样药物，重新将它们打击回去。这个方法被盖恩比称为"适应性疗法"，这让我们回想起在进化本身的游戏规则里操纵进化的观点。

适应性疗法取决于这样一个事实：虽然在化疗的时候对治疗产生耐药性对于细胞来说是一个优势，但是在正常情况下这是一个劣势，因为从生物学角度来说，为了摆脱药物的影响，需要付出很大代价。比如，分子层面的"泵"可能将化疗"喷"出耐药的细胞，这些泵可能占到一个细胞总能量的1/3，几乎没有给增殖留下什么余地。一些癌症可能成为"药物瘾君子"，最终会对对他们有害的化学物质产生依赖。而且黑素瘤细胞重新设计了它们的内部路径，以变得对特定靶向治疗具有耐药性。如果药物被移除，这些黑素瘤细胞就会变得不稳定，并很容易死亡。在没有治疗的正常情况下，这些成本叠加起来，耐药性细胞会生长得越来越慢。盖恩比把打着一把大型的、笨重的雨伞与之进行类别：如果下雨，它是非常有用的，但是它会挡路，而且在其他时候会让你慢下来。

之前进行了一些尝试，使用到了开—关、开—关的治疗循环，来提高晚期癌症的存活率，但是这种方式的试验（被称为节拍器化疗）不是太成功。这是因为治疗的循环没有考虑到介乎于耐药细胞和敏感细胞之间潜在斗争的状态。只是抛来又一剂化疗，而不知道哪个细胞群落目前赢得了角力，就跟把炸弹扔到战场上而不知道每批敌军战斗员的位置一样，毫无用处。你可能发动了几轮幸运的空袭，但是多做几次，在某个时间点上你就会犯下毁灭性的错误。

为了理解发挥着功能的进化动力学，盖恩比和他的团队从数学开始进行研究。利用来自实验室的测量手段，他们发现一套等式，基于敏感细胞和耐药细胞能生长得多快，以及药物治疗对于每种细胞的影响。然后他们利用他们的计算创造了一个虚拟的仿真环境，来观察一旦治疗开始，两个群落如何生长和收缩，并设计出什么时候该给予治疗。他们对这种方式能够在长期致力于控制肿瘤生长感到很满意，所以在被注射了卵巢癌细胞的老鼠身上进行了试验，试验成功了。

一旦肿瘤生长为小青豆的大小，每种动物都会被注射一针卡铂（carboplatin），一种典型的被用来治疗人类疾病的药物，只有几只动物被留下，不接受治疗，作为对照组。被治疗的老鼠之后被分为两组。它们中的一些得到了卡铂标准剂量的治疗，每隔 4 天一次，就像发条一样，模仿节拍器的节律，而其他老鼠则继续接受适应性疗法。每隔3天，一个研究者会仔细地用一套微型两脚规测量每个动物肿瘤的大小，然后相应地调整药物的剂量——如果肿瘤长大了，就多给一点，如果肿瘤缩小了，就少给一点，按照盖恩比的计算来进行。

尽管这是一项在高度人工的系统中进行的相当细微的实验，结果却很惊人。在首次肿瘤移植6个月后，接受常规剂量治疗的动物癌症体积上增大了3倍多，事实上比没有接受任何药物治疗的老鼠还要稍微大一点。然而，适应性治疗中的动物肿瘤与一开始的大小相比没有变化。过程中有一些起伏，但是药物是起作用的。

然而，也许他们只是在对卵巢癌模型的测试中比较幸运罢了。下一项挑战是尝试运用不同治疗方式对不同癌症进行适应性疗法。这一次，他们研究了注射有两种乳腺癌细胞系的老鼠，一种来自典型的荷尔蒙敏感型肿瘤，另一种来自所谓的三阴型乳腺癌，更难治疗。他们还对被称为紫杉醇的药物进行了比较，比较了它们的标准剂量和适应性剂量。

首篇关于卵巢癌的论文发表5年后，墨菲特癌症中心购得了一台老鼠大小的核磁共振成像机器。所以盖恩比和他的团队就能够对肿瘤大小做更为精密的测量，从而对治疗方法进行微调。再一次，结果是意义非凡的。接受适应性疗法的动物肿瘤稳定下来并保持较小状态，每次使用的药物剂量越来越低。在几个病例当中，癌症保持稳定，即使在治疗完全停下的情况下。这种治疗方法起作用了。

到了按比例放大的时间了。尽管动物实验涉及乳腺癌和卵巢癌，但盖恩比决定将他的第一次试验落在前列腺癌病人的身上。这纯粹是一个实践上的决定：适应性疗法一个至关重要的组成部分是在常规基础上监控人体内癌细胞数量精确改变的能力（肿瘤负荷），理想中是一种非侵入性测试。让病人经常性进行 CT 扫描（计算机断层扫描）和 MRI 扫描（磁共振成像扫描）理论上很困难而且很昂贵，在 CT 扫描的情况下，还把它们置于一种不必要的 X 光射线条件之下。但是前列腺癌细胞产生一种被称作 PSA（前列腺特异抗原）的化学物质，通过一种简单的血液检测就可以测量，可能在当地医生的门诊所就能做。它不具备完美的数字显示装置，但是它足以致用。

　　盖恩比与张景松（Jingsong Zhang）组成团队，张景松是墨菲特癌症中心的前列腺癌症专家，他已经看到了老鼠研究的结果，热切地想参与到临床试验当中来。他们的目标是招募一小部分晚期转移性前列腺癌病人，他们尝试过各种治疗方式，除了一项——一种被称为泽珂锭［醋酸阿比特龙，Zytiga（abiraterone）］的昂贵新药，这种药阻止了助力肿瘤的睾丸酮的产生。在这场旅程的某个点上，大多数人接受的都是标准的药物方案，被预期在他们的肿瘤发展出耐药性并开始再次生长之前平均能活 18 个月左右。

　　该团队花了数小时仔细研究可以插入他们数学模型中的正确数字，考虑可能出现在典型前列腺癌症中的细胞群落，以及这些群落对药物具有怎样的反应，还包括从实用角度来说可能具备的可行性。尽管计算很复杂（因为担心委员会的责难，盖恩比必须将等式计算与临床试验审批申请剥离开来），想法非常简单：在试验开始时，这些病人所有的 PSA 水平就被测试了。然后他们每天开始定期服用醋酸阿比特龙，每隔 4 周进行 PSA 测试，每隔 3 个月进行 CT 描扫和骨骼扫描。

一旦他们的 PSA 水平降到起始值的一半，他们就停止服用药物，然后他们开始等待。在某个时间点上——几周、几月，这取决于每个人癌症的个体差异。当肿瘤开始重新生长的时候，他们的 PSA 就开始回升。一旦肿瘤回到原来的大小，就回到了原点，他们重新使用醋酸阿比特龙，循环继续重复。或者至少这是他们的想法。

在整个研究过程中，伴随第一个病人的，是一次令人紧张的经历。尽管盖恩比相当确信这种疗法能起作用，但这个病人承认当他首次停止服用醋酸阿比特龙，并且 PSA 值开始爬升的时候，他感到紧张。

"我在想，万一我们错了呢？万一这个疗法不起作用，还一直保持原状，我们再次进行这种治疗，还是不起作用呢？"他边做苦相，边回忆说。"当然你必须看着肿瘤在下一个循环再次长回来。我现在更有信心了，但我总是担忧——我想为别人做正确的事，但是我不想伤害任何人。"

这种一开始不想施加伤害的愿望意味着这个试验花费了比任何人所期待的更长的时间招募病人。这个团队达成一致，如果前 3 个病人显示不出预期的肿瘤缩小和生长循环，那么他们就会停止这项研究。虽然他们的数学模型预测循环周期大概是从三个月到一年半，但是他们预期不了每个病人有多么大的差异。一个第一批被招募进试验的病人周期非常长，他的肿瘤花了大半年才长回治疗可以重新开始的水平。对于病人来说这当然是好消息，但是对于盖恩比和他的同事来说，却非常令人沮丧。

对于参加试验的病人来说，这是最难理解、最难接受的事情。为什么你要在治疗还没有充分发挥作用而正在发挥作用的时候停止治疗，故意让癌症长回来？这似乎并不合理。对于两个病人来说，这超过了他们所能接受的限度。一旦他们的 PSA 水平降回50%，他们就会坚持让治疗进行下去，让 PSA 值尽可能地保持在低水平。在另外两个病例之中，故态复萌的速度非常快，然后病人就去世了。

对于研究中的另一些人来说，适应性疗法背后的理念非常有道理。盖恩比向我说明了他最有力的证据：病人罗伯特·巴特勒，是一位英国石油业工程师，刚搬到坦帕，原本要享受他的退休生活，却在 2007 年诊断出了前列腺癌。荷尔蒙疗法和放射疗法没能遏制住疾病，他最终把希望寄托在前列腺癌研究上。

在我 2018 年 5 月参观墨菲特癌症中心的时候，罗伯特正在接受他的第十轮醋酸阿比特龙治疗，他保持着临床试验生存期的记录。对某些习惯于机械思维的人来说，他可以看到，药物可以被明智地运用于扭转和平衡身体内的癌细胞群落，而类似于自动调温器的装置只在空气变得有点冷的时候才会介入。房子里的气温可能会因为暖气循环的打开和闭合而浮动，但是总体结果是相当稳定的。

对于要坚持到底，坐上醋酸阿比特龙云霄飞车的人来说，结果是令人振奋的。初步的结果发表于 2017 年年末，显示出 11 个病人里有 10 个是完全稳定的，他们的肿瘤经历着表现良好的生长与缩小的循环，平均周期为 27 个月——如果他们接受标准的治疗计划，几乎比可以预测的周期还要长一整年。只有一位病人的癌症没能按照预测的那样反应，反而变得更糟。重要的是，这位病人最终接受的平均剂量是正常总醋酸阿比特龙剂量的大约一半。一些病人每年只服用一个月的药物，而且副作用非常小，没有一例恶化。

尽管适应性疗法的目标是通过控制病人身体内的耐药细胞群落来稳定癌症，耐药细胞还是在那儿，照样在增殖（尽管非常慢）。盖恩比的数学模型意味着，在耐药细胞群落接管肿瘤前，完完整整接受 20 轮治疗应该是可能的，但是耐药细胞仍可能在某一时刻接管肿瘤。

到 2019 年 2 月，我见到盖恩比的同事，生物学家乔尔·布朗（Joel Brown），他在法国巴黎一场会议上展示着最新的研究结果。一共 16 人被招募到试验当中，平均来说他们故态复萌的时间比预期要长一倍，一个人成功超过了 4 年。不幸的是，他们最终全部都故态复萌了，因为耐药细胞最终会接管肿瘤，但是大多数病人仍然活着，尝试着其他不得不选的疗法。他们都比对照组以传统方式服用醋酸阿比特龙的病人恢复得好。无论如何，研究很成功。这种方法起作用了。

理论上，适应性疗法应该对任何种类的癌症或疗法都适用，只要我们对各种类型的耐药和敏感细胞了如指掌，从而创造出一种数学模型，以及一种常规测量肿瘤负荷的方法。这是目前主要要攻克的难题，我们急需研发出简单、实惠、非侵入性的方式来跟上癌症的进程，而不能依赖于重复进行的扫描。

这个领域最有前途的理念是关于"液体活检"的概念，即分析肿瘤 DNA 的级别和基因构成，或者从肿瘤中流向血液的细胞，或者寻找更多像 PSA 那样可以为肿瘤负荷提供可靠数据读出的分子。我们在利用液体活检监测癌症怎样在治疗下发生变化，选择最合适的疗法乃至在一开始就诊断出疾病方面产生了很多令人兴奋的成果。液体活检一定会让我们拭目以待。

我们不去治疗癌症，而是通过用最大剂量的药物猛烈打击癌症，让它向着更微妙的进化路径发展，同样引发了一些有趣的问题，涉及最适于长期控制的药物种类。讽刺的是，因为适应性疗法针对的是维持肿瘤内部的平衡，而不是摧毁尽可能多的癌细胞，所以适应性疗法用在传统上被认为"不太好"的药物上，效果可能更好——这样的疗法没有戏剧性的击杀率，但是可能副作用更小，而且从长期来看，毒性较低。

制药公司的货架上堆着很多这样的装分子的瓶子，因为在实验室测试或临床试验中不够有效而被丢弃，在更微妙的适应性环境中才能成熟以展示出新的特性。有很多现有的药物已经被批准并用在其他疾病当中，比如抗寄生虫制剂及心脏病药物，很多毒性很低，可能在进化学说背景下的癌症治疗中有用，即使在传统最大剂量思维模式下它们不起"作用"。[1] 作为一项附加的红利，很多较为过时的治疗方法的保护性专利可能已经过时。正常情况下，在药物被批

1　原注：肿瘤药物再利用项目（Repurposing Drugs in Oncology，简称 ReDO）是一项研究者的国际协同作业，致力于基于现有其他疾病的疗法，发现有希望的癌症治疗方法。关于他们的工作，更多请见 redo-project.org。

准后，公司会获得在一定时期内独家售卖特定药物的权利，这让它们能够收回研发成本，补偿那些上不了市的药物造成的损失。专利过期的药物可能比较便宜，可以被生产为无牌药物而不是为较新的疗法所用。这让它们不仅对保健服务提供商具有吸引力，还为一些不太有钱来进行癌症防治的国家扩展了购买的渠道（尽管我从来不会低估制药工业转化利润的能力……）。

墨菲特癌症中心前列腺癌试验结果有效显示了转移性前列腺癌翻了倍的无病进展生存期和典型的、新颖的靶向疗法区区几个月生存期之间的对比，差别十分明显。如果这是一种新型的激酶抑制剂，药物公司就会争先恐后地让这种药注册，但是药物公司对将进化理论应用到癌症治疗的过程兴趣并不大。长期控制而不是治愈的观点被"银色魔弹"、精准医学及更昂贵疗法的说辞挤出了话语体系。讽刺的是，适应性疗法正是阴谋论专家经常拿来攻击制药工业的那种东西——声称制药工业想让人们生病而不是提出治愈办法。但是要让主流思想开始意识到适应性疗法的重要性，还要花很长时间。

全是汗水，没有收获

我第一次听说适应性疗法，脖子后面的汗毛都立起来了。这感觉像是某种非常新鲜的东西——是对在提高生存率方面收效甚微的靶向疗法高涨的潮流的一种彻底逆转。墨菲特癌症中心前列腺癌研究的新闻已经传播出去，还有着很多其他美国医院肿瘤学家的事迹，他们在给他们的病人尝试同样的方法。盖恩比和他的团队现在在致力于一项新的前列腺癌研究，将适应性疗法作为治疗的最重要方式，而不是最后的诉求。如果他们能让适应性疗法进行几年甚至几十年，那么这看起来就比较像一种切实可行的方式，将晚期癌症从短期杀手转变为一种长期的慢性症状。

然而我个人的热情不足以让医生、监管人员或病人信服。对一项试验和几次动物实验的结果过度兴奋是愚蠢的。最重要的证据是显示出，这项治疗方法在越来越多的病人及各种癌症中每次都管用。

目前有更多适应性疗法计划在一系列癌症之中进行试验，从更为常见的疾病如转移性乳腺癌，到致命的罕见童年期癌症和脑瘤，任何增加生存率的成果都会产生真正的影响。尽管耐药性也许随着时间推移在累积，正如参加前列腺癌试验的男性接受治疗时所显示的那样，但是之后可以选择第二种甚至第三种治疗方式。这仍然是打地鼠游戏，但是时间拉得更长。

适应性疗法来自哪里，有多种观点，都利用到进化和数学的法则，让疗效从短期失效转到长期癌症控制乃至完全的根除。我最喜欢的一种观点是诱骗剂（*ersatzdroges*）。很多肿瘤通过打开分子泵的仓库发展出对于疗法的耐药性，这些分子泵让化疗药物在还没有产生害处的时候就很快进出癌细胞。这些泵消耗了巨大的能量，但是对于维持生命来说，这种投入是值得的。盖恩比的团队发现给产生了化疗耐药性的癌细胞用上过时的、相对无毒性的血压药维拉帕米（verapamil），足以保持分子泵全速运转，让巨大的能量浪费掉，让分子泵用来细胞增殖的油箱几乎没有油料剩下。（正如他们的论文所描述的那样："全是汗水，没有收获。"）

相反，对化疗敏感的细胞有一种竞争性优势，而且生长得很快，但是可能在每一轮的治疗中轻易被击退。利用诱骗剂来阻碍耐药性细胞的生长对于适应性疗法来说可能是一种有价值的附加疗法，确保了耐药细胞在治疗循环间不会比它们的敏感邻居们生长得更快。可能有其他方式可以在生物学意义上让耐药性付出高昂代价。举个例子，如果耐药细胞尤其依赖于特定营养物质，比如特定氨基酸（蛋白质的砌块），那么创造出一种极度饥饿的情景会让耐药细胞的生存变得更困难，而让敏感细胞繁荣更容易。

另一个革命性的进化观点是双盲或"傻瓜的先手棋"。这个观点是引导癌细胞朝着一条路径进化，然后再用一种新的威胁来打击它们，在这种打击下它们就不能捍卫自己。想象在自然世界中应用这个观点，就有点像一种快速增殖的老鼠，它们有两种天敌：蛇和鹰。在开阔处疾跑逃窜的老鼠更容易被鹰抓住，而寻找地下藏身所的老鼠则更有可能成为蛇的美餐。作为一个种群，老鼠现在处于一种进化学上的双盲状态，无法适应只有一个栖息地的生活，因为两种栖息地对他们来说都不安全。对癌症来说，启示是使用耐药机制相互排斥的两种疗法——如果细胞适应了在一种治疗方式中生长，这就意味着它们一定对另一种治疗方式非常敏感，无法逃避，所以不能在同时使用两种治疗方式的情况下猛烈增殖。

还有另一个概念是"良性推手"，由卡罗·梅利（我们在之前章节遇到的研究放射耐抗性海绵的人）提出。这些药物促进了肿瘤内良性、非侵入性细胞的生长，这就是利用扩张主义的观点淘汰并压制任何侵略性恶性克隆体。有几条规则我们必须遵守：很明显，如果良性细胞失去控制（比如在化疗条件下），我们应该能很轻松地控制它们，并且它们相对于侵略性癌细胞必须有一种竞争优势。计算机模拟显示出，良性推手可能对于控制晚期转移性癌症有效，或者可以防止故态复萌，即使它在治疗中运用得很迟。这个逻辑同样适用于癌症预防：促进健康细胞生长，从而将任何癌性细胞排除出去。梅利和他的团队现在正在探索在真实生活中如何以最佳方式测试这个观点。

到目前为止，他们已经对生长在实验室塑料培养皿中的细胞进行了测试，发现化学物质抗坏血酸可以帮助正常食管细胞淘汰癌症前期的细胞，科学家在实验室被称为巴雷特食管疾病（Barrett's Oesophagus）的条件下发现了这一现象。抗坏血酸更常见的名字是维生素 C，存在于水果、蔬菜及膳食补充剂中。我们完全不知道是否吞食补充剂或饮用果汁可以预防食管癌细胞在人类中占上风，而且我永远不会建议将某篇基于实验室的关于维生素 C 的论文用作任何医疗干预的推荐文章。[1] 但是这篇文章突出了进行更为系统研究的必要性，探索癌细胞和它们健康伙伴间互动和竞争的平衡方式，或挑起肿瘤内部克隆体的争斗，以利于良性细胞的发展。

反抗灭绝

1　原注：诺贝尔奖获得者和生物化学家莱纳斯·鲍林（Linus Pauling）对于使用高剂量维生素 C 来治疗癌症尤其热情，在网上大量发布值得怀疑的论断，它们缺乏可信的临床证据作为支撑。

我谈论过利用进化策略来控制癌症，将一个短期杀手改变为一种长期状况。但是如果是使用它们来进行治愈呢？

我们这里真正讨论的是一种灭绝事件——完全地根除环境中的一个群落。这种事情在地球历史上发生过很多次，无论是通过不可抗力（气候变化、散落的小行星、疾病等）还是我们人类自己。曾在地球上居住过的超过 99% 的物种都消失了——它们中很多比起一个典型肿瘤中的细胞数量更多，基因上更具多样性。所以如果我们想设计一种抗癌进化的终极阶段，我们可以从自然的灭绝现象中学到很多。

当我们考虑灭绝现象的时候，首先进入脑海的事件之一是恐龙所遭受的小行星撞击事件——6 600 亿年前左右发生的一场大规模全球性灾难，消灭了地球上所有动物和植物的 3/4。但是，虽然这确实消灭了所有巨型恐龙，但是最小的却能够活下来，最终进化成鸟类。[1]

大多数灭绝事件都没有那么宏大，个体物种的出走往往是哭哭啼啼而不是兴高采烈的。第一步是出现某种危机，比如高强度捕杀或围猎，丧失栖息地或环境的改变，这会让种群减小至一小群幸存者，装备很差，无法处理更多突然的变化。小型种群的基因多样性很低，意味着个体往往有很多同样的基因变异，所以它们不太能够适应并进化以摆脱麻烦。还有更大的可能性产生健康

1　原注：如果这是对癌症的一个比喻，那么小行星就是最大剂量疗法，幸存者就是耐药细胞，最终逃脱并到处排便。

问题和易感疾病的问题，原因是近亲繁殖以及一些不幸的事件消灭掉整个种群的风险颇高。在这一刻，生命的处境变得极为危险，灭绝是最有可能的结果。

在与进化生物学家乔尔·布朗合写的论文中，罗伯特·盖恩比讲述了新英格兰黑琴鸡的故事，证实了正在发生的灭绝现象。这些迷人的野生禽类在北美洲东海岸广泛分布，然后第一批欧洲殖民者来了。可以预想到，这种大型松鸡样的鸟的魅力是无法抗拒的，殖民者迷上了猎杀和捕食它们，热情不减。事实上，最初的感恩节火鸡其实可能是一只新英格兰黑琴鸡。

随着欧洲殖民主义的扩张，黑琴鸡的栖息地缩减了，到 1870年，仅有 50 只黑琴鸡栖息于新英格兰海岸对面的马萨葡萄园岛（Martha's Vineyard）。岛民通力合作帮助拯救他们长着羽毛的朋友们，种群在接下来的几十年里增加到大约 2 000 只。然后命运干预了，一场大火摧毁了养殖场，紧接着是几个不同寻常的刺骨寒冬。最终，一场传染病来临，扫光了剩下的黑琴鸡。最后一只黑琴鸡被当地人称为"生命力旺盛的本"，死于 1932 年。

殖民扩张和围猎扮演着该种群所遭受的"第一个打击"，将种群的数量降至危险的低水平——在别的地方，基于类似的情形，也可以预测到这个后果，令人非常压抑。黑琴鸡被强制进入一个地理和基因上的瓶颈——一小群可繁殖种群卡在一个地方，让它们陷入危险的情境。后来较小的打击更难被预测，发生得也更偶然，但是这个物种已经走在灭绝的路上了。

全世界范围内，保护管理论者都在研究种群和栖息地缩小的问题，开发出数学和基因模型，来估计出灭绝的风险，并制定试图拯救濒危物种的最佳策略。因为癌症同样是生活在身体栖息地上的细胞种群，所以也可以应用同样的模型。但是我们不是在试图拯救这些细胞并鼓励它们增殖，我们是有意想将它们的数量削减到趋于零。

正如盖恩比和布朗在他们的论文中所指出的那样，这个模型已经被用来治疗罹患急性淋巴细胞白血病（ALL）的儿童，但是就如此明显的进化观点来说，不是很常见。几年来，医生们已经利用试错找出了拯救生命的治疗组合，该治疗方法按照特定计划施于病人，将这种疾病从普遍致命转变为可治愈，十之有九是这样。在这个过程中，他们讨论了他们的策略，黑琴鸡就是这样被置于死地的。首先是第一次大规模打击——高强度的化疗，杀死了大部分的癌细胞群落，留下了一小部分幸存者。然后是第二次打击，用有着不同作用方法的药物，打击对第一次打击产生耐药性的细胞，接下来是第三次和第四次。

盖恩比没有在这个冗长的重复过程中想出怎样组合药物，而是从零开始用数学模型将设计灭绝策略变为可能。这些想法被看作进化和生态灭绝问题时是显而易见的，比如将一个基因上多样的种群减少到某种程度，从而使该种群崩溃并可以被消灭掉。但是这些想法与今天的病人通常被治疗的方法完全相反。举个例子，当患有晚期前列腺癌的男人接受荷尔蒙阻滞药物，如醋酸阿比特龙的治疗时，他们通常在一段较长的时间里被给予一种最大剂量。这段时间不仅包含了肿瘤缩小的时间，还包含了肿瘤再次长回来的时间，肿瘤再次长回来时，里面全是耐药细胞。[1] 在这个时刻，医生可能会建议转向更具毒性的化疗药物，并再次重复整个循环。

但如果你的目的是让其灭绝，那么为什么要等到一个肿瘤癌细胞的大型群落长回来呢？当然是最好能够在它们低落的时候踢走它们。利用第二次药物的最佳时机事实上是当癌细胞群落最小的时候，就在醋酸阿比特龙的"第一次打击"施加了损害效果之后。这时任何活着的细胞都会病恹恹的，而且很虚弱，因为它们为维持耐药性从而抗拒治疗付出了努力，所以用杀死细胞的化疗进行第二次打击很有可能让它们全部完蛋。这个想法看起来非常反直觉——为什么在第一次打击看似起作用的时候要换个疗法呢？但是这更有可能把癌症打倒。

生死博弈

通过结合进化论和数学知识来理解癌症问题，盖恩比和他的同事将治疗癌症当成了一场博弈。尽管用这个词会冒着听起来琐碎和过度简化的风险，但是博弈论确实是一套非常完备的数学规则，可以被应用到各种各样的个体间互动中去，无论是人、动物还是细胞。通过理解癌细胞对疗法适应和反应的规则，我们应该可以在它们自己的博弈中打败它们。

1　原注：适应性疗法明显克服了出现大规模耐药性的问题，但是它的目的只是控制，而非治愈。

　　重要的是，我们这一边有着很大的优势：我们能感知这个世界。肿瘤学家（多多少少）都是理性的人。他们对于使用哪些治疗方法以及何时使用它们，能有意做出策略性的决定，也知道他们下一步要做什么。癌症是纯粹适应性的，对所在环境选择压力的改变能做出适应。选择压力包括药物的存在、低氧、营养物质的缺乏，等等。但是癌症不能预测前方有什么。巨型恐龙一直活得不错，直到小行星的撞击完全改变了地球的环境。如果环境突然改变，癌细胞内进化出的确保它们存活的特性与之又不兼容，那么癌细胞会很快走上灭绝之路。

　　我们的袖子中藏着这张王牌，现在到了打出王牌的时间了。不像是类似于"剪刀、石头、布"的博弈，两个选手同时出招，这场医生和疾病间的博弈是一场斯塔克伯格博弈（Stackelberg game）。斯塔克伯格博弈首先由德国经济学家海因里希·冯·斯塔克伯格（Heinrich von Stackelberg）提出，是一轮一轮地进行的。这场博弈给了第一个选手先手优势，因为后手的动向必须取决于开局第一步，他们的选择被限制了。

　　我们也许可以举类似于圈和叉（井字棋）游戏的例子，一旦先手 X 到位了，放 O 的位置数量就有限了。从我童年经常赢我妹妹们的经历所知，如果你走先手，对手又是缺乏经验的选手，你往往会赢。同样的道理对癌症中存在的斯塔克伯格博弈也适用：如果医生先行动，每个个体病人的癌症都是开局时的新手，那么我们应该能够想出让我们每次都赢的规则。不幸的是，目前的情况不是这样。

当前，肿瘤学家可以通过选择一种特定药物先行动，但是之后他们就失去了优势，因为他们继续使用同样的治疗方法，耐药性就产生了。当他们转向一种不同的疗法时，已经太迟了：癌症已经坐在驾驶座上，所有进一步的治疗选择都是对癌症下一步动向的回应。这就像画一个 X，开始一场圈和叉的博弈，等待你的对手画他们的 O，然后在同样的格子里再画同样的 X。你就丧失了你的先手优势，你所能做的只有跟随。而且你可能会输。

当我在盖恩比位于墨菲特癌症中心 4 楼的办公室里参观的时候，我注意到地板覆盖有彩色的格子地毯，类似于棋盘的样子。而且地方也很大。

"我们可以进行一场斯塔克伯格博弈吗？就在这儿？"我热切地问道。

我们决定了规则。我是医生，他是癌症。这是一场追击，如果他不能再移动我就赢了。我们站定，之间隔了一块地毯格子。我冲他坏坏地笑了一下，战斗就开始了。一开始的时候我走了"传统的最大耐受剂量"先手棋，继续使用同样的治疗方式，直到该方式很明显不再管用。我向前一步，他退后一步。我又向前一步，他则向边上一步。他已经进化出耐药性。我又向前一步——毕竟，我还在向他靠近，所以为什么我要在此刻改变我的策略？他的下一步让他跟我肩并肩。我又向前一步，完全超过了他。他自由了，赢得了博弈，因为我很快直接面对着墙了。即使在他跟我并排的时候我转变策略，我也丢了他向边上移动的时间。

我们重启了另一局。这次，我学聪明了。我向前一步。他向后一步。我又向前一步，他向左一步，我跟着他，向右一步。他向边上移动一步，又回到了刚才的位置，我跟上。我们像这样跳舞般移动了一会儿，咯咯笑着，从一边到另一边，但是永远也无法超过对方。这并不理想，最终我们中的一个或我们两个可能会累，然后放弃。所以这实际上是一个平局。

我们开始新的一局。最终，我想出一个能赢的主意。我像之前一样向前一步。他向边上一步。我从桌子底下拉出垃圾桶，放在我前面，然后也向边上一步。他向边上逃离的路线现在堵住了。他不得不向后一步。追击在继续，我很快让他的背抵住了文件柜。

"我输了！"他大笑道，"真好玩！"

我能赢是出于 3 个原因。首先，盖恩比的办公室是一个有限的空间，所以他只能去那么多的地方。其次，我在观察他的每一步并改变着我的策略，预测他下一步可能往哪走。但是因为我有先手优势，我总是能坐在驾驶座上，引导每一局。最终，我拿出了我的秘密武器：垃圾桶。

癌细胞可能在整个人类基因组里玩耍，用很多突变不断排列及打破排列，但是它们的选择并不是无限的。尽管可能有很多遗传路径可以让癌细胞适应加之于它们的压力和紧张感，但是它们往往汇聚于相似的结果。进化比我们想象的要机智很多，但是我们这边有科学带来的好处。通过研究数百乃至数千例癌症的进化反应，我们就能够摸清癌症的游戏手册。从这里起，我们可以开始尝试预测每个个体病人的癌症可能怎样对一种或另一种特定的疗法产生反应。

首先，我们需要测量每个人的癌症中都存在什么，详细了解不同的细胞类型，包括起到支持作用的免疫细胞，对分子栖息地有一个概念。然后我们需要了解它们怎样对不同的治疗方式做出反应，选择最有可能施加最大影响的治疗方式。我们需要观察发生的事情并从中学习，搞清楚有着相似基因档案的癌症是否往往会以同样的方式反弹，我们还需要理解怎样去预测它们的反弹方式。最终，我们应该能够想出一个又一个最好的备选治疗方式。或者我们可以发现盖恩比办公室的垃圾桶药理学上的对等物，阻断耐药性的路径。一旦我们可以做到这一点，那么我们就让我们自己坐在了进化的驾驶座上，让疾病朝着我们理想的结果发展。

癌症是一个复杂的进化系统，让我们所进行的博弈更像是象棋而不是简单的办公室追击游戏，但是如果我们可以学习规则，我们应该仍然能够想出怎样获胜。没有哪两种游戏是完全一样的，因为一旦游戏开始进行，就有大量可能的排兵布阵，但是规则总是相同的。象走田，马走日，将朝任何方向走。每次博弈，从选择开局一步到最终将军，都是独一无二的，正如每例癌症都是不同的，所以从来不可能一不留神出现同样的疗法组合。

幸运的是，我们有一种重要的策略性优势：智能。除了诸如袋獾面部肿瘤的传染性癌症，每个人类个体的癌症都无法将它们学到的进化策略传递给下一代。癌细胞和它宿主的身体一道死亡。但是我们可以从每一个病例中学习，了解情况是怎样出错的，为什么会出错，下次尝试些不一样的东西。一旦博弈开始，我们可能不得不调整我们的策略以适应任何意想不到的动向，但是如果我们对规则了解得十分透彻，我们就可以变成最高段的选手，能提前想 5 ～ 6

步。最终，因为每个个体的癌症都是一种一次性的事件，都是一个对于这场博弈还比较陌生的菜鸟，我们应该每次都能赢。

从失败中学习

就鲍勃·盖恩比来说，对于这些进化博弈所进行的更为恰当的理解，迫切需要变成药物研发和监管图景中不可分割的一部分，而不是将更多的"魔弹"带入市场，不去思考它们不可避免要失败时会发生什么。当杀虫剂公司想将新产品带入市场，它们同样需要送交耐药性管理方案，识别耐药机制以及避免耐药机制的方法以便让产品得到批准。所以，盖恩比问，为什么这部分测试和批准过程不能同样应用在癌症药物上呢？

问题在于，以这种方式理解和解决耐药性和肿瘤进化的问题意味着癌症研究者和医生需要承认一个事实：这对于晚期癌症的治疗不管用，而且不知道为什么。虽然没有人喜欢直面他们的失败，尤其是医生和药物公司的管理人员，但是当与其他生死攸关的高利害行业相比较时，在癌症治疗失败时一定要诚实面对发生的事情，否则是没有意义的。想想每次飞机坠毁后进行调查的次数吧：机群被迫停飞，黑匣子被抢救出来，进行破解以了解出了什么问题，安全措施被安排到位以确保不会再次发生悲剧。

当某人死于癌症时，有几件事可以帮助解释这种不情愿的态度——退避三舍，不去真正解释为什么出了问题。空难带来的后果是，悲痛欲绝的家属和震惊的政府会要求采取行动；与空难带来的后果不同，当癌症治疗失败时，大声疾呼要求调查发生什么看似不是很适当。尽管事实是，晚期癌症的治疗方法会花费很多却收效甚微，但是制药行业和监管机构应该把动力都汇聚起来，着力提出新解决方案，而不是试图解释为什么它们当前的手段似乎不能提供病人极为渴望的长期生存利好。

从医生的角度来看，他们可能害怕批评和指责——你做了错误的决定吗？你有可能做出不同的决定吗？这种害怕因为文化变得越来越苛刻而加剧，现在的文化会抓住医疗疏忽的每一个细节。这种文化因为医疗职业中的家长作风和傲慢情绪而变得平衡，医生总是强调他们尽了全力，治疗没有用不是任何人的错。然后就产生一种宿命感，尤其对于癌症来说，因为长期生存率仍然非常低。每个人都想"带来改变"，但是如果一种癌症只有 5% 的存活率，存活率翻倍后仍然意味着 90% 的病人会在几年内死去，很难相信什么事情会产生有意义的影响。如果我们想理解以后怎样更好地治疗人类，并在这方面取得进展，这些态度没有一种是特别有帮助的。

最后一个障碍考虑起来是最痛苦的。为了找出某人的癌细胞进化出对疗法耐药的原因和方式，并最终杀死它们，在疗程的最后科学家需要那些肿瘤的样本。挚爱的人因癌症而逝去会给那些留在世上的人带来很多感受——悲哀、失落、愤怒、沮丧，甚至是欣慰，因为不再有痛苦了。我们要处理很多实际的事情，还有情感方面悲伤的负荷，所以参与到研究项目中的欲望可能不是很强烈。就算很明显某人死于癌症，肿瘤通过尸检而采集还是很罕见的，但是如果我们要从头至尾地理解进化怎样工作，采集样本是极为重要的。

随着研究者逐渐更加愿意与病人及其家属进行艰难的沟通，情况慢慢发生了改变，投资机构也准备好为这种研究投入现金，而这些研究之前被看作病态而压抑的，很难被考虑。在伦敦大学学院，马里亚姆·贾马尔－汉贾尼博士（Mariam Jamal-Hanjani）正在进行一项独特的试验，被称为"晚期癌症环境的死后评估"（PEACE）——一个含混不清的名字，设计的目的是创造一个完美的首字母缩略语。这项试验在病人们死亡时收集来自病人的肿瘤样本，以便了解这种疾病进化过程的最后阶段。PEACE 诞生于 TRACERx 肺癌进化研究，马里亚姆博士也在帮助实施后者。参与到 TRACERx 中的病人对于在整个病程中定期贡献肿瘤样本这个观点已经非常习惯，所以越来越多的病人都在问马里亚姆一旦他们去世，他们如何继续帮助研究进行。

这项研究的目标是招募 500 位还活着的病人，无论是脑瘤病人还是任何类型肿瘤已经扩散至全身的病人。马里亚姆和她的病理学专家团队正在以固定的间隔收集血样以寻找癌细胞，并从中提取 DNA。他们还得到许可，在病人刚一死亡就采集肿瘤和健康组织样本。类似的"温暖尸检"项目同样在全美和其他国家的研究中心进行，这些研究中心数量很少，但是在逐渐增多。到目前为止，超过 150 位志愿者参与了 PEACE 项目，通常热情高涨。主要阻力来自紧张的临床治疗方向的同事们，他们认为这项研究太敏感，太具争议性，病人典型的反应是，"这是一件非常简单的事，马里亚姆——我们死后，你可以放心取用我们的组织。"

　　该谈谈肿瘤学领域的问题了，更广泛意义上是社会的问题：我们要面对事实，除非我们可以有勇气理解我们为什么失败，否则我们永远也不能获得我们如此渴求的知识以在未来赢得对抗癌症的进化博弈。

第 11 章

游戏结束

现在是 2018 年 4 月一个寒冷的早晨上午 9 点，我准备帮助给我的朋友塔姆辛施以治疗。我们在伦敦大学学院校医院麦克米伦癌症中心做了登记，接受了几个化验，然后等待着，直到化疗椅空闲了。几个小时的时间里，我试图分散她的注意力，装作没有在观察输液管中从宽宽的塑料袋滑进她胸部输液港[1]的化学物质。药物对光很敏感，所以输液袋覆盖上了亮橘黄色的套子。这与我在假日远足中携带的急救袋颜色完全一样。在很多方面看来，这就是以慢动作发生的紧急事件。

就在 2017 年圣诞节后，塔姆辛被诊断出肠道癌，大概在我开始写作这本书的时候。在外科手术和几轮化疗之后，她的样子还好，尽管坏细胞已经准备扩散至她的全身了。她是一位优秀的气候科学家，专攻计算机模型的运行，来预测未来地球可能发生的事情，所以她知道她自己从内而外的各种潜质。根据她的计算，她年

---

1 译者注：输液港是为了减轻药物对患者血管刺激而置入体内的专业输液装置。

轻、健康的优势意味着她癌症的危险程度大概和在珠穆朗玛峰进行常规的登山活动一样，每过一年，她的存活概率就在增加。这种安慰不起任何作用，因为你住在城市里，只喜欢鸡尾酒而不是钉鞋。但是这就是她被发配去的艰辛路程。

坚持了一年，她很疲惫，但是变得更强大，我们都充满希望，认为这只是一个低谷，很快会成为遥远的记忆。但我跟诸如鲍勃·盖恩比和其他一些研究癌症进化特性人聊得越多，同样的问题在我脑海中就会出现得更频繁：我们在做一件正确的事情吗？大概，答案是肯定的，今天的肿瘤学家正在使用工具，他们将基于他们可得到的临床试验数据，以最正确的方式利用这些工具。

科学家和医生们在过去一个世纪所付出的集体努力将我们带到一种新水平：英国所有诊断出癌症的病人中，一半将存活至少 10 年。但是我开始相信，就我们怎样考虑癌症的起源、预防和治疗，如果我们要将半空的玻璃杯填满至杯沿，我们的思考方式需要彻底转变，从小型扩张主义克隆体最早的进化，到恶性的达尔文式怪物。

预防一定是我们的首要措施，而不是耗尽我们的资金积累。下一步就是早期诊断，目的是发现麻烦的克隆体，但是此时外科手术和最小治疗方案还可以治愈。这必须与化验方式的研发携手进行，从而将消极细胞和恶性细胞区分开来——只是找出每一处肿块和肿起而不去了解它们是否危险，是无用的策略。最后，对于滑出了健康之网的晚期癌症，我们需要更多有效的长期治疗方法。

我参加各种科学会议，整场整场地听完一个又一个讲座，一次又一次观看研究者陈述同样的内容：我们尝试了大剂量的这种药物，癌症复发了；我们尝试了大剂量的那种药物，癌症复发了；我们尝试了大剂量的新型疗法然后……癌症复发了。他们图表上每个向下的箭头都代表着逝去的人类生命，跟踪着我们抗击耐药性遭遇的失败。

对于我来说很费解的是，有很多肿瘤学领域的人没有注意到同时发生在更为广阔的生态学和进化学世界的事情。也许待在原始实验室里穿着白大褂的科学家某种程度上有些势利，认为生态学家喜欢让靴子沾满泥浆，从他们那里学不到什么。但是他们的经验告诉我们，长期控制晚期癌症的秘密不仅仅在于对耐药性的估计，还在于积极地规划并管理耐药性。

人类是一种非常乐观的物种。我们想要相信，我们在尽己所能，施加影响，做总比不做好。但是化疗和靶向治疗对于高度侵略性、快速进化中的癌症来说，施加了剧烈的选择压力，可能让它们变得更糟。除非我们可以了解更多有效的方式来驯服已经在身体内扩散得很远很广的最危险的自私怪物，否则我们也许必须要接受——最好的治疗可能就是没有治疗。

越来越多的证据显示，对于时日不多的病人，相比于追求最后一击的"治愈式"治疗方式，如化疗或昂贵的靶向疗法，选择缓和的治疗方式使症状减轻，疼痛缓解，事实上可以让生存时间拉长，也可以让生活质量更高。一份 2013 年的研究尤其证明了这一点。该研究由马萨诸塞州波士顿地区丹那－法博癌症研究所（Dana-Farber Cancer Institute）的研究员作出，显示出大多数晚期癌症患者不理解密集的治疗不可能治愈癌症。无论治疗来自哪里——医生、制药工业、媒体、互联网，奇迹般治愈这种诱惑性的希望正在误导处于人生最脆弱阶段的人们。

这不是悲观，而是现实。

精准肿瘤学和最大耐受剂量的范式没能延长晚期癌症的长期进展生存期，而我们却急切地需要延长它。癌症的体细胞突变理论开始解体，因为我们明确了甚至是健康的组织到中年都是充满突变的一团乱麻。癌症镶嵌在进化的思维定式中，我们是时候想出一种新的方式来解释癌症了，应该把癌症看作一个复杂的进化系统，产生于身体内环境的改变。我们不应聚焦于突变和分子靶向的清单，而应该从模仿其他复杂自然系统如气候等的工作中获得灵感。我们必须接受，我们不能继续用魔弹来治疗癌症，就像我们不能用霰弹猎枪来阻止飓风一样。

天气的改变

2016 年夏天，英国剑桥郡乡村的广袤空间深处，一个时尚的会议中心里，一群研究者坐在一起开会。从桑格研究所能看到这个会议中心，会议中心里有巨大的 DNA 测序机器库，不知疲倦地工作，繁忙地读取着数千肿瘤样本的基因组，这些样本采集自全世界的病人。科学家开始整理出这种新方法的工作原理，来考虑和谈论癌症。这最终形成了一份内容丰富的报告，发布于 2017 年，总结出进化与生态的原理应该如何被应用到更好地治疗癌症上。

他们的观点是将癌症进行分类，不仅是根据特定突变的存在，或是它们在体内启动的位置，而且是根据他们称之为生态环境指数的指标——这个指标衡量癌细胞的进化速度以及它们所生长的内部栖息地的繁茂程度。环境指数将肿瘤内部异质性的程度考虑在内——肿瘤的基因拼凑物只是几块大而宽的长条，还是一片由独一无二的克隆体组成的零七碎八的一团乱麻。环境指数还要反映肿瘤随时间变化的速度。这是一个缓慢扩张的状态系统，还是一场快速变化的群架？达尔文的进化论有没有缓慢而稳定地发挥作用？是受到稳定的突变率加持，还是受到破碎染色体和自私怪物组成的混乱爆炸效果的影响？

这些问题可以由细致的 DNA 测序技术以及其他涉及肿瘤内三维细胞组织的化验来解答，必须定期进行复查以了解情况怎样变化。有一天甚至可能基于存在于肿瘤中的突变和样式的种类，从一个最初的样本就能预测肿瘤的进化能力。生态学更难衡量，但是肿瘤无疑是生态平衡至关重要的一部分。肿瘤细胞在贫瘠的景观中可以生长吗？这些栖息地营养物质含量很低，到处是暴虐的免疫捕食者在巡逻，肿瘤细胞与健康细胞相互角力，僵持不下。或者肿瘤细胞会着床在一种富集的、有毒的沼泽中，只有最怪的能生存下来？

总而言之，依据生态环境可以把癌症分成 16 种类型，基于所有可能的组合：高异质性或低异质性，快突变速率或慢突变速率，富集资源或贫瘠资源，以及就免疫细胞捕食者和其他威胁来说危险环境或安全环境。一些组合可能不会出现在真实生命中，但是每种组合的结果都是一种有用的工具，用来理解各种既定的癌症可能如何基于这些衡量标准而表现出它们的性质。

在各方面得分最低的肿瘤就像是沙漠，几乎没有资源，几乎不具备多样性。结果是，生命无法繁荣和进化。在量表另一端的癌症好像资源富集的雨林，布满了多样的快速变化的细胞群落。新兴克隆体不断地出现，但是免疫细胞在它们一出现时就会将它们扼杀于表面。在中间部位，因为有着丰富的多样性和资源，同时被捕食概率和进化能力很低，所以这里癌细胞就像是一个被精心照顾的花园，支持着各种各样营养富足的群落，将它们保护起来远离捕食者，在很长时间里几乎不改变。生态环境指数最大的用处是，还能指向 16 种类型癌症中每一种的最佳治疗方式。多样性极低、进化能力低、所有细胞中都存在可靶向驱动突变的癌症，可能只需要一到两种靶向治疗来完全驱除癌症。其他的癌症，通过小心地以正确的顺序应用正确的选择压力，也许会被驱赶至灭绝，或很容易成为免疫疗法的猎物。快速进化的肿瘤如果具备很强的基因多样性，就可能会成为适应性疗法最佳的候选对象，目标是达到长期控制，而不是只是一开始的治愈。其他肿瘤可能得益于"生态疗法"，抽干有毒的沼泽，提升微环境水平，从而使微环境对癌细胞来说不那么适宜。

把这件事情做好不是容易的事，如果我们想对单体癌症的发展做出准确预测，我们就需要很多数据。这些数据还需要是正确的，能够捕捉时间和空间的维度，需要以某种方式收集起来，从而可以保存关于肿瘤内三维组织的信息，还需要在常规的时间点上被采集起来。不仅是易得的基因数据，而且是关于表现型、免疫细胞、微环境状态和身体其余部分的全息信息，可以被丢进那种精密的算法和模型中，这些算法和模型原本用来理解和预测其他复杂系统——比如气候——的结果。

令人尴尬的是，很长一段时间以来，我都认为数学建模基本上只是在制作新奇的生物过程卡通片。事实上，数学建模涉及基于对真实生命中细胞和癌症的测量做一系列输入——如肿瘤中细胞的数量，它们繁殖的速度，它们死亡的频率，以及它们周围营养物质的水平，然后把这些输入信息放入一个等式中，这个等式说明了你怎么考虑它们的发展。这个公式可以对既定时间段内发生的事情进行预测，无论基于什么起始状态和你选择设定的其他参数。然后你问：这个模型的预测与我们现实中观察到的能匹配上吗？

如果匹配不上，那么你需要让你的模型更精密，直到它开始应验现实的结果。也许你需要把一个事实考虑在内：细胞可能边四处移动边繁殖，否则肿瘤中部的氧气水平就会比边缘低得多。如果预测是正确的，那么很棒，你已经有效地构建了一个计算机版本的真实生命，可以开始用它来做"实验"，你可以改变你起始时的细胞数量，调节营养物质水平或提高细胞死亡率来模仿杀死癌细胞的药物作用下驱逐出恶性细胞的效果，然后观察发生的事情。如果你的虚拟肿瘤生长慢下来或完全停止，这意味着你可能得到了一个有用的方法，可以在临床试验中进行测试。

通过输入来自单个病人的数据将这种模型个人化可能是一个强有力的武器，来预测一种最佳方法，以对进化来说适当的方式来治疗他们的癌症，或至少在一个更加理性的位置上开始。除了运行无休止的电脑模拟程序以最佳的方式打击特定肿瘤，我们还有一个机会驯服和利用那些游戏迷的才智，他们花了很多时间在电脑游戏上，通过打倒游戏中的敌人取乐。类似于其他众包科学项目，将实验室数据转变为计算机游戏寻找癌细胞中的 DNA 改变，或寻猎新的杰出人才，让聪明人想出武器和咒语的策略组合以打击阴暗的敌人，可能可以产生很多聪明的想法。我喜欢这个想法：青少年游戏迷们坐在他们曼彻斯特市的卧室里，为佛罗里达州一个领取养老金的人想出一项治疗计划。

美妙的比喻，计算机游戏和对常识的陈述都非常好，但是这种涉及进化的疗法确实需要起作用，而且它仍然需要通过提高长期生存率证明自己的价值。鲍勃·盖恩比的前列腺癌试验是一个充满希望的开端，但是针对一个肿瘤类型的一个试验是不够的。还有更多试验在进行，但是它们会花费时间和金钱。正如有的气候怀疑论者，不理会复杂模型和模拟信号的输出，事实上这是包括我的朋友塔姆辛在内的研究者，终其事业生涯要解决的问题。还有一些人怀疑她们关于生态环境的观点不会对接受治疗的人产生很大影响。然后就有了制药工业从业者的声音，他们宁可让又一批亿万美元级别的激酶抑制剂通过，也不愿意想出一个计划来与他们已经生产的药物的耐药性做斗争。

部分程度上，这是基因中心研究 50 年来的影响，这些研究往往把身体当作机器，把我们细胞内部的基因和分子当作类似于电子线路或计算机编码的成分。这种联系被当作 20 世纪 60 年代分子生物学的革命，与消费电子学和计算学的兴起同时发生，非常难以摆脱。生态学家和进化生物学家不被理会，因为他们的工作被认为与身体的内部机制无关，而细胞生物学家和物理学家在体细胞突变理论和接下来的基因淘金热中也没有得到好处。

正如以色列生化学家艾萨克·贝伦布鲁姆（Isaac Berenblum）早在1974年写下的那样：

> 我们发现我们自己当前处于分子生物学时期，我们可能受到基因编码的过度影响，认为基因编码是生物学的主导原则。也许，从现在起10年或20年后，主导原则可能切换到另一个层面，相应地影响我们对于肿瘤起因的猜想。

40多年过去了，看起来情况最终开始有所转变。

写这样一本书，我一定要引用一下遗传学家费奥多西·多布然斯基（Theodosius Dobzhansky）的著名言论："生物学中没有什么是有意义的，除非以进化为目的。"多布然斯基在1972年的美国生物学教师国家协会的大会上做演讲时首次提出这句话，他在开始演讲时指出，1966年，谢赫·阿卜杜拉·阿勒·阿齐兹·宾·巴德（Sheik Abd al Aziz bin Bad）向沙特阿拉伯国王写信，请求他镇压席卷国土的可怕异端——地球应该绕着太阳转而不是反其道而行之。哥白尼早在16世纪就让这一点确定下来，所以多布然斯基怀疑谢赫可能只是不了解来自多位天文学家和物理学家的证据，证据显示，事实上，*eppur si muove*（地球仍然在转啊）。多布然斯基总结道:"甚至更有可能的是,他如此绝望地持有偏见,认为他对所有证据都没有印象。无论如何,试图让他相信纯粹是浪费时间。"

同样,癌症中没有什么是有意义的,除非是以进化为目的。不能承认生命中这个简单但麻烦的事实,就是晚期转移性癌症存活率在这些年来已经几乎不能改变的原因。除非我们真正开始抓住这种疾病潜在的进化学特性,否则我不认为我们能走的更远。这个过程在整个地球生命史的过程中总是在起作用:如果我们忽视不断增多的显示出进化同样在我们身体内的细胞层面上发挥功能的证据,这就很快会变得和异端别无二致。

有很多未解答的问题和很多工作仍然需要做,但是正如多布然斯基指出的那样:

> 进化作为地球历史上一个总是在继续的过程,只有那些不了解证据或对证据有抵触情绪的人才会怀疑,他们或是有情感障碍,或是单纯地偏执……他们想象每一件事情都完全为人所知,科学已经没有什么可以发现的了:真的是噩梦!

追寻治愈方案

肿瘤学家们中流传着一则未经证实的故事,是关于一个医生和刚刚结束治疗的两位患了乳腺癌的妇女。其中一位复诊时问:"我治好了吗？"他告诉她，"这很难回答，我们不能说你治好了，乳腺癌可能在 5 年、10 年、20 年后复发。"她开始哭泣着说："您什么意思？我接受了所有的治疗，我失去了乳房，我丢了工作，我没了朋友，现在，您告诉我我连治都没治好？"

那天晚些时候，另一位妇女走进来，问了同样的问题："我治好了吗？"又一次，她开始哭泣着说："您什么意思？我失去了乳房，我一直在经历化疗，我丢了工作，我没了丈夫。我永远也不能跟原来一样了。您怎么能说我治好了？"

最后一个变化发生于朝着用更为进化的手段治疗癌症的方向这个变化，是心理学意义上的。任何从癌症中活过来的人都知道，癌症永不会离开你。你永远地被改变了。在确诊带来的震惊消退后很多年，对于故态复萌的恐惧都总是存在。一些人的恐惧像是动物挂在他们的肩头，要学会共存，承担它们的重量。其他人则将这件事深深埋在心里，偶尔在辗转反侧的深夜才将其释放出来。

如果适应性疗法或是类似的长期控制策略开始变成关于晚期癌症的老生常谈，那么我们与身体内部生长的肿瘤的关系就不得不随之改变了。鲍勃·盖恩比的试验中，病人不得不学会与这样的观点共存：他们的疾病总在那里，在某些情况下故意被允许生长回来。我们使用的语言将需要发生一些变化，将这些治疗方式看作更像是照顾花园，让一切尽可能地正常——给花坛除草以及修剪树篱，而不是将它全部烧掉，然后祈祷在这片烧焦的土地上再也没有什么会长回来。

如果我们通过更为微妙的方式理解突变和微环境间的相互作

用，这种心理变化也包括癌症预防方面。我们往往想要将指责加于特定成因（尤其是这些成因难以避免时），并广泛宣传"健康生活方式"的重要性，或者只是简简单单地耸耸肩，然后交给命运来裁决。肿瘤内的癌细胞和突变只占到图景的一半。对肿瘤内突变线索进行解码，带给我们预防癌症的真正选项，即接受 DNA 损伤制剂的最小剂量治疗（我们强烈谴责那些故意控制不住已知致癌物的医药组织）。但是让我们自己的细胞加之于它们自身的损伤停止是不可能的，这都拜生命的基础生化过程所赐。

健康细胞和它们的栖息地是同等重要的组成部分，也许我们可以更多地聚焦于维持组织健康和控制长期慢性炎症的更广阔的图景，让我们细胞的社群保持正常秩序，而不是一口气说出一系列需要避免的事情。我们需要庆贺我们身体具有难以置信的能力，因为这种能力能尽可能久地压制骗子细胞，而且不会因为有一个漏网之鱼而惩罚我们自己。随着早期诊断和治疗的进步，也许我们甚至可以不把癌症看作命运的愤怒之手，而看作正常老化的一部分——一个很多人都要经历的人生阶段：第一次例假来潮，第一根白头发，第一缕皱纹，第一次克隆体扩张。

向一个生物学概念宣战并不是政客所持有的最令人哑口无言的观点，尼克松 1971 年在"同癌症宣战"活动的开幕词中，就哄骗我们相信我们有什么可以赢的地方，却没能预料到后果。相反，这场活动变成了棘手的一团乱麻，受害者不断累积，越来越多的钱浪费在肿瘤基因 – 制药工业综合体上。30 年后，安德鲁·冯·埃申巴赫，时任美国国家癌症研究所（NCI）的负责人，于 2003 年宣布这个机构的目标将是到 2015 年"消除癌症带来的痛苦和死亡"。然而，尽管 NCI 付出了努力（与全世界数千个其他机构一道），在我们进入 21 世纪 20 年代的时候，人们仍然在遭受着痛苦并死去。

我花了超过 10 年的人生为癌症研究慈善机构工作，我们需要雄心勃勃的标语和具有驱动力的宏大想法，这一点我很赞同。但是不断的过分许诺和兑现不足对于公众的失望和幻灭来说，是一种应对措施，创造出一种环境，其中阴谋和骗术横行。在这之上加之一项硬性的截止期限是完全不可思议的思维方式。然而，当任何人确实敢于指出，情况可能比我们最初想的更加复杂，我们接受真相时就会变得犹犹豫豫。

当 2014 年梅尔·格里夫斯在癌症研究所（ICR）打造起进化与癌症中心的时候，他开了一场新闻发布会，解释为什么自然选择的现实情况意味着我们可能因为不可避免的耐药性的出现，而永远无法治愈晚期癌症。他描绘了另外一片视野，通过理解和掌握进化之力，现有致命的转移性肿瘤可以转变成长期的慢性肿瘤，生存期以年来衡量，而不是月。

第二天，《泰晤士报》上一篇自命不凡的社论抨击了格里夫斯，说他缺乏雄心和灵感，文章写道：

> 拿英国癌症研究中心来说，该慈善机构的标语是"我们一起攻克癌症"。如果它的标语正如格里夫斯教授可能表述的，是"我们一起拖延癌症"，这个标语会不会筹集到足够的资金来资助超过 200 种不同类型的癌症研究？几

乎可以肯定的是，不会。

　　但是这个新标语应该是什么呢？鉴于多细胞性和进化的现实情况，我们对付癌症的目标应该是什么？在写作本书的整个过程中，我跟超过 50 位有思想的研究者进行了交流，阅读了数不尽的图书和论文。我开始意识到，描述这个目标的最佳方式得用彼得·坎贝尔的话，他是桑格研究所的世界顶级癌症遗传学家之一，他告诉我："什么是决战？我想决战就是你活得足够长，却还是会死于衰老或除了癌症的其他疾病。"

　　真实人生不是神话史诗或是童话故事。每个人最终都会死。只有神明是不朽的，但那是因为他们不存在。我们的目标对每个人来说应该都是尽可能久地在地球上健康地过完一生。这必须是我们进行研究的全部意义所在：防止每一个人、任何一个人在他们死亡之前向癌症屈服，无论他们年龄有多大。如果越来越多的人会在确诊后生活数 10 年，我们需要做更多事，来减弱治疗的副作用，保证病人的身体和心理健康。

　　尽管人类的死亡率是百分之百，生命却在不断前进。细胞将继续增殖，维持生物链可以一直追溯到生物共同祖先而不断。癌症是生命的代价。我们不可以再向癌症宣战，就像我们不可以向多细胞性或进化宣战一样。没有危险的基因驱动一个细胞变成很多个，我们就永远不会从一个细胞长成子宫里一个胎儿，永远不能修复和替换我们老化的身体部位。如果没有多细胞性，我们还是单个的小细胞，在原始热汤中茫然地四处游荡。但是促成多细胞性起作用的规律形成了表现良好的社群，但是反叛的、行骗的细胞会不可避免地出现。

如果没有进化，我们和地球上其余极具多样性的有机体根本就不会存在。癌症取得了自然中最具创造性的力量，并用它来造成最可怕的破坏。然而，癌症不会为将来打算，每个肿瘤都是我们可以从中学习的新的进化实验，将关于进化的知识转变成我们的优势。

关于癌症，我们需要讲一个新的故事——我们不需要离经叛道，讲一些格格不入的东西，我们要讲的，是多细胞生命内在的特性。我们需要从身体内景观的进化学和生态学角度理解癌症。如果可能的话，我们必须根除癌症：将癌症转变为一种进化死胡同，每个细胞都用尽了所有可能的进化路径，灭绝是唯一的选择。如果那不可能，另一个选项就是在循环中保持追踪肿瘤——观察、等待、治疗、观察、等待、治疗……一种可能会持续几十年的情况。尽管这可能不是我们认为我们在寻找的癌症治愈方式，但这看起来已经非常接近了。

致谢

首先我想谢谢我的出版搭档，艾肯特·亚历山大文学经纪事务所的克里斯·韦尔洛夫，他一直支持我写作旅程的每一步，从最初的提议到终稿。我想对每一位编辑过这本书文档的人说声谢谢，你们在这过程中让这本书变得更好（确实不像原来那么激进）：魏登菲尔德和尼科尔森出版公司的珍妮·罗德、弗兰克·斯温、马蒂·普莱斯和克莱尔·迪恩。

我对我癌症研究中心所有的前同事表示感谢——无论是出版及科学通信团队还是整个组织，谢谢你们在十多年里提供了灵感、机会和友谊。特别的感谢送给亨利·斯考克罗夫特和勇埃德，我们早些时候在癌症研究中心共同策划"最新科学博客"，他们做了很多，帮助我修炼我的写作技巧和知识水平。

我对所有的研究者表示感谢，他们放弃了谈论他们工作的时间，给我指出了正确的方向。虽然这本书的版面不够展示他们所有的言语和故事，但是他们全都以某种方式帮助塑造了我的思维模式。

亚历克斯·卡根、艾米·博迪、安德里亚·索托里瓦、安迪·福塔尔、安娜·巴克、安娜·特里戈斯、阿塞纳·阿克提斯、比塔·乌伊瓦里、比桑·艾尔－拉齐卡尼、鲍勃·盖恩比、鲍勃·温伯格、卡罗·梅利、凯西·柯克帕特里克、查尔斯·斯万顿、克里斯滕·托马塞提、丹尼尔·杜罗彻、戴维·亚当斯、戴维·巴桑塔、戴维·古德、伊丽莎白·默奇森、弗兰·巴尔克威尔、弗雷德里克·托马斯、杰拉德·埃文、格雷戈里·哈南、汉斯·克莱夫斯、海莉·弗朗西斯、伊纳基·鲁伊斯·特里洛、伊尼戈·马丁科纳、乔尔·布朗、肯内特·皮恩塔、金·布斯西、克里斯汀·斯旺森、曼努埃尔·罗德里格斯、马克·托利斯、马里亚姆·贾马尔－汗尼、梅尔·格里夫斯、迈克·斯特拉顿、尼基·麦格拉纳汉、奥利维亚·罗桑斯、保罗·戴维斯和保利娜·戴维斯一家、彼得·坎贝尔、菲尔·琼斯、理查德·霍尔斯顿、理查德·佩托、罗德里格·哈梅德、罗恩·德·平霍、李荣、鲁本·范·博克斯特尔、萨姆·贝哈蒂、桑迪·安德森、塞雷纳·尼克－扎纳尔、史蒂夫·艾尔里奇、史蒂夫·杰克逊、特雷弗·格雷厄姆、维基·福斯特、沃尔特·博德莫尔和袁茵茵。

非常感谢我访问的所有实验室和研究所的支持人员，感谢他们在安排会议、带来咖啡时的效率和善意，特别是萨顿癌症研究所和剑桥韦尔科姆桑格研究所的科学传播团队。感谢托尼·加西亚帮我安排了去美国和加拿大的研究之旅，感谢西里尔＆安吉拉·阿恩尼和露西＆丹·杜罗彻在我拜访时的盛情款待。

我很荣幸能够与大家分享乔希·巴恩特、克里斯皮安·加戈、塔姆辛·爱德华兹和德西蕾的个人经历。谢谢你们信任我，分享你们的故事。

非常感谢我的科学传播公司"第一创造媒体"背后的团队，他们在我陷入书中不能自拔的时候一直在提供灵感，尤其是我们的首席运营官也是组织奇才萨拉·哈泽尔。

感谢我的家人和朋友，无论是在现实生活中还是在网上，他们都是我的啦啦队：妈妈、爸爸、露西、丹、克洛伊、海伦、罗布和马蒂；冒险俱乐部（马丁、珍、莉兹、詹姆斯、克里斯）；黑粉俱乐部（萨菲亚、莎拉、艾因、艾玛和内尔）；"蓝调"咖啡馆；我在推特上的朋友和追随者。

最后，如果没有我的搭档马丁·罗宾斯坚定不移的爱护和支持，这本书是不会出版的，他时而向我送来表示同情的苏格兰威士忌，时而亲切地踢踢我的屁股。谢谢罗宾斯。

术语表

细胞凋亡：受控的细胞死亡（有时称为"细胞自杀"或程序性细胞死亡），用于清除受损、陈旧或不想要的细胞。细胞凋亡是一种强有力的抗癌保护形式，肿瘤往往会进化出战胜它的方式。

碱基/碱基对：构成 DNA 和 RNA 的化学构件。有 4 个碱基（"字母"），分别是 A（腺嘌呤）、C（胞嘧啶）、G（鸟嘌呤）和 T（胸腺嘧啶）。A 总是与 T 成对，C 总是与 G 成对，形成了 DNA 的梯状结构。

染色体：一长串 DNA。

染色体碎裂：字面意思是"染色体破碎"。细胞核内脱氧核糖核酸的大规模重排，其中许多脱氧核糖核酸片段被分解并以随机的新构型粘在一起。

克隆体：起源于一个创始细胞的一组细胞。

DNA（脱氧核糖核酸）：一种长的梯状分子，呈扭曲的梯状（双螺旋）。外面的支柱是一串糖分子，而梯级是由成对的被称为碱基的化学物质制成的。这些碱基的特定顺序携带着细胞用来制造所有生命分子的遗传指令。

驱动突变：癌基因的一种改变，可促进癌细胞的增殖或赋予另一种竞争优势。

表观遗传：影响基因活性的因素，不是直接由 DNA 本身编码的。

细胞外基质：在身体组织内帮助细胞结合在一起的分子"胶"。

成纤维细胞：构成身体结缔组织的细胞。成纤维细胞通常被用于癌症研究，因为它们在实验室中生长良好。

基因：携带细胞产生特定蛋白质或核糖核酸所需信息的一段脱氧核糖核酸。

基因组：构建有机体所需的一整套遗传指令（DNA）。

基因型：个体细胞、肿瘤或生物体的遗传组成。

种系 / 生殖细胞：胚胎中最终会产生卵子或精子的特殊细胞。

组蛋白：将 DNA 包裹在细胞核中的球状蛋白质。

激酶：一种将化学"标签"（称为磷酸基团）连接到另一种蛋白质上的蛋白质。许多激酶参与细胞内和细胞间信号的传递，告诉它们开始或停止增殖。

有丝分裂：一个细胞分裂成两个细胞的分裂过程。在正常情况下，每个新细胞与原始细胞具有相同数量的 DNA 和相同数量的染色体。癌细胞通常有错误的有丝分裂，这可能导致染色体丢失或获得新的后代。

突变：DNA 序列的改变或变化。突变可以发生在基因内或非编码 DNA 中，可以是任何从单个碱基（"字母"）变化到大规模结构重排的变化。

自然选择：首先由查尔斯·达尔文提出，自然选择是这样一个过程，在这个过程中，具有使其更好地适应环境的特征的生物体或细胞更有可能存活下来，并将有益的基因传递给后代。

负向选择：有害性状从群体中消失的进化过程，也称纯化选择。

中性选择：认为细胞、生物体或群体中的大多数遗传变化既不是有益的也不是有害的，因此不受正向选择或负向选择的影响的观点。

非编码DNA：一段不带有制造蛋白质指令的DNA。它可能什么也不做，或者它可能被用作模板来制造非编码RNA。

细胞核：细胞内容纳所有DNA的结构。它可以被认为是细胞的"控制中心"。

肿瘤基因：编码驱动细胞增殖的蛋白质的基因。正常情况下，癌基因仅在需要时维持新细胞的增殖。过度活跃的癌基因驱动细胞过度生长，可能导致癌症。

表现型：细胞、肿瘤或生物体的外观和行为。

积极选择：有益特征在群体中传播的进化过程。

蛋白质：由一长串被称为氨基酸的小构件组成的分子。蛋白质实际上完成了细胞中的所有工作，从创造和维持结构到发生维持我们生存的化学反应。

RNA（核糖核酸）：一种与DNA"阶梯"的一半相似的分子，在读取基因时产生。

测序：读取任意长度DNA中字母（碱基）的顺序。

体细胞：除生殖细胞外的身体所有细胞或部分。

基质：器官内与主要功能无直接联系的结缔组织、血管、免疫细胞和细胞外基质的支持性集合。

端粒：保护染色体末端的分子"帽"。

肿瘤抑制基因：一种编码了抑制癌症发展的蛋白质的基因，例如通过减缓细胞增殖、检测或修复遗传损伤，或导致缺陷细胞死亡。一个或多个肿瘤抑制基因功能的丧失是癌症发展的关键一步。

延伸阅读

在我的第一本书《海明威的猫：基因是如何运作的》（*Herding Hemingway's Cats: Understanding how our genes work*，Bloomsbury Sigma，London，2016）中，有很多关于基因和基因组的有用背景。

辛达塔·穆克吉（Siddartha Mukherjee）的获奖著作《众病之王：癌症传》（*The Emperor of all Maladies: A biography of cancer*，Scribner，New York，2010）于 10 年前首次出版，该书是癌症研究和治疗历史的简略概述，但未提及基因组学的最新进展。更新版本于 2020 年发布。

乔治·约翰逊（George Johnson）在他的书《癌症编年史：解开医学最深的谜团》（*The Cancer Chronicles: Unlocking Medicine's Deepest Mystery*，Penguin Random House，New york，2013）中，用迷人的科学故事将他妻子的癌症经历编织在一起。

1951 年，一名年轻的非裔美国妇女死于宫颈癌。今天，她的细胞在世界各地的实验室里生长。丽贝卡·思科鲁特（Rebecca Skloot）在《永生的海拉》（*The Immortal Life of Henrietta Lacks*，

Crown Publishing Group，New York，2010）中讲述了关于癌症研究史上最重要人物之一的神话和误解。

杰西卡·瓦普纳（Jessica Wapner）的《费城染色体：突变基因和在基因水平上治愈癌症的探索》（*The Philadelphia Chromosome: A Mutant Gene and the Quest to Cure Cancer at the Genetic Level*，The Experiment，New York，2013）探索了发现格列卫背后的故事。格列卫可以说是迄今为止发明的最成功的抗癌药物，奠定了靶向治疗的范式。

尽管严格来说其与癌症无关，但乔纳森·洛索斯（Johnathan Losos）的《不可思议的生命：进化的命运、时机和未来》（*Improbable Destinies: Fate, Chance, and the Future of Evolution*，Penguin Random House，New York，2017）从广义上审视了趋同进化塑造地球生命的方式。

很可能是第一本从进化角度看待癌症的书，梅尔文·格里夫斯（Melvyn Greaves）的《癌症：进化的遗产》（*Cancer: the evolutionary legacy*，Oxford University Press，Oxford，2000）有点过时，但仍然包含大量的洞见，而詹姆斯·德格雷戈里（James DeGregori）的《适应性肿瘤发生理论》（*Adaptive Oncogenesis*，Harvard University Press，2018）是当前关于癌症进化思考的最新概述。

《癌症研究前沿：进化基础，革命方向》（*Frontiers in Cancer Research: Evolutionary Foundations, Revolutionary Directions*，Springer-Verlag，New York，2016）是由卡罗·梅利和梅尔·格里夫斯编辑的科学论文汇编，收录了许多关于癌症发展和治疗的新思想。

《癌症的生态学和进化》(*Ecology and Evolution of Cancer*, Academic Press, Cambridge, Mass, 2017), 由贝塔·乌杰瓦里 (Beata Ujvari)、本杰明·罗奇 (Benjamin Roche) 和弗雷德里克·托马斯 (Frédéric Thomas) 编辑, 深入探讨了肿瘤进化的世界, 还包含了迄今为止已知受癌症影响的所有物种的列表, 令人印象深刻。弗雷德里克·托马斯还以法文撰写了《癌症的可怕秘密》(*L'abominable secret du cancer*, Humen Sciences, Paris, 2019), 面向公众对癌症演变进行概述。

随着科学家不断寻找基于组织的、更完整的肿瘤发育和生长模型, 卡洛斯·索南谢恩 (Carlos Sonnenschein) 和安娜·索托 (Ana Soto) 在《细胞社会: 细胞增殖的癌症控制》(*The Society of Cells: Cancer Control of Cell Proliferation*, Taylor & Francis Abingdon, 1999) 中提出的观点尽管在当时存在争议, 但与科学界的研究越来越相关。

如果你是播客迷, 我推荐维奈·普拉萨德 (Vinay Prasad) 的播客 "全体会议" (Plenary Session), 在播客中, 他经常破口大骂糟糕的健康政策、过度炒作的癌症治疗, 以及设计糟糕的临床试验。在推特 (@Plenary_Session) 或任何你能收到播客的地方都可以找到他。

我还推荐 "基因解压" (Genetics Unzipped), 这是 "基因学会" (The Genetics Society) 每两周一次的播客, 讲述了基因、基因组和 DNA 世界 (包括癌症) 的现代和历史故事。可以在网站 "GeneticsUnzipped.com" 上找到它, 也可以在你最喜欢的播客应用上搜索它。

参考文献

引言

Third Annual Report of the Imperial Cancer Research Fund (1905), p8

Bailar, J.C. and Smith, E.M. (1986) Progress against cancer? *New England Journal of Medicine* 314:1226-32 doi:10.1056/NEJM198605083141905

Dietrich, M. (2003) Richard Goldschmidt: hopeful monsters and other 'heresies', *Nat Rev Genet* 4: 68–74 doi:10.1038/nrg979

Forster, V. (2019) An Israeli Company Claims That They Will Have A Cure For Cancer In A Year. Don't Believe Them, *Forbes* (published online 30 January 2019) bit.ly/2ufqPJs

Power, D'A. (1904) Notes on an Ineffectual Treatment of Cancer: Being a Record of Three Cases Injected with Dr. Otto Schmidt's Serum, *Br Med J.* 1: 299–302 doi:10.1136/bmj.1.2249.299

第一章

Weiss, M., Sousa, F., Mrnjavac, N. et al. (2016) The physiology and habitat of the last universal common ancestor. *Nat Microbiol* 1: 16116 doi:10.1038/nmicrobiol.2016.116

Galen, *On the Method of Healing to Glaucon*, 2.12, 11.140-41K

David, A. and Zimmerman, M. (2010) Cancer: an old disease, a new disease or something in between? *Nat Rev Cancer* 10: 728–733 doi:10.1038/nrc2914

Scientists suggest that cancer is man-made (2019), *Manchester University website* (published online 14 October 2019) bit.ly/2sziYpK

Hunt, K., Kirkptarick, C., Campbell, R. and Willoughby, J. Cancer Research in Ancient Bodies (CRAB) Database cancerantiquity.org/crabdatabase

Banks Whitely, C. and Boyer, J.L. (2018) Assessing cancer risk factors faced by an Ancestral Puebloan population in the North American Southwest, *International Journal of Paleopathology* 21: 166-177 doi:10.1016/j.ijpp.2017.06.004

Buikstra, J.E. and Ubelaker, D. H. (1994) Standards for data collection from human skeletal remains. *Arkansas Archeological Survey Research Series* No. 44 doi:10.1002/ajhb.1310070519

Lynnerup, N. and Rühli, F. (2015) Short Review: The Use of Conventional X - rays in Mummy Studies, *The Anatomical Record* 298: 1085-1087 doi:10.1002/ar.23147

Strouhal E. (1976) Tumors in the remains of ancient Egyptians, *Am J Phys Anthropol.* 45: 613-20

doi:10.1002/ajpa.1330450328

Odes, E.J., Randolph-Quinney, P.S., Steyn, M., et al. (2016) Earliest hominin cancer: 1.7-million-year-old osteosarcoma from Swartkrans Cave, South Africa. *South African Journal of Science* 112: Art. #2015-0471 doi:10.17159/sajs.2016/20150471

Odes, E.J., Delezene, L.K., Randolph-Quinney, P.S. et al. (2018) A case of benign osteogenic tumour in Homo naledi: Evidence for peripheral osteoma in the U.W. 101-1142 mandible, *International Journal of Paleopathology* 21: 47-55 doi:10.1016/j.ijpp.2017.05.003

Czarnetzki, A., Schwaderer, E. and Pusch, C.M. (2003) Fossil record of meningioma, *The Lancet* 362: 408 doi:10.1016/S0140-6736(03)14044-5

Molto, E., Sheldrick, P. (2018) Paleo-oncology in the Dakhleh Oasis, Egypt: Case studies and a paleoepidemiological perspective, *International Journal of Paleopathology* 21:96-110 doi:10.1016/j.ijpp.2018.02.003

Domazet-Lošo, T., Klimovich, A., Anokhin, B. et al. (2014) Naturally occurring tumours in the basal metazoan *Hydra*, *Nat Commun* 5: 4222 doi:10.1038/ncomms5222

Haridy Y, Witzmann F, Asbach P, Schoch RR, Fröbisch N, Rothschild BM. (2019) Triassic Cancer—Osteosarcoma in a 240-Million-Year-Old Stem-Turtle. *JAMA Oncol.* 5:425–426. doi:10.1001/jamaoncol.2018.6766

Ujvari, B., Roche, B. and Thomas, F. (2017) *Ecology and Evolution of Cancer*, Academic Press, Cambridge, Mass. Chapter 2.

Shufeldt , R.W. (1919) A Three-Legged Robin (*Planesticus m. migratorius*), *The Auk* 36: 585–586 doi:10.2307/4073388

Rothschild, B.M., Tanke, D.H., Helbling, M. et al. (2003) Epidemiologic study of tumors in dinosaurs. *Naturwissenschaften* 90, 495–500 doi:10.1007/s00114-003-0473-9

Henrique de Souza Barbosa, F., Gomes da Costa Pereira, P.V.L, Paglarelli, L. et al. (2016) Multiple neoplasms in a single sauropod dinosaur from the Upper Cretaceous of Brazil. *Cretaceous Research* 62: 13-17 doi:10.1016/j.cretres.2016.01.010

Brem, H. and Folkman, J. (1975) Inhibition of tumor angiogenesis mediated by cartilage. *J Exp Med* 141: 427-439 doi:10.1084/jem.141.2.427

Main, D. (2013) Sharks Do Get Cancer: Tumor Found in Great White, LiveScience (published online 3 December 2013) bit.ly/2MMrp7V

McInnes, E. F., Ernst, H., & Germann, P.-G. (2013). Spontaneous

Neoplastic Lesions in Control Syrian Hamsters in 6-, 12-, and 24-Month Short-Term and Carcinogenicity Studies. *Toxicologic Pathology,* 41(1), 86–97 doi:10.1177/0192623312448938

Henwood, Chris (2001) The Discovery of the Syrian Hamster, *Mesocricetus auratus, The Journal of the British Hamster Association* 39 bit.ly/2szzCWh

Gordon, M. (1941) Genetics of Melanomas in Fishes V. The Reappearance of Ancestral Micromelanophores in Offspring of Parents Lacking These Cells, Cancer Res 1: 656-659

Munk, B. A., Garrison, E., Clemons, B., & Keel, M. K. (2015). Antleroma in a Free-ranging White-tailed Deer (*Odocoileus virginianus*). *Veterinary Pathology,* 52: 213–216 doi:10.1177/0300985814528216

Peto R. (2015) Quantitative implications of the approximate irrelevance of mammalian body size and lifespan to lifelong cancer risk. *Phil. Trans. R. Soc.* B 370: 20150198 doi:10.1098/rstb.2015.0198

Fisher, D.O., Dickman, C.R., Jones, M.E., Blomberg, S.P. (2013) Evolution of suicidal reproduction in mammals, *Proc Natl Acad Sci U S A.* 110: 17910-17914 doi:10.1073/pnas.1310691110

Nielsen, J., Hedeholm, R.B., Heinemeier, J. et al. (2016) Eye lens radiocarbon reveals centuries of longevity in the Greenland shark (*Somniosus microcephalus*), *Science* 353:702-4. doi:10.1126/science.aaf1703

Boddy, A.M., Huang, W., Aktipis, A. (2018) Life History Trade-Offs in Tumors, *Curr Pathobiol Rep.* 6: 201-207 doi:10.1007/s40139-018-0188-4

Avivi, A., Ashur-Fabian, O., Joel, A. et al. (2007) P53 in blind subterranean mole rats – loss-of-function versus gain-of-function activities on newly cloned Spalax target genes, *Oncogene* 26: 2507–2512 doi:10.1038/sj.onc.1210045

Domankevich, V., Eddini, H., Odeh, A. and Shams, I. (2018). Resistance to DNA damage and enhanced DNA repair capacity in the hypoxia-tolerant blind mole rat *Spalax carmeli*. *J. Exp. Biol.* 221: jeb174540 doi:10.1242/jeb.174540

Hilton, H.G., Rubinstein, N.D., Janki, P. et al. (2019) Single-cell transcriptomics of the naked mole-rat reveals unexpected features of mammalian immunity, *PLoS Biol* 17: e3000528 doi:10.1371/journal.pbio.3000528

Seluanov, A., Hine, C., Azpurua, J., et al. (2009) Hypersensitivity to contact inhibition provides a clue to cancer resistance of naked mole-rat, *Proc Natl Acad Sci U S A.* 106:19352-7 doi:10.1073/pnas.0905252106

Herrera-Álvarez, S., Karlsson, E., Ryder, O.A. et al. (2018) How to make a rodent giant: Genomic basis and tradeoffs of gigantism in the capybara, the world's largest rodent, *bioRxiv* 424606; doi:10.1101/424606

Keane, M., Semeiks, J., Webb, A. E. et al. (2015). Insights into the evolution of longevity from the bowhead whale genome. *Cell reports* 10: 112–122 doi:10.1016/j.celrep.2014.12.008

Seim, I., Fang, X., Xiong, Z. et al. (2013) Genome analysis reveals insights into physiology and longevity of the Brandt's bat *Myotis brandtii*. *Nat Commun* 4: 2212 doi:10.1038/ncomms3212

Nagy, J.D., Victor, E.M., Cropper, J.H. (2007) Why don't all whales have cancer? A novel hypothesis resolving Peto's paradox. *Integr Comp Biol.* 47:317-28. doi:10.1093/icb/icm062

Cancer risk statistics, Cancer Research UK website cancerresearchuk.org/health-professional/cancer-statistics/risk

第二章

Karpinets, T., Greenwood, D. j., Pogribny, I., & Samatova, N. (2006) Bacterial stationary-state mutagenesis and Mammalian tumorigenesis as stress-induced cellular adaptations and the role of epigenetics, *Current Genomics* 7: 481–496 doi:10.2174/138920206779315764

Buss L. W. (1982) Somatic cell parasitism and the evolution of somatic tissue compatibility, *Proceedings of the National Academy of Sciences USA 79*: 5337–5341 doi:10.1073/pnas.79.17.5337

Santorelli, L., Thompson, C., Villegas, E. et al. (2008) Facultative cheater mutants reveal the genetic complexity of cooperation in social amoebae, *Nature* 451: 1107–1110 doi:10.1038/nature06558

Khare, A. and Shaulsky, G. (2010) Cheating by Exploitation of Developmental Prestalk Patterning in *Dictyostelium discoideum*, *PLoS Genet* 6: e1000854 doi:10.1371/journal.pgen.1000854

Strassmann, J.E., Zhu, Y. and Queller, D.C. (2000) Altruism and social cheating in the social amoeba Dictyostelium discoideum, *Nature* 408: 965-7 doi:10.1038/35050087

Santorelli, L.A., Kuspa, A., Shaulsky, G. et al. (2013) A new social gene in *Dictyostelium discoideum*, chtB, *BMC Evol Biol* 13: 4 doi:10.1186/1471-2148-13-4

Cherfas, J. (1977) The Games Animals Play, *New Scientist* 75: 672-673

Collins, J. (2014) The origin of the phrase "sneaky f**cker" , *Jason Collins blog* (published online 8 January 2014) bit.ly/2ZTrQ5B

Aumer, D., Stolle, E., Allsopp, M. et al. (2019) A Single SNP Turns a Social Honey Bee (*Apis mellifera*) Worker into a Selfish Parasite, *Molecular Biology and Evolution* 36: 516–526 doi:10.1093/molbev/msy232

Aktipis A. (2015). Principles of cooperation across systems: from human sharing to multicellularity and cancer, *Evolutionary Applications* 9: 17–36. doi:10.1111/eva.12303

Sorkin, R.D. (2000) A Historical Perspective on Cancer, *arXiv* (submitted 1 November 2000) arxiv.org/abs/physics/0011002

Davies, P. C., & Lineweaver, C. H. (2011). Cancer tumors as Metazoa 1.0: tapping genes of ancient ancestors, *Physical Biology* 8: 015001 doi:10.1088/1478-

3975/8/1/015001

Munroe, R. Physicists, *XKCD* xkcd.com/793/

Trigos, A.S., Pearson, R.B., Papenfuss, A.T and Goode, D.L. (2017) Atavistic gene expression patterns in solid tumors, *Proceedings of the National Academy of Sciences USA* 114: 6406-6411 doi:10.1073/pnas.1617743114

Trigos, A.S., Pearson, R.B., Papenfuss, A.T and Goode, D.L. (2019) Somatic mutations in early metazoan genes disrupt regulatory links between unicellular and multicellular genes in cancer, *eLife* 8: e40947 doi:10.7554/eLife.40947

第三章

Parts of this chapter are adapted from my feature 'The DNA detectives hunting the causes of cancer', published by Wellcome on Mosaic, reproduced here under a Creative Commons licence (published online 25 September 2018) bit.ly/ DNADetectives

Faguet, G.B. (2014) A brief history of cancer: Age - old milestones underlying our current knowledge database, Int J Cancer 136: 2022-2036 doi:10.1002/ijc.29134

Hadju, S.I. (2006) Thoughts about the cause of cancer, *Cancer* 8: 1643-1649 doi:10.1002/cncr.21807

Scowcroft, H./ (2008) Is this the start of the silly season? *Cancer Research UK Science blog* (published online 11 July 2008) bit.ly/39DNOxN

Scowcroft, H. (2011) No need to worry about having a shower or drinking water, *Cancer Research UK Science blog* (published online 17 March 2011) bit. ly/2sHUASA

Turning on the light to go to the toilet does not give you cancer, *University of Leicester website* (published online 14 April 2010) bit.ly/35na8bP

Emami, S. A., Sahebkar, A., Tayarani-Najaran, N., & Tayarani-Najaran, Z. (2012) Cancer and its Treatment in Main Ancient Books of Islamic Iranian

Traditional Medicine (7th to 14th Century AD), *Iranian Red Crescent Medical Journal* 14: 747–757 doi:10.5812/ircmj.4954

Triolo, V.A. (1965) Nineteenth Century Foundations of Cancer Research Advances in Tumor Pathology, Nomenclature, and Theories of Oncogenesis, *Cancer Res.* 25: 75-106

Triolo, V.A. (1964) Nineteenth Century Foundations of Cancer Research Origins of Experimental Research, *Cancer Res.* 24: 4-27

Paweletz, N. (2001) Walther Flemming: pioneer of mitosis research, *Nat Rev Mol Cell Biol* 2: 72–75 doi:10.1038/35048077

Wunderlich, V. (2007) Early references to the mutational origin of cancer, *International Journal of Epidemiology* 36: 246–247 doi:10.1093/ije/dyl272

Hill, J. (1761) Cautions against the immoderate use of snuff. Founded on the known qualities of the tobacco plant and the effects it must produce when this way taken into the body and enforced by instances of persons who have perished miserably of diseases, occasioned, or rendered incurable by its use, *R. Baldwin and J. Jackson* bit.ly/2ZP5wKq

Pott, P. (1775) Chirurgical observations: relative to the cataract, the polypus of the nose, the cancer of the scrotum, the different kinds of ruptures, and the mortification of the toes and feet, *L. Hawes, W. Clarke, and R. Collins* bit.ly/2FkrX0K

Butlin, H.T. (1892) Three Lectures on Cancer of the Scrotum in Chimney-Sweeps and Others: Delivered at the Royal College of Surgeons of England, Br Med J. 2: 66-71 doi:10.1136/bmj.2.1645.66

Herr, H.W. (2011) Percival Pott, the environment and cancer, BJU International 108: 479-481 doi:10.1111/j.1464-410X.2011.10487.x

Passey, R.D. and Carter-Braine, J. (1925) Experimental soot cancer, *The Journal of Pathology and Bacteriology* 28: 133-144 doi:/10.1002/path.1700280202

Kennaway E. L. (1930) Further experiments on cancer-producing substances, *The Biochemical Journal* 24: 497–504 doi:10.1042/bj0240497

Doll, R. and Hill, A.B. (1950) Smoking and carcinoma of the lung; preliminary report, *British Medical Journal* 2: 739–748. doi:10.1136/bmj.2.4682.739

Proctor, R. N. (2006) Angel H Roffo: the forgotten father of experimental tobacco carcinogenesis, *Bulletin of the World Health Organization* 84: 494–496 doi:10.2471/blt.06.031682

Doll, R. (1999) Tobacco: a medical history, *Journal of Urban Health* 76: 289–313 doi:10.1007/BF02345669 Proctor, R.N. (2001) Commentary: Schairer and Schöniger's forgotten tobacco epidemiology and the Nazi quest for racial purity, *International Journal of Epidemiology* 30: 31–34 doi:10.1093/ije/30.1.31

Pleasance, E. D., Stephens, P. J., O'Meara, S. et al. (2010) A small-cell lung cancer genome with complex signatures of tobacco exposure, *Nature* 463: 184–190 doi:10.1038/nature08629

Pleasance, E. D., Cheetham, R. K., Stephens, P. J. et al. (2010). A comprehensive catalogue of somatic mutations from a human cancer genome, *Nature* 463: 191–196 doi:10.1038/nature08658

Alexandrov, L.B., Ju, Y.S., Haase, K. et al. (2016) Mutational signatures associated with tobacco smoking in human cancer, *Science* 354: 618-622 doi:10.1126/science.aag0299

COSMIC Catalogue of Somatic Mutations in Cancer cancer.sanger.ac.uk/cosmic/signatures

Kucab, J.E., Zou, X, Morganella, S. et al. (2019) A Compendium of Mutational Signatures of Environmental Agents, *Cell* 177: 821-836.E16 doi:10.1016/j.cell.2019.0

Martin, D. (2003) Douglas Herrick, 82, Dies; Father of West's Jackalope, *New York Times* (published 19 January 2003) nyti.ms/2ST9Nej

Rubin, H. (2011) The early history of tumor virology: Rous, RIF, and RAV, *Proceedings of the National Academy of Sciences USA* 108: 14389-14396 doi:10.1073/pnas.1108655108

Javier, R.T. and Butel, J.S. (2008) The History of Tumor Virology, *Cancer Res* 68: 7693-7706 doi:10.1158/0008-5472.CAN-08-3301

第四章

Duesberg, P.H. and Vogt, P.K. (1970) Differences between the Ribonucleic Acids of Transforming and Nontransforming Avian Tumor Viruses, Proceedings of the National Academy of Sciences USA 67: 1673-1680 doi:10.1073/pnas.67.4.1673

Bister, K. (2015) Discovery of oncogenes, Proceedings of the National Academy of Sciences USA 112: 15259-15260 doi:10.1073/pnas.1521145112

Shih, C., Shilo, B. Z., Goldfarb, M. P., Dannenberg, A. and Weinberg, R. A. (1979) Passage of phenotypes of chemically transformed cells via transfection of DNA and chromatin, Proceedings of the National Academy of Sciences USA 76: 5714–5718 doi:10.1073/pnas.76.11.5714

Prior, I. A., Lewis, P. D. and Mattos, C. (2012) A comprehensive survey of Ras mutations in cancer, Cancer Research 72: 2457–2467 doi:10.1158/0008-5472.CAN-11-2612

Shih, C. and Weinberg, R.A. (1982) Isolation of a transforming sequence from a human bladder carcinoma cell line, *Cell* 29: 161-169 doi:10.1016/0092-8674(82)90100-3

Harper, P.S. (2006) The discovery of the human chromosome number in Lund, 1955-1956, *Hum Genet.* 119: 226-32 doi:10.1007/s00439-005-0121-x

Van der Groep, P., van der Wall, E., & van Diest, P. J. (2011). Pathology of hereditary breast cancer, *Cellular Oncology* 34: 71–88. doi:10.1007/s13402-011-0010-3

Krush, A. J. (1979) Contributions of Pierre Paul Broca to Cancer Genetics, *Transactions of the Nebraska Academy of Sciences and Affiliated Societies* 316 digitalcommons.unl.edu/tnas/316/

Ricker, C. (2017) From family syndromes to genes... The first clinical and genetic characterizations of hereditary syndromes predisposing to cancer: what was the beginning? *Revista Médica Clínica Las Condes* 28: 482-490 doi:10.1016/ j.rmclc.2017.06.011

McKay, A. (2019) *Daughter of Family G,* Penguin Random House Canada amimckay.com/memoir/

Pieters T. (2017) Aldred Scott Warthin's Family 'G': The American Plot Against Cancer and Heredity (1895–1940). In: Petermann H., Harper P., Doetz S. (eds) *History of Human Genetics,* Springer

Nair, V.G. and Krishnaprasad H.V. (2015) Aldred Scott Warthin: Pathologist and teacher par excellence. *Arch Med Health Sci* 5:123-5 doi:10.4103/amhs. amhs_135_16

Lynch, H.T. and Krush, A.J. (1971) Cancer family "G" revisited: 1895 - 1970, *Cancer* 27: 1505-1511 doi:10.1002/1097-0142

McNeill, L. (2018) The History of Breeding Mice for Science Begins With a Woman in a Barn, *Smithsonian Magazine* (published online 20 March 2018) bit. ly/2QjBRWD

Slye, M. (1922) Biological Evidence for the Inheritability of Cancer in Man: Studies in the Incidence and Inheritability of Spontaneous Tumors in Mice: Eighteenth Report, *The Journal of Cancer Research* 7: 107-147 doi:10.1158/ jcr.1922.107

Muhlenkamp, K. (2014) Storm Driven, *UChicago Magazine* bit.ly/2QkhOas

Lockhart-Mummery, P. (1925) Cancer and heredity, *The Lancet* 205: 427-429 doi:10.1016/S0140-6736(00)95996-8

Harris, H., Miller, O.J., Klein, G. et al. (1969) Suppression of malignancy by cell fusion, *Nature* 223: 363-8 doi:10.1038/223363a0

Harris, H. (1966) Review Lecture Hybrid cells from mouse and man: a study in genetic regulation, *Proc. R. Soc. Lond. B* 166: 358-368 doi:10.1098/rspb.1966.0104

Knudson A. G. (1971) Mutation and cancer: statistical study of retinoblastoma, *Proceedings of the National Academy of Sciences USA* 68: 820–823 doi:10.1073/pnas.68.4.820

Friend, S., Bernards, R., Rogelj, S. et al. (1986) A human DNA segment with properties of the gene that predisposes to retinoblastoma and osteosarcoma, *Nature* 323: 643–646 doi:10.1038/323643a0

Solomon, E., Voss, R., Hall, V. et al. (1987) Chromosome 5 allele loss in human colorectal carcinomas, *Nature* 328: 616–619 doi:10.1038/328616a0

Fearon, E.R. and Vogelstein, B. (1990) A genetic model for colorectal tumorigenesis, *Cell* 61: 759-767 doi:10.1016/0092-8674(90)90186-I

Hahn, W., Counter, C., Lundberg, A. et al. (1999) Creation of human tumour cells with defined genetic elements, *Nature* 400: 464–468 doi:10.1038/22780

Land, H., Parada, L. & Weinberg, R. Tumorigenic conversion of primary embryo fibroblasts requires at least two cooperating oncogenes, *Nature* 304, 596–602 (1983) doi:10.1038/304596a0

Bailey, M.H., Tokheim, C., Porta-Pardo, E. et al (2018) Comprehensive Characterization of Cancer Driver Genes and Mutations, *Cell* 173: 371-385.e18 doi:10.1016/j.cell.2018.02.060

Martincorena, I., Raine, K.M., Gerstung, M., Dawson, K.J., Haase, K. et al. (2017) Universal Patterns of Selection in Cancer and Somatic Tissues, *Cell* 171: 1029–1041.e21 doi:10.1016/j.cell.2017.09.042

Martincorena, I., Roshan, A., Gerstung, M. et al (2015) Tumor evolution. High burden and pervasive positive selection of somatic mutations in normal human skin,

Science 348: 880–886 doi:10.1126/science.aaa6806

Moore, M.R., Drinkwater, N.R., Miller, E.C. et al. (1981) Quantitative Analysis of the Time-dependent Development of Glucose-6-phosphatase-deficient Foci in the Livers of Mice Treated Neonatally with Diethylnitrosamine, *Cancer Research* 41: 1585-1593

Genovese, G., Kähler, A.K., Handsaker, R.E. et al (2014) Clonal Hematopoiesis and Blood-Cancer Risk Inferred from Blood DNA Sequence, *N Engl J Med* 371: 2477-2487 doi:10.1056/NEJMoa1409405

Murai, K., Skrupskelyte, G., Piedrafita, G. et al (2018) Epidermal Tissue Adapts to Restrain Progenitors Carrying Clonal p53 Mutations, *Cell Stem Cell* 23: 687–699. e8 doi:10.1016/j.stem.2018.08.017

Martincorena, I., Fowler, J. C., Wabik, A. et al (2018) Somatic mutant clones colonize the human esophagus with age, *Science* 362: 911–917 doi:10.1126/science. aau3879

Risques RA, Kennedy SR (2018) Aging and the rise of somatic cancer-associated mutations in normal tissues, *PLoS Genet* 14: e1007108 doi:10.1371/journal.pgen.1007108

Anglesio, M.S., Papadopoulos, N. Ayhan, A. et al. (2017) Cancer-Associated Mutations in Endometriosis without Cancer, *N Engl J Med* 376: 1835-1848 doi:10.1056/NEJMoa1614814

García-Nieto, P.E., Morrison, A.J. & Fraser, H.B. (2019) The somatic mutation landscape of the human body, *Genome Biol* 20: 298 doi:10.1186/s13059-019-1919-5

第五章

Rich, A.R. (2007) On the frequency of occurrence of occult carcinoma of the prostate, *International Journal of Epidemiology* 36: 274–277 doi:10.1093/ije/dym050

Folkman, J., Kalluri, R. (2004) Cancer without disease, Nature 427: 787 doi:10.1038/427787a

Martincorena, I, Raine, K.M., Gerstung, M. et al. (2017) *Universal Patterns of Selection in Cancer and Somatic Tissues,* Cell 171: 1029-1041.e21 doi: 10.1016/j.cell.2017.09.042

Ecker, B.L., Kaur, A., Douglass, S.M. et al. (2019) Age-Related Changes in HAPLN1 Increase Lymphatic Permeability and Affect Routes of Melanoma Metastasis, *Cancer Discov* 9: 82-95 doi:10.1158/2159-8290.CD-18-0168

Kaur, A., Ecker, B.L., Douglass, S.M. et al. (2019) Remodeling of the Collagen Matrix in Aging Skin Promotes Melanoma Metastasis and Affects Immune Cell Motility, *Cancer Discov* 9: 64-81 doi:10.1158/2159-8290.CD-18-0193

Liu, N., Matsumura, H., Kato, T. et al. (2019) Stem cell competition orchestrates skin homeostasis and ageing, *Nature* 568: 344–350 doi:10.1038/s41586-019-1085-7

Pal, S. and Tyler, J.K. (2016) Epigenetics and aging, *Science Advances* 2: e1600584 doi:10.1126/sciadv.1600584

Raj, A., & van Oudenaarden, A. (2008) Nature, nurture, or chance: stochastic gene expression and its consequences, *Cell* 135: 216–226. doi:10.1016/j.cell.2008.09.050

Watson, C.J., Papula, A., Poon, Y.P.G. et al. (2019) The evolutionary dynamics and fitness landscape of clonal haematopoiesis *bioRxiv* 569566 doi:10.1101/569566

The Great Sausage Duel of 1865 (2014) *Skulls in the Stars blog* (published online 1 November 2014) bit.ly/39CD1nD

Walter, E., & Scott, M. (2017) The life and work of Rudolf Virchow 1821-1902: "Cell theory, thrombosis and the sausage duel", *Journal of the Intensive Care Society* 18: 234–235 doi:10.1177/1751143716663967

Davillas, A., Benzeval, M., and Kumari, M. (2017). Socio-economic inequalities in C-reactive protein and fibrinogen across the adult age span: Findings from Understanding Society, *Scientific reports* 7: 2641 doi:10.1038/s41598-017-02888-6

Arney, K. (2017) How your blood may predict your future health, *The Guardian* (published online 10 October 2017) bit.ly/37AcCoL

Furman, D., Campisi, J., Verdin, E. et al. (2019) Chronic inflammation in the etiology of disease across the life span, *Nat Med* 25: 1822–1832 doi:10.1038/s41591-019-0675-0

Pelosi, A. J. (2019). Personality and fatal diseases: Revisiting a scientific scandal, Journal of Health Psychology 24: 421–439 doi:10.1177/1359105318822045

Ana Paula Zen Petisco Fiore, A.P.Z., de Freitas Ribeiro P. and Bruni-Cardoso, A. (2018) Sleeping Beauty and the Microenvironment Enchantment: Microenvironmental Regulation of the Proliferation-Quiescence Decision in Normal Tissues and in Cancer Development, *Front. Cell Dev.* Biol. 6: 59 doi:10.3389/fcell.2018.00059

Balkwill, F. and Mantovani, A. (2001) Inflammation and cancer: back to Virchow? *The Lancet* 357: 539-545 doi:10.1016/S0140-6736(00)04046-0

Tippimanchai, D. D., Nolan, K., Poczobutt, J. et al. (2018) Adenoviral vectors transduce alveolar macrophages in lung cancer models, *Oncoimmunology* 7: e1438105 doi:10.1080/2162402X.2018.1438105

Henry, C. J., Sedjo, R. L., Rozhok, A. et al. (2015) Lack of significant association between serum inflammatory cytokine profiles and the presence of colorectal adenoma, *BMC Cancer* 15: 123 doi:10.1186/s12885-015-1115-2

Krall, J.A., Reinhardt, F.., Mercury, O.A. et al. (2018) The systemic response to surgery triggers the outgrowth of distant immune-controlled tumors in mouse models of dormancy, *Science* Translational Medicine 10: eaan3464 doi:10.1126/scitranslmed.aan3464

Marusyk, A., Casás-Selves, M., Henry, C. J. et al. (2009) Irradiation alters selection for oncogenic mutations in hematopoietic progenitors, *Cancer Research* 69: 7262–7269 doi:10.1158/0008-5472.CAN-09-0604

Risques, R.A. and Kennedy, S.R. (2018) Aging and the rise of somatic cancer-associated mutations in normal tissues, *PLoS Genet* 14: e1007108 doi: 10.1371/journal.pgen.1007108

Bissell, M., Hines, W. (2011) Why don't we get more cancer? A proposed role of the microenvironment in restraining cancer progression, *Nat Med* 17: 320–329 doi:10.1038/nm.2328

Maffini, M.V., Soto, A.M., Calabro, J.M. et al. (2004) The stroma as a crucial target in rat mammary gland carcinogenesis, *Journal of Cell Science* 117: 1495-1502 doi:10.1242/jcs.01000

Rubin, H. (1985) Cancer as a Dynamic Developmental Disorder, *Cancer Res* 45: 2935-2942

Dong, X., Milholland, B. & Vijg, J. (2016) Evidence for a limit to human lifespan, *Nature* 538: 257–259 doi:10.1038/nature19793

Greaves, M. (2018) A causal mechanism for childhood acute lymphoblastic leukaemia, *Nat Rev Cancer* 18: 471–484 doi:10.1038/s41568-018-0015-6

Wilson, B.T., Douglas, S.F., and Polvikoski, T. (2010) Astrocytoma in a Breast Cancer Lineage: Part of the BRCA2 Phenotype? Journal of Clinical Oncology 28: e596-e598 doi:10.1200/jco.2010.28.9173

Wang, L., Ji, Y., Hu, Y. et al. (2019) The architecture of intra-organism mutation rate variation in plants, PLoS Biol 17: e3000191 doi:10.1371/journal.pbio.3000191

Tomasetti, C. and Vogelstein, B. (2015) Variation in cancer risk among tissues can be explained by the number of stem cell divisions, *Science* 347: 78-81 doi: 10.1126/science.1260825

Tomasetti, C., Li, L. and Vogelstein, B. (2017) Stem cell divisions, somatic mutations, cancer etiology, and cancer prevention, *Science* 355: 1330-1334 doi:10.1126/science.aaf9011

Blokzijl, F., de Ligt, J., Jager, M. et al. (2016) Tissue-specific mutation accumulation in human adult stem cells during life, *Nature* 538: 260–264 doi:10.1038/nature19768

Buell, P. (1973) Changing Incidence of Breast Cancer in Japanese-American Women, *JNCI: Journal of the National Cancer Institute* 51: 1479–1483 doi:10.1093/jnci/51.5.1479

DCIS Precision website dcisprecision.org

第六章

Jamieson A. (2010) Scientists hail 'penicillin moment' in cancer treatment, *The Daily Telegraph* (published online 15 September 2010) bit.ly/39F6FJ1

Ledford, H. (2010) Rare victory in fight against melanoma, *Nature* 467: 140-141 doi:10.1038/467140b

Chamberlain G. (2006) British maternal mortality in the 19th and early 20th centuries, *Journal of the Royal Society of Medicine* 99: 559–563 doi:10.1258/jrsm.99.11.559

Yachida, S., Jones, S., Bozic, I. et al. (2010) Distant metastasis occurs late during the genetic evolution of pancreatic cancer, *Nature* 467: 1114–1117 doi:10.1038/nature09515

Tao, Y., Ruan, J., Yeh, S. H. et al. (2011) Rapid growth of a hepatocellular carcinoma and the driving mutations revealed by cell-population genetic analysis of whole-genome data, *Proceedings of the National Academy of Sciences USA* 108: 12042–12047 doi:10.1073/pnas.1108715108

Campbell, P. J., Pleasance, E. D., Stephens, P. J. et al. (2008) Subclonal phylogenetic structures in cancer revealed by ultra-deep sequencing, Proceedings of the National Academy of Sciences USA 105: 13081–13086 doi:10.1073/pnas.0801523105

Mullighan, C. G., Phillips, L. A., Su, X. et al. (2008) Genomic analysis of the clonal origins of relapsed acute lymphoblastic leukemia, Science 322: 1377–1380 doi:10.1126/science.1164266

Inukai, M., Toyooka, S., Ito, S. et al. (2006) Presence of Epidermal Growth Factor Receptor Gene T790M Mutation as a Minor Clone in Non–Small Cell Lung Cancer, Cancer Research 66: 7854-7858 doi:10.1158/0008-5472.CAN-06-1951

Navin, N., Kendall, J., Troge, J. et al. (2011) Tumour evolution inferred by single-cell sequencing, Nature 472: 90–94 doi:10.1038/nature09807

Gerlinger, M., Rowan, A.J., Horswell, S. et al. (2012) Intratumor Heterogeneity and Branched Evolution Revealed by Multiregion Sequencing, N Engl J Med 366: 883-892 doi:10.1056/NEJMoa1113205

Darwin, C. R. (1881) The formation of vegetable mould, through the action of worms, *John Murray, London*, Chapter 1, p26

Lu, Y., Wajapeyee, N., Turker, M. S., & Glazer, P. M. (2014) Silencing of the DNA mismatch repair gene MLH1 induced by hypoxic stress in a pathway dependent on the histone demethylase LSD1, *Cell Reports* 8: 501–513 doi:10.1016/j.celrep.2014.06.035

Ding, L., Ley, T., Larson, D. et al. (2012) Clonal evolution in relapsed acute myeloid leukemia revealed by whole genome sequencing, *Nature* 481: 506–510 doi:10.1038/nature10738

Hunter C., Smith, R., Cahill, D.P. et al. (2006) A hypermutation phenotype and somatic MSH6 mutations in recurrent human malignant gliomas after alkylator chemotherapy, *Cancer Res.* 66 3987-91 doi: 10.1158/0008-5472.CAN-06-0127

Russo, M., Crisafulli, G., Sogari, A. et al. (2019) Adaptive mutability of colorectal cancers in response to targeted therapies, *Science* 366: 1473-1480 doi:10.1126/science.aav4474

Keats, J.J., Chesi, M., Egan, J.B. et al. (2012) Clonal competition with alternating dominance in multiple myeloma, *Blood* 120: 1067–1076 doi:10.1182/blood-2012-01-405985

Morrissy, A. S., Garzia, L., Shih, D. J. et al. (2016) Divergent clonal selection dominates medulloblastoma at recurrence, *Nature* 529: 351–357 doi:10.1038/nature16478

Nowell, P.C (1976) The clonal evolution of tumor cell populations, Science 194: 23-28 doi:10.1126/science.959840

Aktipis, C.A., Kwan, V.S.Y., Johnson, K.A. et al. (2011) Overlooking Evolution: A Systematic Analysis of Cancer Relapse and Therapeutic Resistance Research, *PLoS ONE* 6: e26100 doi:10.1371/journal.pone.0026100

Smith, M.P. and Harper, D.A.T. (2013) Causes of the Cambrian Explosion, *Science* 341: 1355-1356 doi:10.1126/science.1239450

Notta, F., Chan-Seng-Yue, M., Lemire, M. et al. (2016) A renewed model of pancreatic cancer evolution based on genomic rearrangement patterns, *Nature* 538: 378–382 doi:10.1038/nature19823

Chen, G., Bradford, W. D., Seidel, C. W. and Li, R. (2012) Hsp90 stress potentiates rapid cellular adaptation through induction of aneuploidy, *Nature* 482: 246–250 doi:10.1038/nature10795

Potapova, T. A., Zhu, J. and Li, R. (2013). Aneuploidy and chromosomal instability: a vicious cycle driving cellular evolution and cancer genome chaos, *Cancer Metastasis Reviews* 32: 377–389 doi:10.1007/s10555-013-9436-6

Chen, G., Rubinstein, B. and Li, R. (2012). Whole chromosome aneuploidy: big mutations drive adaptation by phenotypic leap, *BioEssays* 34: 893–900 doi:10.1002/bies.201200069

Baker, D., Jeganathan, K., Cameron, J. et al. (2004) BubR1 insufficiency causes early onset of aging-associated phenotypes and infertility in mice, *Nat Genet* 36: 744–749 doi:10.1038/ng1382

Baker, D. J., Dawlaty, M. M., Wijshake, T. et al. (2013) Increased expression of BubR1 protects against aneuploidy and cancer and extends healthy lifespan, *Nature Cell Biology* 15: 96–102 doi:10.1038/ncb2643

Sackton, K., Dimova, N., Zeng, X. et al. (2014) Synergistic blockade of mitotic exit by two chemical inhibitors of the APC/C, *Nature* 514: 646–649 doi:10.1038/nature13660 Martincorena, I and Campbell, P.J. (2015) Somatic mutation in cancer and normal cells, *Science* 349: 1483-1489 doi:10.1126/science.aab4082

Stephens, P. J., Greenman, C. D., Fu, B. et al. (2011) Massive genomic rearrangement acquired in a single catastrophic event during cancer development, *Cell* 144: 27–40 doi:10.1016/j.cell.2010.11.055

Wu, S., Turner, K.M., Nguyen, N. et al. (2019) Circular ecDNA promotes accessible chromatin and high oncogene expression, *Nature* 575: 699–703 doi:10.1038/s41586-019-1763-5

Garsed, D.W., Marshall, O.J., Corbin, V.D.A. et al. (2014) The Architecture and Evolution of Cancer Neochromosomes, *Cancer Cell* 26: 653-667 doi:10.1016/j.ccell.2014.09.010

Sheltzer, J. M., Ko, J. H., Replogle, J. M. et al. (2017) Single-chromosome Gains Commonly Function as Tumor Suppressors, *Cancer Cell* 31: 240–255 doi:10.1016/j.ccell.2016.12.004

Relationship between incorrect chromosome number and cancer is reassessed after surprising experiments (2017) *Cold Spring Harbor Laboratory website* (published online 12 January 2017) bit.ly/2ZZwAXy

Thompson, S. L. and Compton, D. A. (2011) Chromosomes and cancer cells,

Chromosome Research 19: 433–444 doi:10.1007/s10577-010-9179-y

IJdo, J.W., Baldini, A., Ward, D.C. et al. (1991) Origin of human chromosome 2: an ancestral telomere-telomere fusion, *Proceedings of the National Academy of Sciences USA* 88: 9051-9055 doi:10.1073/pnas.88.20.9051

Van Valen, L.M. and Maiorana, V.C. (1991). HeLa, a new microbial species, *Evolutionary Theory & Review* 10: 71–74

Adey, A., Burton, J., Kitzman, J. et al. (2013) The haplotype-resolved genome and epigenome of the aneuploid HeLa cancer cell line, *Nature* 500: 207–211 doi:10.1038/nature12064

Landry, J. J., Pyl, P. T., Rausch, T. et al. (2013) The genomic and transcriptomic landscape of a HeLa cell line, *G3* 3: 1213–1224 doi:10.1534/g3.113.005777

Nelson-Rees, W.A., Daniels, D.W. and Flandermeyer, R.R. (1981) Cross-contamination of cells in culture, *Science* 212: 446-452 doi:10.1126/science.6451928

Oransky, I. and Marcus, A. (2016) Thousands of studies used the wrong cells, and journals are doing nothing, *STAT* (published online 21 July 2016). bit.ly/39GMNVR Neimark, J. (2015) Line of attack, *Science* 347: 938-940 doi:10.1126/science.347.6225.938

Masters, J. (2002) HeLa cells 50 years on: the good, the bad and the ugly, *Nat Rev Cancer* 2: 315–319 doi:10.1038/nrc775

Hanahan, D. and Weinberg, R.A. (2000) The hallmarks of cancer, *Cell* 100:57-70 doi:10.1016/s0092-8674(00)81683-9

Hanahan, D. and Weinberg, R. (2011) Hallmarks of Cancer: The Next Generation, *Cell* 144:646-674 doi:10.1016/j.cell.2011.02.013

Freeman, S. (2008) How Dictators Work, *How Stuff Works* (published online 2 April 2008) bit.ly/2tsgmKn

Wong, K., van der Weyden, L., Schott, C. R. et al. (2019) Cross-species genomic landscape comparison of human mucosal melanoma with canine oral and equine melanoma, *Nature* Communications 10: 353 doi:10.1038/s41467-018-08081-1

Swanton, C. (2015) Cancer Evolution Constrained by Mutation Order, *N Engl J Med* 372: 661-663 doi:10.1056/NEJMe1414288

第七章

Rosenthal, R., Cadieux, E.L., Salgado, R. et al. (2019) Neoantigen-directed immune escape in lung cancer evolution, *Nature* 567: 479–485 doi:10.1038/s41586-019-1032-7

Coudray, N., Ocampo, P.S., Sakellaropoulos, T. et al. (2018) Classification and mutation prediction from non–small cell lung cancer histopathology images using deep learning, *Nat Med* 24: 1559–1567 doi:10.1038/s41591-018-0177-5

Warburg, O. (1956) On the Origin of Cancer Cells, *Science* 123: 309-314 doi:10.1126/science.123.3191.309

Dvorak, H.F. (1986) Tumors: Wounds That Do Not Heal, *N Engl J Med* 315: 1650-1659 doi:10.1056/NEJM198612253152606

Kortlever, R. M., Sodir, N. M., Wilson, C. H. et al. (2017) Myc Cooperates with Ras by Programming Inflammation and Immune Suppression, *Cell* 171: 1301–1315. e14 doi:10.1016/j.cell.2017.11.013

Sambon, L. W. (1924) The Elucidation of Cancer, Proceedings of the Royal Society of Medicine 17: 77–124 doi:10.1177/003591572401701607

Folkman, J. (1971) Tumor Angiogenesis: Therapeutic Implications, *N Engl J Med* 285: 1182-1186 doi:10.1056/NEJM197111182852108

Folkman, J., Merler, E., Abernathy, C. and Williams, G. (1971) Isolation of a tumor factor responsible for angiogenesis, *The Journal of Experimental Medicine* 133: 275–288 doi:10.1084/jem.133.2.275

Kolata, G. (1998) HOPE IN THE LAB: A special report. A Cautious Awe Greets Drugs That Eradicate Tumors in Mice, *The New York Times* (published 3 May 1998) nyti.ms/36p1FWQ

Maniotis, A. J., Folberg, R., Hess, A. et al. (1999) Vascular channel formation by human melanoma cells in vivo and in vitro: vasculogenic mimicry, *The American Journal of Pathology* 155: 739–752 doi:10.1016/S0002-9440(10)65173-5

Wagenblast, E., Soto, M., Gutiérrez-Ángel, S. et al. (2015) A model of breast cancer heterogeneity reveals vascular mimicry as a driver of metastasis, *Nature* 520: 358–362 doi:10.1038/nature14403

Cleary, A. S., Leonard, T. L., Gestl, S. A. and Gunther, E. J. (2014) Tumour cell heterogeneity maintained by cooperating subclones in Wnt-driven mammary cancers, *Nature* 508: 113–117 doi:10.1038/nature13187

Marusyk, A., Tabassum, D., Altrock, P. et al. (2014) Non-cell-autonomous driving of tumour growth supports sub-clonal heterogeneity, *Nature* 514: 54–58 doi:10.1038/nature13556

Laelaps (2015) When Monkeys Surfed to South America, *National Geographic* (published online 5 February 2015) on.natgeo.com/2SVckVe

Bond, M., Tejedor, M., Campbell, K. et al. (2015) Eocene primates of South America and the African origins of New World monkeys, *Nature* 520: 538–541 doi:10.1038/nature14120

Freeman, M. D., Gopman, J. M., & Salzberg, C. A. (2018) The evolution of mastectomy surgical technique: from mutilation to medicine, *Gland Surgery* 7: 308–315 doi:10.21037/gs.2017.09.07

Fidler I.J. and Poste, G. (2008) The "seed and soil" hypothesis revisited, *The Lancet Oncology* 9: 808 doi: 10.1016/S1470-2045(08)70201-8

Reinshagen, C., Bhere, D., Choi, S.H. et al.(2018) CRISPR-enhanced engineering of therapy-sensitive cancer cells for self-targeting of primary and metastatic tumors, *Science Translational Medicine* 10: eaao3240 doi:10.1126/scitranslmed.aao3240

Peinado, H., Zhang, H., Matei, I. et al. (2017) Pre-metastatic niches: organ-specific homes for metastases, *Nat Rev Cancer* 17: 302–317 doi:10.1038/nrc.2017.6

Kaplan, R. N., Riba, R. D., Zacharoulis, S. et al. (2005) VEGFR1-positive haematopoietic bone marrow progenitors initiate the pre-metastatic niche, *Nature* 438: 820–827 doi:10.1038/nature04186

Albrengues, J., Shields, M. A., Ng, D. et al. (2018) Neutrophil extracellular traps produced during inflammation awaken dormant cancer cells in mice, *Science* 361: eaao4227 doi:10.1126/science.aao4227

Sanz-Moreno, V. and Balkwill, F.R. (2009) Mets and NETs: The Awakening Force, *Immunity* 49: 798-800 doi:10.1016/j.immuni.2018.11.009

Ridker, P.M., Everett, B.M., Thuren, T. et al. (2017) Antiinflammatory Therapy with Canakinumab for Atherosclerotic Disease, *N Engl J Med* 377: 1119-1131 doi:10.1056/NEJMoa1707914

Oswald, L., Grosser, S., Smith, D. M. and Käs, J. A. (2017) Jamming transitions in cancer, *Journal of Physics D* 50: 483001 doi:10.1088/1361-6463/aa8e83

Fojo, T. (2018) Desperation Oncology, *Seminars in Oncology* 45: 105-106 doi:10.1053/j.seminoncol.2018.08.001

Kaiser, J. (2019) New drugs that unleash the immune system on cancers may backfire, fueling tumor growth, *Science* (published online 28 March 2019) doi:10.1126/science.aax5021

Champiat, S., Dercle, L., Ammari,S. et al.(2017) Hyperprogressive Disease Is a New Pattern of Progression in Cancer Patients Treated by Anti-PD-1/PD-L1, *Clin Cancer Res* 23: 1920-1928 doi:10.1158/1078-0432.CCR-16-1741

Obradović, M.M.S., Hamelin, B., Manevski, N. et al. (2019) Glucocorticoids promote breast cancer metastasis, *Nature* 567: 540–544 doi:10.1038/s41586-019-1019-4

Greaves, M. (2018) A causal mechanism for childhood acute lymphoblastic leukaemia, *Nat Rev Cancer* 18: 471–484 doi:10.1038/s41568-018-0015-6

Gopalakrishnan, V., Helmink, B. A., Spencer, C. N. et al. (2018). The Influence of the Gut Microbiome on Cancer, Immunity, and Cancer Immunotherapy, *Cancer Cell* 33: 570–580 doi:10.1016/j.ccell.2018.03.015

Alexander, J., Wilson, I., Teare, J. et al. (2017) Gut microbiota modulation of chemotherapy efficacy and toxicity, *Nat Rev Gastroenterol Hepatol* 14: 356–365 doi:10.1038/nrgastro.2017.20

Richards, S.E. (2019) How the Microbiome Could Be the Key to New Cancer Treatments, *Smithsonian Magazine* (published online 8 March 2019) bit.ly/37GFLii

Gharaibeh, R.Z. and Jobin, C. (2019) Microbiota and cancer immunotherapy: in search of microbial signals, *Gut* 68:385-388 doi:10.1136/gutjnl-2018-317220

Zheng, Y., Wang, T., Tu, X. et al. (2019) Gut microbiome affects the response to anti-PD-1 immunotherapy in patients with hepatocellular carcinoma, *J. Immunotherapy Cancer* 7: 193 doi:10.1186/s40425-019-0650-9

Dambuza, I.M and Brown, G.D. (2019) Fungi accelerate pancreatic cancer, *Nature* 574: 184-185 doi:10.1038/d41586-019-02892-y

Aykut, B., Pushalkar, S., Chen, R. et al. (2019) The fungal mycobiome promotes pancreatic oncogenesis via activation of MBL, *Nature* 574: 264–267 doi:10.1038/s41586-019-1608-2

Saus, E. Iraola-Guzmán, S., Willis, J.R. et al. (2019) Microbiome and colorectal cancer: Roles in carcinogenesis and clinical potential, *Molecular Aspects of Medicine* 69: 93-106 doi:10.1016/j.mam.2019.05.001

Rubinstein, M.R., Baik, J.E., Lagana, S.M. et al. (2019) Fusobacterium nucleatum promotes colorectal cancer by inducing Wnt/ β - catenin modulator Annexin A1, *EMBO Rep* 20: e47638 doi:10.15252/embr.201847638

Orritt, R. (2016) Why has science seemingly changed its mind on night shifts and breast cancer? *Cancer Research UK Science blog* (published online 14 October 2016) bit.ly/2umMUpx

Yang, Y., Adebali, O., Wu, G. et al. (2018) Cisplatin-DNA adduct repair of transcribed genes is controlled by two circadian programs in mouse tissues, *Proceedings of the National Academy of Sciences USA* 115: E4777-E4785 doi:10.1073/pnas.1804493115

Guevara-Aguirre, J., Balasubramanian, P., Guevara-Aguirre, M. et al. (2011) Growth hormone receptor deficiency is associated with a major reduction in pro-aging signaling, cancer, and diabetes in humans, *Science Translational Medicine* 70: 70ra13 doi:10.1126/scitranslmed.3001845

Bowes, P. (2016) The experimental diet that mimics a rare genetic mutation, *Mosaic* (published online 11 April 2016) bit.ly/2QODuuh

Cornaro, A. translated by Fudemoto, H. (2014) *Writings on the Sober Life: The Art and Grace of Living Long*, University of Toronto Press, p22

第八章

Noveski, P., Madjunkova, S., Sukarova Stefanovska, E. et al. (2016). Loss of Y Chromosome in Peripheral Blood of Colorectal and Prostate Cancer Patients, *PloS ONE* 11: e0146264 doi:10.1371/journal.pone.0146264

Dumanski, J.P., Rasi, C., Lönn, M. et al. (2015) Smoking is associated with mosaic loss of chromosome Y, *Science* 347: 81-83 doi:10.1126/science.1262092

Yang, W., Warrington, N.M., Taylor, S.J. et al. (2019) Sex differences in GBM revealed by analysis of patient imaging, transcriptome, and survival data, *Science Translational Medicine* 11: eaao5253 doi:10.1126/scitranslmed.aao5253

Venkatesh, H., Morishita, W., Geraghty, A. et al. (2018) Excitatory synapses between presynaptic neurons and postsynaptic glioma cells promote glioma progression, *Neuro-Oncology* 20: vi257–vi258 doi:10.1093/neuonc/noy148.1069

Gillespie, S. and Monje, M. (2018) An active role for neurons in glioma progression: making sense of Scherer's structures, *Neuro-Oncology* 20: 1292–1299 doi:10.1093/neuonc/noy083

Gast, C.E., Silk, A.D., Zarour, L. et al. (2018) Cell fusion potentiates tumor heterogeneity and reveals circulating hybrid cells that correlate with stage and survival, *Science Advances* 4: eaat7828 doi:10.1126/sciadv.aat7828

Carter A. (2008) Cell fusion theory: can it explain what triggers metastasis? *J Natl Cancer Inst.* 100: 1279-81 doi:10.1093/jnci/djn336

Lin, K., Torga, G., Sun, Y. et al. (2019) The role of heterogeneous environment and docetaxel gradient in the emergence of polyploid, mesenchymal and resistant prostate cancer cells, *Clin Exp Metastasis* 36: 97–108 doi:10.1007/s10585-019-09958-1

Lu, X. and Kang, Y. (2009) Cell fusion as a hidden force in tumor progression, *Cancer Research* 69: 8536–8539 doi:10.1158/0008-5472.CAN-09-2159

Moore, A. (2012), Cancer: Escape route from a "doomed" host? *Bioessays* 34: 2-2 doi:10.1002/bies.201190072

Clarification of Cancer-Cell Transmission in Tasmania Devil Facial Tumor Disease (2012) *Prince Hitachi Prize for Comparative Oncology website* bit. ly/2FoF9Bu

Pearse, A., Swift, K. (2006) Transmission of devil facial-tumour disease, *Nature* 439: 549 doi:10.1038/439549a

Siddle, H. V., Kreiss, A., Eldridge, M. D. et al. (2007) Transmission of a fatal clonal tumor by biting occurs due to depleted MHC diversity in a threatened carnivorous marsupial, *Proceedings of the National Academy of Sciences USA 104*: 16221–16226 doi:10.1073/pnas.0704580104

Murchison, E. P., Tovar, C., Hsu, A. et al. (2010) The Tasmanian devil transcriptome reveals Schwann cell origins of a clonally transmissible cancer,

Science 327: 84–87 doi:10.1126/science.1180616

Murchison, E. P., Schulz-Trieglaff, O. B., Ning, Z. et al. (2012) Genome sequencing and analysis of the Tasmanian devil and its transmissible cancer, *Cell* 148: 780–791 doi:10.1016/j.cell.2011.11.065

Pye, R. J., Pemberton, D., Tovar, C. et al. (2016) A second transmissible cancer in Tasmanian devils, *Proceedings of the National Academy of Sciences USA* 113: 374–379 doi:10.1073/pnas.1519691113

Caldwell, A., Coleby, R., Tovar, C. et al. (2018) The newly-arisen Devil facial tumour disease 2 (DFT2) reveals a mechanism for the emergence of a contagious cancer, *eLife* 7: e35314 doi:10.7554/eLife.35314

Timmins, B. (2019) Tasmanian devils 'adapting to coexist with cancer', *BBC News Online* (published online 30 March 2019) bbc.in/39GZsbl

Wells, K., Hamede, R. K., Jones, M. E. (2019) Individual and temporal variation in pathogen load predicts long - term impacts of an emerging infectious disease, *Ecology* 100: e02613 doi:10.1002/ecy.2613

Karlson, A.G. and Mann, F.C. (1952) The transmissible venereal tumor of dogs: observations on forty generations of experimental transfers, *Ann N Y Acad Sci.* 54: 1197-213 doi:10.1111/j.1749-6632.1952.tb39989.x

Das, U. & Das, A.K. (2000) Review of Canine Transmissible Venereal Sarcoma, *Vet Res Commun* 24: 545 doi:10.1023/A:1006491918910

Murgia, C., Pritchard, J. K., Kim, S. Y. et al. (2006) Clonal origin and evolution of a transmissible cancer, *Cell* 126: 477-487 doi:10.1016/j.cell.2006.05.051

Murchison, E. P., Wedge, D. C., Alexandrov, L. B. et al. (2014) Transmissible dog cancer genome reveals the origin and history of an ancient cell lineage, *Science* 343: 437–440 doi:10.1126/science.1247167

Parker, H. G., & Ostrander, E. A. (2014) Hiding in plain view – an ancient dog in the modern world, *Science* 343: 376–378 doi:10.1126/science.1248812

Cranage, A. (2018) Chernobyl: Chasing a 'catching' cancer, *Wellcome Sanger Institute blog* (published online 7 December 2018) bit.ly/2T5sg7N

Metzger, M. J., Reinisch, C., Sherry, J. and Goff, S. P. (2015) Horizontal transmission of clonal cancer cells causes leukemia in soft-shell clams, *Cell* 161: 255–263 doi:10.1016/j.cell.2015.02.042

Metzger, M., Villalba, A., Carballal, M. et al. (2016) Widespread transmission of independent cancer lineages within multiple bivalve species, *Nature* 534: 705–709 doi:10.1038/nature18599

Yonemitsu, M. A., Giersch, R. M., Polo-Prieto, M. et al. (2019) A single clonal lineage of transmissible cancer identified in two marine mussel species in South America and Europe, *eLife* 8: e47788 doi:10.7554/eLife.47788

Greaves, M.F., Maia, A.T., Wiemels, J.L. and Ford, A.M. (2003) Leukemia in twins: lessons in natural history, *Blood* 102: 2321–2333 doi:10.1182/blood-2002-12-3817

Greaves, M. and Hughes, W. (2018) Cancer cell transmission via the placenta, *Evolution, Medicine, and Public Health* 1: 106–115 doi:10.1093/emph/eoy011

Desai, R., Collett, D., Watson, C.J.E. et al. (2014) Estimated risk of cancer transmission from organ donor to graft recipient in a national transplantation registry, *Br J Surg* 101: 768-774 doi:10.1002/bjs.9460

Matser, YAH, Terpstra, ML, Nadalin, S, et al. (2018) Transmission of breast cancer by a single multiorgan donor to 4 transplant recipients, *Am J Transplant* 18: 1810– 814 doi:10.1111/ajt.14766

Gärtner, H-V., Seidl, C., Luckenbach, C. et al. (1996) Genetic Analysis of a Sarcoma Accidentally Transplanted from a Patient to a Surgeon, *N Engl J Med* 335: 1494-1497 doi:10.1056/NEJM199611143352004

Gugel, E.A. and Sanders, M.E. (1986) Needle-Stick Transmission of Human Colonic Adenocarcinoma, *N Engl J Med* 315: 1487 doi:10.1056/

NEJM198612043152314

Hornblum, A.M. (2013) NYC's forgotten cancer scandal, *New York Post* (published online 28 December 2013) bit.ly/2SSOp8X

Hornblum Allen M. (1997) They were cheap and available: prisoners as research subjects in twentieth century America, *BMJ* 315: 1437 doi:10.1136/bmj.315.7120.1437

Southam, C.M. and Moore, A.E. (1958) Induced immunity to cancer cell homografts in man, *Annals of the New York Academy of Sciences* 73: 635-653 doi:10.1111/j.1749-6632.1959.tb40840.x

Osmundsen, J.A. (1964) Many Scientific Experts Condemn Ethics of Cancer Injection, *The New York Times* (published 26 January 1964) nyti.ms/2MYhaxo

Scanlon,. E.F., Hawkins, R.A., Fox, W.W. and Smith, W.S. (1965) Fatal homotransplanted melanoma, *Cancer* 18:782-9 doi:10.1002/1097-0142

Muehlenbachs, A., Bhatnagar, J., Agudelo, C.A. et al. (2015) Malignant Transformation of *Hymenolepis nana* in a Human Host, *N Engl J Med* 373: 1845-1852 doi:10.1056/NEJMoa1505892

Fabrizio, A.M. (1965) An Induced Transmissible Sarcoma in Hamsters: Eleven-Year Observation through 288 Passages, *Cancer Research* 25: 107-117

Banfield, W.G., Woke, P.A., Mackay, C.M., and Cooper, H.L. (1965) Mosquito Transmission of a Reticulum Cell Sarcoma of Hamsters, *Science* 148: 1239-1240 doi:10.1126/science.148.3674.1239

第九章

Marquart, J., Chen, E.Y. and Prasad V. (2018) Estimation of the Percentage of US Patients With Cancer Who Benefit From Genome-Driven Oncology, *JAMA Oncol.* 4: 1093–1098 doi:10.1001/jamaoncol.2018.1660

Abola, M.V., Prasad, V. (2016) The Use of Superlatives in Cancer Research,

JAMA Oncol. 2: 139–141 doi:10.1001/jamaoncol.2015.3931

Kuderer, N. M., Burton, K. A., Blau, S. et al. (2017) Comparison of 2 Commercially Available Next-Generation Sequencing Platforms in Oncology, *JAMA Oncology* 3: 996–998 doi:10.1001/jamaoncol.2016.4983

Prahallad, A., Sun, C., Huang, S. et al. (2012) Unresponsiveness of colon cancer to BRAF(V600E) inhibition through feedback activation of EGFR, *Nature* 483: 100–103 doi:10.1038/nature10868

Prasad V. (2017) Overestimating the Benefit of Cancer Drugs, *JAMA Oncol.* 3: 1737–1738 doi: 10.1001/jamaoncol.2017.0107

Salas-Vega, S., Iliopoulos, O. and Mossialos, E. (2017) Assessment of Overall Survival, Quality of Life, and Safety Benefits Associated With New Cancer Medicines, *JAMA Oncol.* 3: 382–390 doi:10.1001/jamaoncol.2016.4166

Fojo, T., Mailankody, S. and Lo, A. (2014) Unintended Consequences of Expensive Cancer Therapeutics—The Pursuit of Marginal Indications and a Me-Too Mentality That Stifles Innovation and Creativity: The John Conley Lecture, *JAMA Otolaryngol Head Neck Surg.* 140:1225–1236 doi:10.1001/jamaoto.2014.1570

Lomangino, K. (2017) 'Not statistically significant but clinically meaningful': A researcher calls 'BS' on cancer drug spin, *Health News Review* (published online 24 March 2017) bit.ly/35riDTq

Oyedele, A. (2014) 19 Of The Most Expensive Substances In The World, *Business insider* (published online 22 September 2014) bit.ly/36kqx1W

Kim, C. and Prasad, V. (2015) Cancer Drugs Approved on the Basis of a Surrogate End Point and Subsequent Overall Survival: An Analysis of 5 Years of US Food and Drug Administration Approvals, *JAMA Intern Med.* 175: 1992-4 doi:10.1001/jamainternmed.2015.5868

Prasad, V., McCabe, C. & Mailankody, S. (2018) Low-value approvals and high prices might incentivize ineffective drug development *Nat Rev Clin Oncol* 15:

399–400 doi:10.1038/s41571-018-0030-2

Prasad, V. and Mailankody, S. (2017) Research and Development Spending to Bring a Single Cancer Drug to Market and Revenues After Approval, *JAMA Intern Med.* 177: 1569-1575 doi:10.1001/jamainternmed.2017.3601

Prasad, V. (2016) Perspective: The precision-oncology illusion, *Nature* 537: S63 doi:10.1038/537S63a

Perelson, A.S., Neumann, A.U., Markowitz, M. et al (1996) HIV-1 dynamics in vivo: virion clearance rate, infected cell life-span, and viral generation time, Science 271: 1582-6 doi:10.1126/science.271.5255.1582

The Antiretroviral Therapy Cohort Collaboration (2017) Survival of HIV-positive patients starting antiretroviral therapy between 1996 and 2013: a collaborative analysis of cohort studies, The Lancet HIV 4: PE349-E356 doi:10.1016/S2352-3018(17)30066-8

Clarke, P.A., Roe, T., Swabey, K. et al. (2019) Dissecting mechanisms of resistance to targeted drug combination therapy in human colorectal cancer, *Oncogene* 38: 5076–5090 doi:10.1038/s41388-019-0780-z

Behan, F.M., Iorio, F., Picco, G. et al. (2019) Prioritization of cancer therapeutic targets using CRISPR–Cas9 screens, *Nature* 568: 511–516 doi:10.1038/s41586-019-1103-9

Momen, S., Fassihi, H., Davies, H.R. et al. (2019) Dramatic response of metastatic cutaneous angiosarcoma to an immune checkpoint inhibitor in a patient with xeroderma pigmentosum: whole-genome sequencing aids treatment decision in end-stage disease, Cold Spring Harb Mol Case Stud 5: a004408 doi:10.1101/mcs.a004408

第十章

Markus, C. and McFeely, S. (2018) Avengers: Infinity War, dir. Russo, A. and

Russo, J. *Marvel Studios*

Enriquez-Navas, P.M., Wojtkowiak, J.W. and Gatenby, R.A. (2015) Application of Evolutionary Principles to Cancer Therapy, *Cancer Res.* 75: 4675-80 doi:10.1158/0008-5472.CAN-15-1337

Enriquez-Navas, P.M., Kam, Y., Das, T. et al. (2016) Exploiting evolutionary principles to prolong tumor control in preclinical models of breast cancer, *Science Translational Medicine* 8: 327ra24 doi:10.1126/scitranslmed.aad7842

Wang, L. & Bernards, R. (2018) Taking advantage of drug resistance, a new approach in the war on cancer, *Front. Med.* 12: 490 doi:10.1007/s11684-018-0647-7

Gatenby, R.A., Silva, A.S., Gillies, R.J. and Frieden, B.R. (2009) Adaptive therapy, *Cancer Res.* 69: 4894-903 doi:10.1158/0008-5472.CAN-08-3658

Zhang, J., Cunningham, J.J., Brown, J.S., and Gatenby, R.A. (2017) Integrating evolutionary dynamics into treatment of metastatic castrate-resistant prostate cancer *Nat Commun.* 8: 1816 doi:10.1038/s41467-017-01968-5

Khan, K.H., Cunningham, D., Werner, B. et al. (2018) Longitudinal Liquid Biopsy and Mathematical Modeling of Clonal Evolution Forecast Time to Treatment Failure in the PROSPECT-C Phase II Colorectal Cancer Clinical Trial *Cancer Discov.* 8:1270-1285 doi:10.1158/2159-8290.CD-17-0891

Luo, H., Zhao, Q., Wei, W. et al (2020) Circulating tumor DNA methylation profiles enable early diagnosis, prognosis prediction, and screening for colorectal cancer, Science Translational Medicine 12: eaax7533 doi: 10.1126/scitranslmed.aax7533

Kam, Y., Das, T., Tian, H. et al. (2015) Sweat but no gain: inhibiting proliferation of multidrug resistant cancer cells with "ersatzdroges", *International Journal of Cancer* 136: E188–E196 doi:10.1002/ijc.29158

Merlo, L.M.F., Pepper, J.W., Reid, B.J. and Maley, C.C. (2006) Cancer as an evolutionary and ecological process, *Nat. Rev. Cancer* 6: 924–935 doi:10.1038/

nrc2013

Robert A. Gatenby, R.A., Brown, J. and Vincent, T. (2009) Lessons from Applied Ecology: Cancer Control Using an Evolutionary Double Bind, *Cancer Res* 69: 7499-7502 doi:10.1158/0008-5472.CAN-09-1354

Merlo, L.M., Kosoff, R.E., Gardiner, K.L. and Maley C.C. (2011) An in vitro co-culture model of esophageal cells identifies ascorbic acid as a modulator of cell competition. *BMC Cancer* 11: 461 doi:10.1186/1471-2407-11-461

Maley, C.C., Reid, B.J. and Forrest S. (2004) Cancer prevention strategies that address the evolutionary dynamics of neoplastic cells: simulating benign cell boosters and selection for chemosensitivity, *Cancer Epidemiol Biomarkers Prev* 13: 1375-84

Gatenby, R. and Brown, J.S. (2019) Eradicating Metastatic Cancer and the Evolutionary Dynamics of Extinction, *Preprints* doi:10.20944/preprints201902.0011.v1

Robert A Gatenby, R.A., Artzy-Randrup, Y., Epstein, T. et al. (2019) Eradicating metastatic cancer and the eco-evolutionary dynamics of Anthropocene extinctions, *Cancer Research* doi:10.1158/0008-5472.CAN-19-1941

Heisman, R. (2016) The Sad Story of Booming Ben, Last of the Heath Hens, *JSTOR Daily* (published online 2 March 2016) bit.ly/35mKZhx

Sta ň ková, K., Brown, J.S., Dalton, W.S. and Gatenby, R.A. (2019) Optimizing Cancer Treatment Using Game Theory: A Review, *JAMA Oncol* 5:96–103 doi:10.1001/jamaoncol.2018.3395

Rosenheim J. A. (2018). Short- and long-term evolution in our arms race with cancer: Why the war on cancer is winnable, *Evolutionary Applications* 11(6), 845–852 doi:10.1111/eva.12612

Repurposing Drugs in Oncology (Re-DO) redoproject.org

第十一章

Baker, S. G., Cappuccio, A., & Potter, J. D. (2010). Research on early-stage carcinogenesis: are we approaching paradigm instability? *Journal of Clinical Oncology* 28: 3215–3218 doi:10.1200/JCO.2010.28.5460

Maley, C., Aktipis, A., Graham, T. et al. (2017) Classifying the evolutionary and ecological features of neoplasms, *Nat Rev Cancer* 17: 605–619 doi:10.1038/nrc.2017.69

Helmneh M Sineshaw, H.M, Jemal, A., Ng, K. et al. (2019) Treatment Patterns Among De Novo Metastatic Cancer Patients Who Died Within 1 Month of Diagnosis, *JNCI Cancer Spectrum* 3: pkz021 doi:10.1093/jncics/pkz021

Ambroggi, M., Biasini, C., Toscani, I. et al. (2018). Can early palliative care with anticancer treatment improve overall survival and patient-related outcomes in advanced lung cancer patients? A review of the literature, *Supportive Care in Cancer* 26: 2945–2953 doi:10.1007/s00520-018-4184-3

Weeks, J.C., Catalano, P.J., Cronin, A. et al (2012) Patients' Expectations about Effects of Chemotherapy for Advanced Cancer, *N Engl J Med 367*: 1616-1625 doi:10.1056/NEJMoa1204410

Dobzhansky, T. (1973) Nothing in Biology Makes Sense except in the Light of Evolution, *The American Biology Teacher* 35: 125-129 doi:10.2307/4444260

Berenblum, I. (1974) Carcinogenesis as a biological problem. *Frontiers of Biology,* 34, Chapter 5.6, p317

McCarthy, M. (2006) New science inspires FDA commissioner Andrew von Eschenbach, *The Lancet* 367: 1649 doi:10.1016/S0140-6736(06)68718-7

Fight On, *The Times* (published online 30 August 2014) bit.ly/37tgEiw